全国优秀中医临床人才研修心得系列丛书

读经典 勤临床 跟名师

刘玉洁临证心悟

主　　编　刘玉洁　张　军　王清贤

副主编　闫　昕　段红莉　赵　卫

编写人员　孙辰莹　邵　银　曹　洋

　　　　　孟　洁　冀照俊　梁军霞

U0308687

中国中医药出版社

·北　京·

图书在版编目（CIP）数据

刘玉洁临证心悟/刘玉洁，张军，王清贤主编．—北京：中国中医药出版社，2016.6
（全国优秀中医临床人才研修心得系列丛书）
ISBN 978 - 7 - 5132 - 3076 - 6

Ⅰ.①刘… Ⅱ.①刘… ②张… ③王… Ⅲ.①中医学 - 临床医学 - 经验 - 中国 - 现代 Ⅳ.①R249.7

中国版本图书馆 CIP 数据核字（2016）第 006182 号

中 国 中 医 药 出 版 社 出 版
北京市朝阳区北三环东路 28 号易亨大厦 16 层
邮政编码 100013
传真 010 64405750
三河市宏达印刷有限公司印刷
各地新华书店经销

*

开本 880 × 1230 1/32 印张 9 字数 226 千字
2016 年 6 月第 1 版 2016 年 6 月第 1 次印刷
书 号 ISBN 978 - 7 - 5132 - 3076 - 6

*

定价 30.00 元
网址 www.cptcm.com

出版前言

国家中医药管理局"全国优秀中医临床人才研修项目"（简称"国家优才"项目）是我国最高层次的中医人才培养项目，该项目以"读经典、勤临床、跟名师"为模式，以"基础层级高、研修要求高、验收标准高"为特点，旨在培养继承创新的中医临床领军人才，深得业界领导和专家好评。研修项目的人才培养创新模式符合中医药学术发展和传承的特点，在研修项目的引领下，全国掀起了"读经典、勤临床、跟名师"的学术风气。目前，研修项目已开展三批，近千名来自临床一线的主任医师（教授）入选"全国优秀中医临床人才"。他们通过3年的经典学习、临床实践和参师襄诊，定将成为社会和群众认可的新一代名中医。

纵观中医药学术发展史，则知中医药学正是通过历代名医的不断继承和创新而不断发展的。两千余年来，历朝历代政府或个人采用书写、刻印、铅印等形式尽可能地保存了先贤的临证思辨精华，并将其汇集为中医药文献，为当代及后世中医药研究与开发留下了巨大的财富和发展的空间。我们作为中医药出版人，有义务和责任记录"优秀中医临床人才"的研修心得和感悟，因此推出这套《全国优秀中医临床人才研修心得系列丛书》，以期为中医药同道参悟经典著作和提高临证水平提供帮助和参考。

中国中医药出版社

2014 年 5 月

每当人们发现，中医队伍在萎缩，中医疗效在滑坡，中医名医在减少，中医创新不增多的时候，去追溯一下其原因，你就会发现，这明显与其前的特殊历史阶段，取消或者削弱了中医经典的教学有着密切的关系。于是人们在研究了历史上中医临床家培养正反两方面的经验之后，一致认为：熟读经典，多临证，问道名师，有悟性，这才是中医临床家成才的必由之路。

　　为了更好地培养中医临床人才，国家中医药管理局在2003年启动了"全国优秀中医临床人才研修项目"，项目重点是进行中医经典著作及其临床应用的学习和研修，历时3年。刘玉洁大夫是此项目第一批的研修学员，我则是研修项目主讲《伤寒论理论与应用》的教师，由此相识。

　　这样的研修项目，对培养中医临床人才效果如何？我们来看看刘玉洁在研修前后工作情况的对比，就可以略知大概。刘玉洁日门诊量由2003年的30余人，增加到2007年的90余人。对原来没有治疗思路的顽固疾病，通过中医经典的研修，有了思路；对原来疗效不理想的难治病症，通过运用经方，疗效显著。这就使她在临证处理疑难病症的水平上有了质的飞跃，由唐山地区的一个普通医生，成了有很高群众威望的知名中医。

　　《刘玉洁临证心悟》上篇记录了刘玉洁读经典的体会和感悟；中篇收录了典型医案18例，都是她灵活运用经方和时方，取得满意疗效的实例；下篇记录了她跟师学习的心得，其中既有老师学术思想和临证经验的总结，又有个人跟师学习的感悟。

本书是刘玉洁读经典、勤临证、跟名师、深思考历程的真实记录。人们经常说，榜样的力量是无穷的。本书的出版，对后来中医临床家的成才，定会有诸多启迪。

因此在本书即将付印之际，欣然为之序。

郝万山

2016 年 4 月 15 日

前　言

　　中国中医药出版社推出全国优秀中医临床人才研修心得系列丛书。我有幸成为全国第一批"优秀中医临床人才研修项目"学员。研修3年期间，深感"读经典、勤临床、跟名师"的重要性和必要性，尤其是聆听了国医大师们以及全国各地名医的讲座，不仅学到了大师们的临证经验，也学到了大师们的高尚医德，更是被他们对中医的理解和对中医的那份情感深深地感染着。我们这一批人，有幸踩在了巨人的肩膀上，他们倾囊而出，把自己一生的心血和经验，毫无保留地传给我们，让我们受益终生。本书记录了我在"优秀中医临床人才研修项目"中"读经典、勤临床、跟名师"的心得和感悟，以及我近十年的临证体会和典型医案。在3年的"读经典、勤临床、跟名师"过程中，我在王国三、郝万山等名师的指导下，运用经方指导临床，取得了满意的临床疗效，临证水平有了明显提高。本书上、中、下三篇分别记录了我"读经典、勤临床、跟名师"的心得和体会，在临床中运用经方的感悟、理解和认识以及临证应用经方的心得体会和经验。

　　编写这本《刘玉洁临证心悟》的目的，主要是想将自己学习中医经典的见解和心得，以及多年来临证中应用经方的一些临床思路和经验体会，奉献出来与大家共同探讨，共同提高。抛砖引玉，希冀能够鼓舞大家学习经典、应用经方的信心，启迪大家经方方证辨证的思路，顿悟活用经方的医理，以使中医学术日益发扬光大，以期为中医药同道参悟经典著作和临证提供帮助和参考。

中医经典博大精深，经方医理法度严谨，由于个人学识有限，加之时间仓促，书中难免存在瑕疵纰漏不足之处，敬请同道予以指正，以便本人在今后的学习、研究和临床工作中加以改进和提高。

刘玉洁

2016 年 4 月 16 日

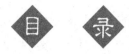

上篇　读经典

中篇　勤临床

下篇 跟名师

上篇 读经典

经典指导临床，既拓宽治疗思路，又提高治疗疑难杂症的水平。此篇收录刘玉洁主任在"国家优才"项目3年研修期间对中医经典的临床感悟，读各部医籍典著的心得体会及临床实际应用。

读《素问·生气通天论》有感

阳气者，若天与日，失其所则折寿而不彰，故天运当以日光明。是故阳因而上，卫外者也。因于寒，欲如运枢，起居如惊，神气乃浮；因于暑，汗，烦则喘喝，静则多言，体若燔炭，汗出而散；因于湿，首如裹，湿热不攘，大筋软短，小筋弛长，软短为拘，弛长为痿；因于气，为肿，四维相代，阳气乃竭。

本段经文详细地论述了阳气在人体的重要性及其主要生理功能，把人体中的阳气比作太阳，更突出了阳气在人体的重要性。阳气不固或开合不得，易致外邪侵袭而发病。阳虚不固，感受暑邪后的汗多伤气而烦渴，感受寒邪后的发热汗出而解，感受湿邪后的首如裹而筋急痿弱，感受风邪后的水肿等对我们临床有较高的指导作用。

【验案】

田某，男，48岁，2007年7月26日初诊。

主诉：两上肢拘急，屈伸不利，伴肌肉萎缩1年余。

患者为菜农，常年在大棚里种植蔬菜，很少见到阳光。1年前发现两上肢拘急，屈伸不利，渐进出现肌肉萎缩，经某三级医院诊治，各项理化检查均正常。给予维生素类及神经营养药物无明显好转。邀刘玉洁主任诊治。刻下症：两上肢拘急，屈伸不利，伴肌肉萎缩，四肢冰冷，遇冷则加重。纳食可，二便调。舌质淡，苔薄白，脉沉。此乃寒湿痹阻经脉，络脉不通，经脉肌肉失于温煦之"肉痿"。治宜温经散寒、除湿通络，用麻黄加术汤合当归四逆加吴茱萸生姜汤加减。处方：麻黄6g，当归15g，白芍10g，桂枝8g，苍术10g，细辛6g，甘草6g，鸡血藤30g，吴茱萸8g，木瓜15g，生薏苡仁30g，威灵仙15g，羌活10g，独活10g，生姜3片，大枣3枚。

上方连服14剂，患者自觉明显好转，上肢拘急感已除，屈伸活动自如，四肢转温，唯有肌肉萎缩。舌脉同前。上方加葛根 30g，桑枝 30g，片姜黄 15g。继服 28 剂，病告痊愈。随访半年未复发。

按语：此患者长期在大棚中作业，久居湿地，渐进发病。《素问·痿论》："有渐于湿，以水为事，若有所留，居处相湿，肌肉濡渍，痹而不仁，发为肉痿，故下经曰肉痿者，得之湿地也。"上段条文提到："因于湿，首如裹，湿热不攘，大筋软短，小筋弛长，软短为拘，弛长为痿。"从患者发病原因及症状来看，完全符合《黄帝内经》肉痿的诊断。因此，根据病因及主证，用麻黄加术汤合当归四逆加吴茱萸生姜汤化裁。方中麻黄加术汤温化在表之寒湿；用苍术易白术，以增化湿之功；鸡血藤易木通以增活血通脉之力，再加木瓜、生薏苡仁化湿通络，加羌活、独活祛风除湿，威灵仙走而不守，通行十二经脉以载诸药直达病所；当归四逆加吴茱萸生姜汤温化内里之寒湿。本方标本兼治，相得益彰。

读《素问·异法方宜论》有感

黄帝问曰：医之治病也，一病而治各不同，皆愈何也？

岐伯对曰：地势使然也。

故东方之域，天地之所始生也。鱼盐之地，海滨傍水，其民食鱼而嗜咸，皆安其处，美其食。鱼者使人热中，盐者胜血，故其民皆黑色疏理。其病皆为痈疡，其治宜砭石。故砭石者，亦从东方来。

西方者，金玉之域，沙石之处，天地之所收引也。其民陵居而多风，水土刚强，其民不衣而褐荐，其民华食而脂肥，故邪不能伤其形体，其病生于内，其治宜毒药。故毒药者，亦从西方来。

北方者，天地所闭藏之域也。其地高陵居，风寒冰冽，其民乐野处而乳食，脏寒生满病，其治宜灸焫。故灸焫者，亦从北方来。

南方者，天地所长养，阳之所盛处也。其地下，水土弱，雾露之所聚也。其民嗜酸而食胕，故其民皆致理而赤色，其病挛痹，其治宜微针。故九针者，亦从南方来。

中央者，其地平以湿，天地所以生万物也众。其民食杂而不劳，故其病多痿厥寒热。其治宜导引按蹻，故导引按蹻者，亦从中央出也。

故圣人杂合以治，各得其所宜，故治所以异而病皆愈者，得病之情，知治之大体也。

《黄帝内经》的"天人合一""人法自然""三因制宜"是中医治疗疾病的精髓。本段经文系统地论述了因地制宜的道理和方法。提出了地理与气候、地理与体质、地理与发病以及地理与治疗的地理医学。不同的地理环境，形成了不同的气候特点。许多疾病的发生是因地而异的，人的生活习惯、体质差异，与地理环境密切相关。因此，临床上不但要深入了解患者的症状和体征，同时也要详细了解患者所处的地理环境、气候条件、生活习惯、饮食爱好及体质特征等状况，才能全面准确地做出诊断，并制定出切合病情、效果满意的治疗方案和手段。除此以外，地理医学不仅指导临床辨证，在防病保健中也有着重要的指导意义。

【验案】

患者，男性，62 岁，湖南长沙人，2006 年 12 月 29 日初诊。

患者来唐山陪孙子上学，因水土不服，出现夜间难以入睡，甚至彻夜难眠，伴口干口苦，饮食、二便尚可。查舌苔薄白，脉弦滑。给予仲景柴胡加龙骨牡蛎汤加石菖蒲 10g、远志 10g、炒枣仁 30g、茯神 30g。服药 7 剂，患者睡眠略有好转，但出现鼻子出血，当时百思不得其解。时值冬季，桂枝仅用 6g，量不大，何以鼻子出血呢？详问病人，乃湖南人，湖南为潮湿之地，平素多用辛辣之品，而唐山偏燥，体内蕴热，故用桂枝而致鼻子出血。上方减桂枝、大黄，又服 7 剂，症脉好转，善后调理。

以上病例，此乃教训也。时时谨记《黄帝内经》"三因制宜"的教诲，方能在临床中游刃有余，不致贻误病人也。

读《素问·咳论》有感

黄帝问曰：肺之令人咳何也？岐伯对曰：五脏六腑皆令人咳，非独肺也……帝曰：六腑之咳奈何？安所受病？岐伯曰：五脏之久咳，乃移于六腑。脾咳不已，则胃受之。胃咳之状，咳而呕，呕甚则长虫出。肝咳不已，则胆受之，胆咳之状，咳呕胆汁。肺咳不已，则大肠受之，大肠咳状，咳而遗失。心咳不已则小肠受之，小肠咳状，咳而失气，气与咳俱失。肾咳不已，则膀胱受之，膀胱咳状，咳而遗溺。久咳不已则三焦受之，三焦咳状，咳而腹满，不欲食饮。此皆聚于胃，关于肺，使人多涕唾而面浮肿气逆也。

帝曰：治之奈何？岐伯曰：治脏者治其俞，治腑者治其合，浮肿者治其经。

本篇经文重点论述了咳嗽与肺及五脏六腑的密切关系，进一步论述了"五脏六腑皆令人咳，非独肺也"的经旨。启示临床医生对咳嗽的论治，不只是治肺，必须同时考虑到五脏六腑对肺的影响。肺与五脏六腑在导致咳嗽上，有着本与标的区别。正如张景岳所言："外感之咳，其来在肺，故必有肺乃及他脏，此肺为本而他脏为标也；内伤之咳，先伤他脏，故必有他脏乃及肺，此他脏为本，肺为标也。"因此，论治时要辨明咳嗽的病因病机及其标本关系，或治本或治标，或标本兼治。外邪犯肺，肺失清肃之咳嗽，治宜疏散外邪，宣通肺气为主。五脏六腑之邪传肺所致之咳嗽，则当分脏论治。本文除提示咳嗽与肺的关系最为密切外，亦与其他脏腑病变相关，告诫后人，咳嗽不要单纯治肺，必须在中医整体观念指导下，有针对性地治疗，为后世治疗咳嗽奠定了理论基础。

【验案】

患者，女，52 岁，2004 年 3 月 6 日初诊。

患者咳嗽日久不愈，反复发作 3 年，每遇春冬则加重。曾用各种抗生素效果不著。刻下症：干咳少痰，夜间加重，怕冷，咳嗽重时伴有遗溺，患者痛苦不堪，邀刘玉洁主任诊治，查其舌质淡苔白，脉沉。此乃"膀胱咳"，单纯治肺，徒劳无益。该患者咳嗽日久，穷必及肾，肾与膀胱互为表里，故此患为肾虚膀胱咳。用《医宗己任编》的七味都气丸和《洪氏集验方》的水陆二仙丹，加桔梗、川贝母各 10g，14 剂而愈。

读《素问·举痛论》有感

帝曰：愿闻人之五脏卒痛，何气使然？岐伯对曰：经脉流行不止，环周不休，寒气入经而稽迟。泣而不行，客于脉外则血少，客于脉中则气不通，故卒然而痛。

帝曰：其痛或卒然而止者；或痛甚不休者；或痛甚不可按者；或按之而痛止者；或按之无益者；或喘动应手者；或心与背相引而痛者；或胁肋与少腹相引而痛者；或腹痛引阴股者；或痛宿昔而成积者；或卒然痛死不知人，有少间复生者；或痛而呕者；或腹痛而后泄者；或痛而闭不通者。凡此诸痛，各不同形，别之奈何？

岐伯曰：寒气客于脉外则脉寒，脉寒则缩蜷，缩蜷则脉绌急，绌急则外引小络，故卒然而痛。得炅则痛立止，因重中于寒，则痛久矣。

本段经文强调了寒邪导致疼痛的病机，提出了得热则减的治则。根据其疼痛的特点，论述了虚实两方面均可导致疼痛。一方面是由于寒邪侵袭脉络，脉络寒则蜷缩，蜷缩则脉绌急，绌急则外引小络，不通则痛；另一方面，正气虚弱，不能温养，无力鼓动气血运行，亦可导致脉络蜷缩，不荣则痛。正如原文所论"或按之而痛止者"是虚的表现。《黄帝内经》之论疼痛机理，为临床奠定了治疗疼痛的理论基础。

刘玉洁主任多年来潜心研究中医心病，在本段经文的启发下，对冠心病心绞痛的病机有了进一步认识。大多数的心绞痛患者，遇寒则加重，甚至出门吸一口凉气也会加重，也有夜间加重者。究其原因，与寒凝经脉、经脉不通有直接的关系。故而，将冠心病心绞痛分为四型：一是寒凝脉络，常用当归四逆汤合枳实薤白桂枝汤；二是痰湿阻络，常用瓜蒌薤白白酒汤合温胆汤；三是瘀血阻络，常用血府逐瘀汤合金铃子散；四是气虚运血无力，常用自拟补心气汤合丹参饮或用保元汤。如疼痛明显者，加用金铃子散；后背痛甚者，加片姜黄、葛根舒缓经脉止痛；夜间疼痛明显者，加失笑散化瘀止痛，均可收良效。

读《素问·疏五过论》有感

帝曰：凡未诊病者，必问尝贵后贱，虽不中邪，病从内生，名曰脱营。尝富后贫，名曰失精，五气留连，病有所并。医工诊之，不在脏腑，不变躯形，诊之而疑，不知病名，身体日减，气虚无精，病深无气，洒洒然时惊。病深者，以其外耗于卫，内夺于荣。良工所失，不知病情，此亦治之一过也。

凡欲诊病者，必问饮食居处，暴乐暴苦，始乐后苦，皆伤精气。精气竭绝，形体毁沮。暴怒伤阴，暴喜伤阳。厥气上行，满脉去形。愚医治之，不知补泻，不知病情，精华日脱，邪气乃并，此治之二过也。

善为脉者，必以《比类》《奇恒》《从容》知之，为工而不知道，此诊之不足贵，此治之三过也。

诊有三常，必问贵贱，封君败伤，及欲侯王。故贵脱势，虽不中邪，精神内伤，身必败亡。始富后贫，虽不伤邪，皮焦筋屈，痿躄为挛，医不能严，不能动神，外为柔弱，乱至失常，病不能移，则医事不行，此治之四过也。

凡诊者，必知终始，有知余绪，切脉问名，当合男女。离绝菀结，忧恐喜怒，五脏空虚，血气离守，工不能知，何术之语。尝富大伤，斩筋绝脉，身体复行，令泽不息，故伤败结，留薄归阳，脓积寒炅。粗工治之，亟刺阴阳，身体解散，四肢转筋，死日有期，医不能明，不问所发，惟言死日，亦为粗工，此治之五过也。

凡此五者，皆受术不通，人事不明也。

故曰：圣人之治病也，必知天地阴阳，四时经纪，五脏六腑，雌雄表里。

本篇较详细地论述了医生的职责和医德。要求医生做到以下几点：一是详细的询问病史，了解患者的社会地位、生活环境、生活经历；二是了解患者的生活状况以及情志上的变化，才能对病人做出相应的补泻方法；三是对医生本身的要求，要求必须多读经典，随时充实自己的理论水平；四是一定做到诊病时谨记询问患者的贵贱、贫富、苦乐"三常"，才不至于使患者的病情加重；五是要求医生要做到详问患者患病的始末，不要忽视患者年龄、性别等个体差异，尤其是不良情绪给脏腑气血带来的损害、生活境遇之变给身体带来的影响。做到了以上五点，才能担得起一名医生的称号。而医术的精湛在五者之中是最重要的。

刘玉洁主任认为，本篇的内容，虽经过了两千多年，对我们仍有较高的指导价值，论述了作为一名医生，要认识到医理深奥，按照《黄帝内经》的要求，力避"五过"遵从"四德"，才能做出全面的治疗方案。最近读过《中国医学论坛报》一篇文章，文章讲述了哈佛大学医学院的资深内科医师杰若·古柏曼的书中写道："医生决策的依据何在？依据有三：一是扎实的医学知识和理论，以及主动学习获取新信息的能力；二是通过全面的临床调查（病史、体检和辅助资料）获取病情资料；三是正确的思维方式和逻辑推断能力。"本段资料的阐述与我们的《黄帝内经》有许多相似之处，值得借鉴。

【验案】

患者，男，59岁，2006年9月5日初诊。

患者退休前身体健康，从未进过医院。退休后无所事事，身体总觉不适，但各项检查均正常。邀刘玉洁主任诊治。刻下症：头晕沉不适，夜寐欠安，饮食、二便尚可。详问患者，心情郁闷，情绪低落，易于疲劳，心烦急躁易怒，性功能明显减退，舌质略红，苔薄略腻，脉弦。此乃肝气郁滞，气机不调，少阳枢机不利所致。治宜疏肝解郁，和解枢机，安神定志之法，用仲景柴胡加龙骨牡蛎汤合孙思邈定志小丸，加丹参30g、郁金10g、合欢皮30g。调治1月余，诸症好转。

按语：本患者退休前身居要位，退休后自觉清冷，心理上不适应，所以，出现了郁闷情绪，在用药调理的同时，给予心理疏导，收效甚佳。本案例若不详问，很难发现患者的郁闷情绪，这是发病的要点，如果只治其标，不治其本，很难奏效。用药治疗再加以心理上的疏导，必事半功倍。因此，《黄帝内经》的《疏五过论》是我们医生临床永远遵循的准则。正如喻昌在《医门法律》"一明问病之法"中所言："医，仁术也。仁人君子必笃于情，笃于情则视人犹己，问其所苦，自无不到之处。""凡治病，不问病人所便，不得其情，草草诊过，用药无据，多所伤残，医之过也。"

读《灵枢·邪客》有感

黄帝问于伯高曰：夫邪气之客人也，或令人目不瞑不卧出者，何气使然？伯高曰：五谷入于胃也，其糟粕津液宗气分为三隧。故宗气积于胸中，出于喉咙，以贯心脉，而行呼吸焉。营气者，泌其津液，注之于脉，化以为血，以荣四末，内注五脏六腑，以应刻数焉。卫气者，出其悍气之慓疾，而先行于四末分肉皮肤之间，而不休者也。昼日行于阳，夜行于阴，常从足少阴之分间，行于五脏六腑，今厥气客于五脏六腑，则卫气独卫其外，行于阳，不得入于阴。行于阳则阳气盛，阳气盛则阳跷满，不得入于阴，阴虚，故目不瞑。

黄帝曰：善。治之奈何？伯高曰：补其不足，泻其有余，调其虚实，以通其道，而去其邪。饮以半夏汤一剂，阴阳已通，其卧立至。

黄帝曰：善。此所谓决渎壅塞，经络大通，阴阳和得者也。愿闻其方。伯高曰：其汤方：以流水千里以外者八升，扬之万遍，取其清五升，煮之，炊以苇薪，火沸，置秫米一升，治半夏五合，徐炊，令竭为一升半，去其滓，饮汁一小杯，日三，稍益，以知为度，故其病新发者，覆杯则卧，汗出则已矣。久者，三饮而已也。

本论述主要讲了宗气、营气、卫气的运行规律。阐释了卫气运行失常，阳虚阴盛导致不眠的机理。并提出了治疗不眠的大法和方药，也是从昼夜规律论述失眠的典范。在治疗上提出了"补其不足，泻其有余，调其虚实，以通其道，而去其邪。饮以半夏汤一剂，阴阳已通，其卧立至"。半夏汤立方之旨，在于通经络、和阴阳，适用于肠胃湿痰壅滞、营卫失调的失眠证。刘玉洁主任对此方有较深刻的理解，临床上经常用到，尤其是对于痰浊阻塞脑窍导致的失眠，经常用温胆汤和半夏秫米汤，秫米用到30g。对于心胆虚怯者，加用孙思邈的定志小丸，效果更佳。

读《金匮要略·胸痹心痛短气病脉证治》有感

夫脉当取太过不及，阳微阴弦，即胸痹而痛，所以然者，责其极虚也。今阳虚知在上焦，所以胸痹心痛者，以其阴弦故也。

从原文可知阳微言脉不及，阴弦为太过，阳微乃胸中阳气不足，阴弦乃痰饮寒湿太盛。胸乃清阳之府，不为外邪所干，若素体阳虚，水湿不化，痰饮之邪乘其已虚之阳位，痹阻脉络，则发为胸痹。由此可见，仲景所论胸痹之病因病机，乃本虚标实，本为胸阳不足，标为寒痰壅盛，阴乘阳位而发。正如《医门法律》所言："胸痹总因阳虚，故阴得乘之。"说明阳虚是此病之根本。

胸痹之病，喘息咳唾，胸背痛，短气，寸口脉沉而迟，关上小紧数，栝楼薤白白酒汤主之。

胸痹不得卧，心痛彻背者，栝楼薤白半夏汤主之。

胸痹心中痞，留气结在胸，胸满，胁下逆抢心，枳实薤白桂枝汤主之；人参汤亦主之。

胸痹，胸中气塞，短气，茯苓杏仁甘草汤主之，橘枳姜汤亦主之。

胸痹缓急者，薏苡附子散主之。

心中痞，诸逆，心悬痛，桂枝生姜枳实汤主之。

心痛彻背，背痛彻心，乌头赤石脂丸主之。

仲景对于胸痹的论述，其总的病因病机虽然相同，但根据邪之盛衰，证之轻重缓急，正气之强弱不同，其治法各异。对于痰浊阻塞胸阳，胸阳不振，肺气失于宣降，出现喘息咳唾、胸背痛而短气之症，用瓜蒌薤白白酒汤以通阳散结、豁痰下气，使痹阻得通、胸阳得展，而诸症自解；对于痰浊壅塞胸中不得卧，胸痛彻背者，用瓜蒌薤白半夏汤宣通阳气、除痰散结，使痰浊得祛而痹自开。上两方均为胸阳不足、痰浊阻塞之胸痹，但以药证测病机，可知瓜蒌薤白半夏汤乃痰湿之邪较重。胸中痰湿极盛，胸阳不振，为何用寒润之瓜蒌？殊不知瓜蒌祛除痰湿之功非他药可比。而且寒润的瓜蒌与辛通的薤白、辛热的白酒相伍，两味辛药除通阳宣痹外，恰好抵除瓜蒌的性寒，使其更好地发挥涤除胸中痰湿之效。此为治疗胸中痰饮之邪之较轻者。若胸中痰湿之邪较重，阴邪更盛，胸阳更弱者，仲景在前方的基础上加入一味辛温燥湿祛痰的半夏，增加了辛温药味和辛温药量，变为瓜蒌薤白半夏汤，自然助阳宣痹之功更强。所以胸痹之病，病机虽然相同，而治疗方药亦随着机体的强弱和病情的虚实缓急、轻重之别而各有所异，此为仲景方药配伍之妙。

临床上除典型的胸痹症状外，还可见心下痞塞、胸满、胁下逆抢心等症。仲景认为此乃阳气虚、痰浊阻塞的虚实夹杂证，但要分清虚实、何者为主，然后辨证用药。偏实者，乃痰浊壅塞、气滞不通，治当通阳开结、泄满降逆，用枳实薤白桂枝汤。偏虚者，是中焦阳气不足、大气不运，气机痹阻而发胸痹。此时，宜补中助阳，以培其本，使阳气振奋，则阴寒自散。治用人参汤者，塞因塞用之法也。本方与枳实薤白桂枝汤均治疗阳气虚、阴寒盛的虚实夹杂证，但因病机病因虚实的不同，而治疗各异。正如张路玉言："二汤一治胸中实痰外溢，用薤白桂枝以解散之。一治胸中虚痰内结，即用人参理中以清理之。一病二治，因人素禀而施，两不移易之法也。"张氏之言，深解仲景真谛。

若临床上出现以胸中气塞、短气为主者，仲景认为此乃胸痹之轻证。其病机主要是饮阻气滞、胸阳失展，故而无明显之疼痛，谓邪实而正不甚虚、阳微而阴不甚盛，因此治疗宜下气散结，但症状所异，治疗亦不尽相同。若饮邪偏盛，上乘及胸，胸中气塞短气者，多兼见咳逆吐涎沫，小便不利等症，治宜宣肺化饮，用茯苓杏仁甘草汤，使饮邪去肺气利而短气自除。若因气滞失宣，胸中气塞短气者，多兼见气逆痞满，甚至呕吐等症，则宜宣通降逆，散水行气为法，用橘枳姜汤，使痹开气行，则气塞可除，痞满自消。正如《医宗金鉴》所言："胸痹胸中急痛，胸痹之重症也，胸中气塞，胸痹之轻症也。胸为气海，一有其隙，若阳邪干之则化火，火性气开，不病痹也，若阴邪干之则化水，水性气阖，故令胸中气塞，短气不足以息，而为胸痹也。水盛气者，则息促，主以茯苓杏仁甘草汤，以其利水，水利则气顺矣。气盛水者，则痞塞，主以橘皮枳实生姜汤，以开其气，气开则痹通矣。"

以上诸方，其病机除胸阳不振，皆有痰浊气滞，治疗以通阳散结、行气祛痰降逆为主。但随着病情的演变，若胸阳不足则生内寒，出现以阴寒为甚时，"瓜蒌薤白"祛痰温通之力不足。故而仲景又根据其病症特点，以及阴寒程度，确立了薏苡附子散、桂枝生姜枳实汤及乌头赤石脂丸。若以阴寒偏盛，上乘阳位而出现胸痹挛急者，当先缓其急，用薏苡附子散以温里散寒、除湿宣痹、导浊阴下行，更能缓解筋脉之拘挛，二药合用，使寒湿去、阳气通，痹痛自止。药仅两味，因配伍得当，力专而效宏。若出现"心中痞，诸逆心悬痛"时，仲景认为寒饮内停，向上冲逆所致，故治用桂枝生姜枳实汤通阳散寒、温化水饮、平冲降逆，使寒饮去、冲逆平，而痹自开，诸症除。对于阴寒痛结，寒气攻冲之心痛，阴寒之邪较甚，充满上焦而出现心痛彻背、背痛彻心之重症，正如《黄帝内经》云："寒气客于背腧之脉，其腧注于心，故相引而痛。"因而在治疗上，非大辛大热之品不能除此寒，"薤白桂枝"之力恐其不足，故而用乌头赤石脂丸，振奋阳气、驱除阴寒，使阳气得复、阴寒得散，心痛自止。

肾气丸临证心得

崔氏八味丸：治脚气上入，少腹不仁。

——《金匮要略·中风历节病脉证并治》

罗美《古今名医方论》："喻嘉言曰：《金匮》用八味丸治脚气上入，少腹不仁者。脚气即阴气，少腹不仁，即攻心之渐，故用之以驱逐阴邪也。其虚劳腰痛，少腹拘急，小便不利，则因过劳其肾，阴气逆于少腹，阻遏膀胱之气化，小便不能通利，故用之以收肾气也。其短气有微饮者，饮亦阴类，阻其胸中之阳，自致短气，故用之引饮下出，以安胸中也。消渴病，饮水一斗，小便亦一斗，此肾气不能摄水，小便恣出，源泉有立竭之势，故急用以逆折其水也。夫肾水下趋之消，肾气不上升之渴，非用此以蛰护封藏，蒸动水气，舍此曷从治哉？后人谓八味丸为治消渴之圣药，得其旨矣。"

刘玉洁主任体会，脚气之病，多由寒湿热毒而致，治疗上多以化湿解毒为宜。但从仲景原文以药测病机，可知本病乃肾阳不足、寒湿内停而致。何以发为脚气病？因肾之脉起于足而上于腹，肾阳虚，气化不利，则水湿内停，湿邪下注则腿足肿大而发为脚气，少腹为肾脉所经之地，水湿内聚，故少腹部拘急不仁。此时治疗，单纯祛湿难以奏效，须以治本为主，助肾阳而化水湿，正气盛，邪气去而诸症自愈。

虚劳腰痛，少腹拘急，小便不利者，八味肾气丸主之。

——《金匮要略·血痹虚劳病脉证并治》

从原文一目了然，此腰痛乃肾虚所致，非外邪所干，腰为肾之外府，肾为作强之官，肾气虚，腰失所养，故而腰痛。肾与膀胱相表里，肾阳不足，不能温养脏腑，膀胱气化不利，则少腹拘急，小便不利。如尤在泾所言："虚劳之人，损伤少阴肾气，是以腰痛，少腹拘急，小便不利，程氏所谓肾间动气已损者是矣。八味肾气丸补阴之虚，可以生气，助阳之弱可以化水，乃补下治下之良剂也。"虚劳腰痛以虚损为主，虚则补之，故用肾气丸温阳补肾。方中桂枝、附子温补肾阳以行水；地黄滋补肾阴以养血；山茱萸、山药补脾益肾，固精秘气；茯苓、泽泻渗湿通利膀胱之气；丹皮行血，疏调经络之滞，以补泻开合肾气。于是肾气运而水行，腰痛腹急因之而解，小便通利而诸症自愈。

夫短气，有微饮，当从小便去之，苓桂术甘汤主之；肾气丸亦主之。

——《金匮要略·痰饮咳嗽病脉证并治》

短气有微饮，而未谈其他症状，可见并非支饮或悬饮，而属于饮邪较轻者，饮停心下，阻滞心脉则气短而作，即有饮邪，则应以祛邪为主，何用肾气丸主之？饮邪的形成，主要责之于肺、脾、肾。从原文可知，短气有微饮，可责之于脾或肾，若以脾阳不足，不能温化水湿，而致水饮上犯者，则应以苓桂术甘汤温脾燥湿；若以肾阳不足，不能温化水饮，以致水泛心下者，则应以肾气丸温阳化饮以治其本。尤在泾曰："气为饮抑则短，欲引其气，必蠲其饮。饮，水类也，治水必自小便去之，苓桂术甘益土气以行水，肾气丸养阳气以化阴，虽所主不同，而利小便则一也。"此证病因乃肾阳不足为本，而水饮泛滥为标，因此，治疗上仍遵循治病求本的原则，用肾气丸温肾助阳，以达益火之源，以消阴翳之功，使肾阳渐足，饮邪得化，水湿之邪从小便而出，则短气之症自除。《金匮要略·消渴小便利淋病脉证并治》："男子消渴，小便反多，以饮一斗，小便一斗，肾气丸主之。"消渴之病，男女皆有，病机繁多，但主要以上、中、下三消为主。上消者乃肺火偏旺，以口渴多饮为主；中消者乃胃火偏旺，以多食善饥为甚；下消者因肾阴不足，虚火内炽为多，以小便量多为主。但肾为水火之脏，内寄真阴真阳，肾阴不足，日久必累及肾阳而出现阴阳两虚之候，以药测证，仲景所言消渴以肾阳虚为主，因房劳伤肾，命门火衰，不能化水。盖人身命门之火，在下蒸水，上腾为气，化而为液，有津液则不渴。若火虚不能化水，则津液小便反多。本病特点，乃肾阳虚衰，不能蒸腾津液以上润、化气以摄水，故而饮水一斗，小便一斗，因此用肾气丸以温阳滋肾，方中生地黄、山药、山茱萸、泽泻益肾滋水；桂枝、附子扶真火，俾命门之火能化水，上升为津液，不致有降无升，以恢复其蒸津化气之功，则消渴自除。

　　妇人病，饮食如故，烦热不得卧而反倚息者，何也，师曰：此名转胞，不得溺也。以胞系了戾，故致此病。但利小便则愈，宜肾气丸主之。

——《金匮要略·妇人杂病脉证并治》

　　转胞原因非一，根据古人旨意，有妊娠胎气不举下压其胞者，有忍溺入房致胞系了戾者，当别病因而施治。有脾虚湿盛、肺气壅塞、肾阴不足等，即曰"饮食如故"寓示病不在中焦，主张"宜肾气丸主之"，以药测病机，可知乃有肾阳不足、气化失司，导致膀胱及其脉络等组织回旋曲折，排尿功能异常，故"不得溺也"，水道闭阻，浊阴无从排泄，遂逆而上冲，妨碍肺气肃降，故烦热，倚息，不能平卧。正如尤在泾所言："饮食如故，病不由中焦也。了戾与潦戾同，胞系了戾而不顺，则胞为之转，胞转则不得溺也，由是下气上逆而倚息，上气不能下通而烦热不得卧。治以肾气者，下焦之气肾主之，肾气得理，庶潦者顺，戾者平，而闭乃通耳。"张仲景所言妇人转胞，乃肾气弱，膀胱气不行所致，治疗当用肾气丸振奋肾气，使气化复常，小便通利则其病自愈。

　　综上所述，仲景在《金匮要略》一书中，用肾气丸治疗虚劳腰痛、痰饮、消渴、脚气病、妇人转胞等五种疾病。这些病症虽然散见于各篇，病种不一，但其病机都属于肾阳虚、气化不利所致，故用温补肾阳之法而治之，充分体现了异病同治之旨。正如徐灵胎《杂病源》中所云："肾虚不能吸水归元则积饮为患，或泛上焦为涎沫，或停心下为怔忡，或留脐腹为动气筑筑然，均宜益火之源以消阴翳也。"由此可见，多种不同的疾病，由于病因病机相同，病位和症状虽异，治法则相同。仲景将肾气丸运用于临床，治疗各种不同的疾病，用肾气丸一方统治而效如桴鼓，其共同目的以温补先天为主，但根据其不同的症状及病位，应用的角度各有侧重。值得我们深思。

以上所论体现了张仲景在治疗杂病时细审病因，谨守病机，确定病位，把握证候，灵活辨证，将异病同治的思想灵活运用于临床实践，对中医治疗学的发展起到了很大的推动作用。

旋覆花汤临证心得

肝着，其人常欲蹈其胸上，先未苦时，但欲热饮，旋覆花汤主之。

——《金匮要略·五脏风寒积聚病脉证并治》

旋覆花汤方：旋覆花三两 **葱**十四茎 **新绛**少许

上三味，以水一升，煮取一升，顿服之。

——《金匮要略·妇人杂病脉证并治》

仲景条文论述肝着病的证治。肝着一病，仲景认为，主要是由于肝脏受邪，而导致肝的疏泄功能失调，经脉气血瘀滞。因肝脉布胁络胸，故见胸胁痞闷不舒，甚则胀痛、刺痛，若以手揉按或捶打胸部，则使气机舒展，气血暂得通畅，病人则觉稍有舒服的感觉。治疗上旋覆花汤行气活血、温阳散结。方中用旋覆花调理肝络以行气，新绛活血化瘀，葱白通阳散结。药味虽少，力专而效宏。刘玉洁主任临床上用茜草代新绛，确有实效。根据旋覆花汤的功效以及肝着的病机用药，用此方治疗以下疾病：胸痹心痛加用丹参饮、金铃子散；胸胁痛加用血府逐瘀汤；胃脘痛加用四逆散合金铃子散。

小青龙加石膏汤临证心得

肺胀，咳而上气，烦躁而喘，脉浮者，心下有水，小青龙加石膏汤主之。

小青龙加石膏汤：麻黄　芍药　桂枝　细辛　甘草　干姜各三两　五味子　半夏各半升　石膏二两

上九味，以水一斗，先煮麻黄，去上沫，内诸药，煮取三升。强人服一升，羸者减之，日三服，小儿服四合。

——《金匮要略·肺痿肺痈咳嗽上气病脉证治》

仲景本方论述寒饮夹热的咳喘证治，其病机主要是外有风寒，内有水饮郁热所致的肺胀。因而拟解表化饮、清热除烦之法。主方用小青龙加石膏汤。方中用麻黄、桂枝解表散寒，宣肺平喘；芍药、桂枝调和营卫；细辛、干姜、半夏温化水饮，散寒降逆；配以五味子之收敛，是散中有收，以防肺气耗散太过；加石膏以清热除烦，并与麻黄相协以助发越水气。正如罗美《古今名医方论》所云：“以证兼烦躁，宜发其汗，麻、桂药中，加入石膏、芍药、五味子，其势下趋，亦不致过汗也。越婢方中有石膏无半夏，小青龙方中有半夏无石膏。观二方所加之意，全重石膏、半夏二物协力建功。石膏清热，藉辛热亦能豁痰；半夏豁痰，藉辛凉亦能清热。”刘玉洁主任根据仲景之意，抓主要病机用药，用本方可治疗以下疾病。

（1）慢性支气管炎反复发作，每遇冬季则加重，以咳吐白泡沫痰为甚者，用本方加橘红6g、枇杷叶10g，以化痰止咳。

（2）过敏性鼻炎，冬天加重，遇寒气则喷嚏不止，鼻流清涕而量多，用本方加苍耳子散、荆芥、防风各10g，以祛风通窍。

（3）过敏性哮喘，遇寒则加重，用本方加地龙10g、白蒺藜

10g、蝉蜕 10g，以脱敏平喘。

临床用之，确有疗效。

泽泻汤临证心得

心下有支饮，其人苦冒眩，泽泻汤主之。

泽泻汤方：泽泻五两　白术二两

上二味，以水二升，煮取一升，分温再服。

——《金匮要略·痰饮咳嗽病脉证并治》

本病的病机为支饮上犯，蒙蔽清阳，清阳不升，浊阴上冒的眩晕症。故用泽泻汤健脾化痰，利水除饮，降逆止眩。药虽两味，力专而效宏。刘玉洁主任运用此方除了治疗眩晕以外，根据痰浊上犯的病机用药，经常用此方治疗以下疾病。

（1）失眠证，与温胆汤合用配以炒枣仁、夜交藤、生龙牡各30g。

（2）老年痴呆，与温胆汤合用，再加用孙思邈的定志小丸。

（3）头痛，与半夏白术天麻汤合用，配以僵蚕 10g、葛根 30g、川牛膝 15g。

（4）中风后遗症，与半夏白术天麻汤合用，配以僵蚕 10g、地龙 10g、丝瓜络 15g、木瓜 15g、生薏苡仁 30g。

（5）颤证，与导痰汤合用，配以天麻 15g、钩藤 15g、僵蚕 10g、蝉蜕 10g、龙齿 30g，均可收到较好的效果。

桂枝汤临证心得

太阳中风，阳浮而阴弱。阳浮者，热自发，阴弱者，汗自出。啬啬恶寒，淅淅恶风，翕翕发热，鼻鸣干呕者，桂枝汤主之。

——《伤寒论·辨太阳病脉证并治上》

以上条文对桂枝汤方证进行了详细阐述。其主要病机为表虚，外感风寒，营卫不和。其治疗大法解肌祛风，调和营卫。方中用桂枝、生姜辛温散寒，解表祛邪，合甘草、大枣辛甘化阳以助卫阳；芍药养血敛汗和营，合甘草、大枣酸甘化阴，滋养营血。为群方之冠，乃滋阴和阳、解肌发汗、调和营卫第一方，外证得之，解肌调和营卫；内证得之，化气调和阴阳。

柯韵伯在《伤寒来苏集》中论："是方用桂枝发汗，即用芍药止汗，生姜之辛，佐桂以解肌，大枣之甘，助芍药以和里，阴阳表里并行而不悖，是刚柔相济，以为和也，甘草甘平，有安内攘外之能。用以调和气血者，即以调和表里，且以调和诸药矣。而精义又在啜热稀粥，盖谷气内冲，则外邪不复入，余邪不复留。方之妙用又如此，故用之发汗不至于亡阳，用之止汗，不至于贻患。今医凡遇发热，不论虚实，便禁谷食，是何知仲景之心法。而有七方之精义者哉。"如此可见，其服药方法必须按照仲景之法，方可奏效。药后需饮热稀粥以助药力，温覆发汗。汗出要周遍，出小汗，持续保温两个小时。

从条文中可以看出，仲景用桂枝汤可以治疗以下疾病：

（1）太阳中风表虚证（《伤寒论》第12、95条）。

（2）太阳病见头痛、发热、汗出、恶风者（《伤寒论》第13条）。

（3）太阳病兼轻度里虚者（《伤寒论》第42条）。

（4）太阳病兼里实热，需先解表者（《伤寒论》第44条）。

（5）汗、下后正气受挫表邪未解者（《伤寒论》第15、45、57条）。

（6）非外邪所致之营卫不和者（《伤寒论》第53、54条）。

（7）用桂枝汤后反烦不解，可针、药并用（《伤寒论》第24条）。

刘玉洁主任临证之时，用桂枝汤治疗外感很少，而用于治疗内科杂病较多，现将她运用桂枝汤的体会分述如下，供同道参考。

（1）过敏性鼻炎，怕风，鼻流清涕，喷嚏不止，晨起加重，用桂枝汤合苍耳子散。

（2）老年人自汗出，恶风，遇风则加重，用桂枝汤合玉屏风散。

（3）面瘫急性期，恶风，汗出，用桂枝汤合羌活胜湿汤。

（4）肠痉挛疼痛发作属于寒凝者，用桂枝汤合良附丸。

（5）老年瘙痒症，恶风、夜间加重者，用桂枝汤合四物汤。

五苓散临证心得

太阳病，发汗后，大汗出、胃中干、烦躁不得眠，欲得饮水者，少少与饮之，令胃气和则愈；若脉浮、小便不利、微热、消渴者，五苓散主之。（71）

发汗已，脉浮数、烦渴者，五苓散主之。（72）

中风，发热，六七日不解而烦，有表里证，渴欲饮水，水入则吐者，名曰水逆，五苓散主之。（74）

本以下之，故心下痞，与泻心汤。痞不解，其人渴而口燥烦、小便不利者，五苓散主之。（156）

——《伤寒论·辨太阳病脉证并治》

五苓散证成因，一为太阳表邪不解，邪气循经入腑，干扰膀胱气化功能，导致膀胱气化不利；一是在患太阳表证期间，膀胱气化机能低下的情况下，饮水过多不及气化，水饮停滞下焦。病机为膀胱气化失司，水蓄下焦。治以五苓散外疏内利，表里两解。方中猪苓、泽泻渗湿利水；茯苓、白术健脾利水；桂枝通阳化气、兼以解表。茯苓、白术、泽泻得桂枝之通导，则利水之效更加明显；桂枝得茯苓、白术、泽泻之渗利，则气化之功更速。全方合用，共奏外疏内利、表里两解之功。罗美在《古今名医方论》中曰:"伤寒之用五苓,允为太阳寒邪犯本,热在膀胱,故以五苓利水泄热。然用桂枝者,所以宣邪而仍治太阳也。杂症之用五苓者,特以膀胱之虚,寒水为壅,兹必肉桂之厚以君之,而虚寒之气始得运行宣泄,二症之用稍异,不可不辨。"

刘玉洁主任用五苓散除了治疗膀胱蓄水证外,还治疗以下疾病:

1. 腹痛

临床上以少腹部拘急冷痛,尿频尿急,大便稀薄,倦怠乏力,少气懒言,下肢浮肿,口渴不欲饮水,纳少,舌质淡红,苔白,脉沉细为主者,在用五苓散原方的基础上,用肉桂代桂枝,以温下焦之寒。大便稀薄较重者,可合用理中汤温阳健脾止泻。

2. 神经源性膀胱

临床上以小便频数、小腹窘迫胀坠,甚则蹲厕不起,尿意频频,淋沥不尽为特点,无尿痛及尿道灼热感,舌质淡,苔白,脉沉。膀胱、肾、输尿管、子宫附件等 B 超检查均正常方可诊断。用五苓散合四逆散。神经源性膀胱,中医没有相应的记载,根据其临床表现,相当于淋证的范畴,多发于老年人。既有水气不化的病机,又有情志不遂的病因,因而温阳化水,又用四逆散宣畅气机,化气行水。两方合用,切合病因病机,药中肯綮,可收桴鼓之效。

3. 劳淋

临床上以尿频、尿急、尿坠感为特点,无尿痛,夜间加重,伴腰酸乏力,每遇劳累或受凉则加重,口渴,纳食可,夜寐欠安,大便正常,舌质淡,脉沉细。用五苓散合水陆二仙丹,水陆二仙丹温肾固涩,两方合用,脾肾同治,一开一合使三焦畅利而诸症自愈。

4. 特发性水肿

临床上以无名原因的周身浮肿为特点,多发于更年期的女性,恶寒怕冷，小便清长，胃纳欠佳，大便正常或稀薄，舌质淡白，苔薄腻或水滑，脉沉。用五苓散合五皮饮加减。温阳化气，消肿利水，标本兼治，相得益彰。

小陷胸汤临证心得

小结胸病，正在心下，按之则痛，脉浮滑者，小陷胸汤主之。

——《伤寒论·辨太阳病脉证并治》

本条论述了小结胸病的症状和治疗。小结胸病多为邪气由表入里，或表邪误下，邪热内陷，与痰互结而成。故用小陷胸汤辛开苦降、清热化痰。方中黄连苦寒，清泻心下热结；半夏辛温滑利，化痰涤饮；瓜蒌甘寒滑润，清热化痰开结而兼润下，导痰浊下行，既能配黄连清热，又能协半夏化痰开结。三药合用，使痰热各自分消，结滞得以开散。正如罗美《古今名医方论》所言："程扶生曰：此热结未深者在心下，不若大结胸之高在心上；按之痛，比手不可近为轻；脉之浮滑，又缓于沉紧。但痰饮素盛，夹热邪而内结，所以脉见浮滑也。以半夏之辛散之，黄连之苦泄之，瓜蒌之苦润涤之，所以除热散结于胸中也。先煮瓜蒌，分温三服，皆以缓治上之法。"仲景将此方运用于痰热互结的结胸证。刘玉洁主任根据痰热互结的病机，运用此方治疗以下病变。

1. 胸痹

症见：心前区闷痛，或胸闷憋气，重时连及后背，伴口苦，口渴而不欲饮水，饮食、二便正常或大便略干，舌质略红，苔黄腻，脉弦滑。用小陷胸汤合温胆汤，可加石菖蒲、远志、丹参；疼痛较重时加金铃子散；后背痛甚者加片姜黄、葛根，均有较好的疗效。

2. 胃脘痛

症见：胃脘闷痛，伴有脘痞或脘胀，呕恶，或有泛酸呃逆，口苦，纳可，大便略干。舌质略红，脉弦滑。用小陷胸汤合二陈汤。泛酸较重加左金丸、煅瓦楞子；胃脘胀满，加砂仁、炒莱菔子；呃逆较重加旋覆花、代赭石。屡验屡效。

3. 咳嗽、喘证

症见：咳嗽气粗，咳痰色黄而量多，或大量白黏痰，或伴有喘息，喉中痰鸣，口渴而不欲饮水，大便略干，舌质略红，脉弦滑。用小陷胸汤合清金化痰汤。喘息较重者合用桑白皮汤。皆可收效。

4. 不寐

症见：失眠多梦，伴头晕而沉，胸闷心烦，嗳气口苦，舌质红，苔黄腻，脉滑数。用小陷胸汤合温胆汤，加用孙思邈的定志小丸，加炒酸枣仁、生龙骨、生牡蛎。

以上几种疾病的治疗方法，在于紧紧抓住了痰热互结的病机，治以清热化痰、开胸散结。在此基础上，根据症状，配以他方合治。既体现了遇疑难杂证必要时用合方，抓住病机，根据病机选方用药的规律，又体现了异病同治的理念。

小柴胡汤临证心得

伤寒五六日，往来寒热，胸胁苦满，默默不欲饮食，心烦喜呕，或胸中烦而不呕，或渴，或腹中痛，或胁下痞硬，或心下悸，小便不利，或不渴，身有微热，或咳者，小柴胡汤主之。

——《伤寒论·辨太阳病脉证并治》

小柴胡汤为和解少阳之主方，方中用柴胡解经邪，舒气郁；黄芩清胆热，清郁火；半夏、生姜辛散助柴胡以解郁，化痰消饮去水，和胃降逆止呕。人参、甘草、大枣助少阳正气以祛邪，补太阴正气，防止邪传太阴。仲景用此方治疗以下疾病：

（1）少阳胆火内郁证（《伤寒论》第96、97、266条）。

（2）三阳合病偏重少阳者（《伤寒论》第 37、99、101、103、104、231 条）。

（3）热入血室证（《伤寒论》第 144 条和《金匮要略·妇人杂病脉证并治》）。

（4）阳微结证（《伤寒论》第 148 条）。

（5）少阳阳明同病（《伤寒论》第 229、230 条）。

（6）呕而发热者（《伤寒论》第 397 条，《金匮要略·呕吐哕下利病脉证并治》）。

（7）伤寒瘥后更发热者（《伤寒论》第 394 条）。

（8）诸黄，腹痛而呕者（《伤寒论》第 98、100 条，《金匮要略·黄疸病脉证并治》）。

纵观仲景所论，小柴胡汤不仅是和解少阳的主方，还是治疗内、妇杂证的有效方剂。刘玉洁主任认为，小柴胡汤和枢机，解郁热，达三焦，畅气机，攻补兼施，寒热同调，温而不燥，寒而不凝。热病用之可解热，郁证用之能解郁。配补药扶正以祛邪，合血分药行气以活血，配生津药解热以生津，合利水药行气以利水，配化痰药畅气以祛痰，合温阳药疏郁以通阳，配养阴药调气以育阴。男女老幼、外感内伤皆可应用。

柴胡加龙骨牡蛎汤临证心得

伤寒八九日，下之，胸满烦惊，小便不利，谵语，一身尽重，不可转侧者，柴胡加龙骨牡蛎汤主之。

——《伤寒论·辨少阳病脉证并治》

从条文中可以看出，本方具有和少阳、畅三焦、利膀胱、泻阳明、舒肝气、化痰浊、镇心胆、安神志的功用。用于治疗伤寒误下邪陷所致烦惊谵语。其病机主要为少阳枢机不利，胆火内郁，更兼胃热上蒸，心神不安而有谵语惊惕之变。本方以小柴胡汤和解少阳，宣畅枢机，使陷里之邪得以从枢机而出；加桂枝通阳透达，助小柴胡转出里邪；佐以少量大黄，并无峻猛伤正之弊，而有泄热和胃之功；铅丹、龙骨、牡蛎重镇安神，定悸止烦；妙在茯苓一味，既可淡渗利水，疏利三焦，又能宁心安神以止烦惊；去甘草者，不欲其甘缓之性妨碍祛邪也。如此功补兼施，使胆热除，肝气疏，心神宁而心悸得除。柯韵伯在《伤寒来苏集》中云："妄下后，邪热内攻，烦惊谵语者，君主不明，而神明内乱也，小便不利者，火盛而水亏也，一身尽重者阳内而阴反外也，难以转侧者，少阳之枢机不利也。此下多亡阴，与火逆亡阳不同。""此方取柴胡汤之半，以除胸满心烦之半里，加铅丹龙牡以镇心惊，茯苓以利小便，大黄以止谵语，桂枝者，甘草之误也，身无热无表证，不得用桂枝去甘草，则不成和剂矣，心烦谵语而不去人参者，以惊故也。"山西名老中医朱进忠曾论述此方具有以下功用：一有理肝、二有化饮、三有调阴阳、四有和营卫、五有助升降、六有和肝胆、七有镇静止悸的功效。因此，临证之时，每用之则收良效。

刘玉洁主任常用本方治疗以下内科杂症。

（1）失眠、抑郁、焦虑状态，经常合用孙思邈的定志小丸。

（2）更年期综合征，伴有潮热汗出者，加桑叶、浮小麦各30g。

（3）内分泌失调所致精神不宁，合用孙思邈的定志小丸。

（4）高血压病，合用半夏白术天麻汤加葛根、川牛膝。

（5）梅尼埃综合征、眩晕，合用半夏白术天麻汤。

（6）心律失常，合用孙思邈的定志小丸，加用桑寄生30g、炙龟板10g。

（7）冠心病心绞痛，加用金铃子散：丹参30g、郁金10g、合欢皮30g、菖蒲10g、远志10g。

建中汤系列方临证心得

伤寒二三日，心中悸而烦者，小建中汤主之。

伤寒，阳脉涩，阴脉弦，法当腹中急痛，先与小建中汤，不差者，小柴胡汤主之。

——《伤寒论·辨太阳病脉证并治》

虚劳里急，悸，衄，腹中痛，梦失精，四肢酸疼，手足烦热，咽干口燥，小建中汤主之。

虚劳里急，诸不足，黄芪建中汤主之。于小建中汤内加黄芪一两半，余依上法。

——《金匮要略·血痹虚劳病脉证并治》

男子黄，小便自利，当与虚劳小建中汤。

——《金匮要略·黄疸病脉证并治》

妇人腹中痛，小建中汤主之。

——《金匮要略·妇人杂病脉证并治》

心胸中大寒痛，呕不能饮食，腹中寒，上冲皮起，出见有头足，上下痛而不可触近，大建中汤主之。

——《金匮要略·腹满寒疝宿食病脉证治》

从以上条文可以看出：

（1）小建中汤本意治疗一是里虚（外）伤寒，心悸而烦；二是阴阳两虚之虚劳。

（2）黄芪建中汤治疗阴阳气血俱不足的虚劳，症状较小建中汤证为重。

（3）大建中汤治疗脾胃阳衰，中焦寒甚的腹满痛证。

刘玉洁主任认为，三方均体现《灵枢·终始》"补阳则阴竭，泻阴则阳脱，如是者，可将以甘药"的精神，正如罗美《古今名医方论》所言："伤寒有小建中一法，治二三日心悸而烦，以其人中气馁弱，不能送邪外出，故用饴糖之甘，小小建立中气以祛邪也。《金匮》有黄芪建中一法，加黄芪治虚劳里急，自汗，表虚，肺虚，诸不足症，而建其中之卫气也。《金匮》复有大建中一法，以其人阴气上逆，胸中大寒，呕不能食，而腹痛至极，用蜀椒、干姜、人参、饴糖，大建其中之阳，以驱逐浊阴也。"三方皆系阴阳双补，但小建中汤甘温而平和，黄芪建中亦属甘温但已偏温，大建中汤药偏辛热。三方临床如何区别应用？刘玉洁主任认为，中焦虚弱，营卫失调，肝脾不和，腹中隐痛者用小建中汤；若兼自汗，畏寒，易感冒，表阳虚，表卫不固者，用黄芪建中汤；若中焦虚弱，寒气上逆心胸，脘腹急痛者当用大建中汤辛热逐寒，大建中阳。即大建中汤用于急性病，力峻猛，是急则治标之法；而小建中汤、黄芪建中汤力缓，多用于慢性病，适用于久服，是缓则治其本之法也。

　　大小建中汤、黄芪建中汤为建中汤系列方。建中者，有建立中气之意。脾胃位居中州，为营卫气血生化之源，中气立则化源足，五脏皆可得养，三建中汤法是治疗五脏虚劳病的重要方法之一，是后世《脾胃论》"甘温健脾、补土升阳"的理论渊源。建中汤法，即建立中气，补益中气之法，是内科脾胃病及其他各科病见脾胃虚损证常用的法则，应用非常广泛。

猪苓汤临证心得

　　若脉浮发热，渴欲饮水，小便不利者，猪苓汤主之。

　　　　　　　　　　　——《伤寒论·辨阳明病脉证并治》

　　少阴病，下利六七日，咳而呕渴，心烦不得眠者，猪苓汤主之。

　　　　　　　　　　　——《伤寒论·辨少阴病脉证并治》

　　两段经文论述了阳明经热误下伤阴，邪热与水结于下焦；或素体少阴阴虚阳亢，外邪从阳化热，热与水结，皆可形成阴虚水热互结证。方中猪苓、茯苓、泽泻甘淡渗泄以利水；滑石甘寒，通窍利水，导热下行；阿胶为血肉有情之品，甘平育阴润燥，滋养真阴。药虽五味，配伍精当，利水清热养阴，使水去而热消，阴复而烦降，利水而不伤阴，滋阴而不敛邪。正如罗美《古今名医方论》所言："赵羽皇曰：仲景制猪苓一汤，以行阳明、少阴二经水热，然其旨全在益阴，不专利水。盖伤寒在表，最忌亡阳，而里虚又患亡阴。亡阴者，亡肾中之阴与胃家之津液也。故阴虚之人，不但大便不可轻动，即小水亦忌下通。倘阴虚过于渗利，津液不致耗竭乎？方中阿胶养阴，生新去瘀，于肾中利水，即于肾中养阴；滑石甘滑而寒，于胃中去热，亦于胃家养阴；佐以二苓之淡渗者行之，既疏浊热，而不留其瘀壅，亦润真阴，而不苦其枯燥，源清而流有不清者乎？顾太阳利水用五苓者，以太阳职司寒水，故急加桂以温之，是暖肾以行水之也；阳明、少阴之用猪苓，以二经两关津液，特用阿胶、滑石以润之，是滋养无形，以行有形也。利水虽同，寒温迥别，惟明者知之。"

刘玉洁主任认为，本方以利水清热为主，兼以养阴。以小便不利、口渴、身热、舌红、脉细数为证治要点。临床应用本方清热利水滋阴，为主治下焦膀胱热之主方。适用于水气不化、郁热伤阴所致小便不利、排尿涩痛、尿血、淋证等。亦可用于热淋、血淋属湿重热轻而兼阴虚者。若治热淋，宜加淡竹叶、通草、车前子等以清热利水通淋；血淋者，宜加白茅根、大蓟、小蓟以凉血止血。泌尿系感染、肾炎、小便不利兼阴虚有热者亦可用本方，均有较好的疗效。运用猪苓汤治以下疾病，供同道参考。

1. 急慢性肾炎、泌尿系感染、肾结核、肾盂积水、肾结石、乳糜尿等

症见：小便不利，低热，舌红少苔或少津，脉细数。伴腰酸、潮热，可配知柏地黄丸；伴少腹胀满，小便不利，加木香、薏苡仁、车前子；尿血者，加旱莲草、大蓟、小蓟、白茅根、仙鹤草；小便有热感，加黄柏、竹叶、金银花、蒲公英、紫花地丁、白头翁；肾结核，酌加鱼腥草、百部；肾结石，加鸡内金、金钱草、海金沙、王不留行等。

2. 急性前列腺炎

症见：尿频、尿急、尿痛，淋沥不尽，腰痛，性生活后加重，伴周身乏力，手足心热，口渴，纳可，夜寐欠安，二便调。舌质淡嫩，少苔，脉沉数。常用猪苓汤加竹叶、白茅根、黄柏、川牛膝。

麻黄附子细辛汤临证心得

少阴病，始得之，反发热，脉沉者，麻黄附子细辛汤主之。

——《伤寒论·辨阳明病脉证并治》

本条文主治少阴寒化兼表证，病机为少阴里虚兼表。方中麻黄发汗解表；附子温经扶阳；细辛辛温雄烈，通达内外，外助麻黄解表，内合附子温阳。三药合用，共奏温经解表之效。

刘玉洁主任认为，此方虽为温经解表之品，但细思之，单纯用其温经解表，恐歪曲仲景之意。麻黄附子细辛汤功善治少阴阳虚，方中附子《神农本草经》将其列为下品，认为："附子，味辛温。主风寒咳逆，邪气温中，金疮，破癥坚积聚，血瘕，寒湿踒躄，拘挛膝痛，不能行走。"此药大辛大热，专温少阴以振心阳。细辛辛热，专入心经，《神农本草经》言其："细辛，味辛温。主咳逆，头痛脑动，百节拘挛，风湿痹痛，死肌。久服明目，利九窍，轻身常年。"麻黄辛甘大热，善发阳气行于脉道。正如《神农本草经》云："麻黄，味苦温。主中风伤寒头痛，温疟，发汗出表，祛邪热气，止咳逆上气，除寒热，破癥坚积聚。"因此，此方不但能温经解表，还可温肾助阳，通行血脉。正如罗美《古今名医方论》："柯韵伯曰：少阴主里，应无表证。病发于阴，应有内热。今始受寒邪，即便发热，而里无热，似乎太阳，而属之少阴者，以头不痛而但欲寐也。盖少阴为太阳之雌，大言阴与阳，小言夫与妇，两相须也。太阳阳虚，则不能主外，内伤真阴之气，便露出太阴之底板；少阴阴虚，则不能主内，外伤太阳之气，便假借太阳之面目。此阴阳表里雌雄相输应之机耳！阴阳疑似之际，症难辨而脉可凭。《内经》曰：逆冬气则少阴不藏，肾气独沉，故身虽热而脉独沉也。所以太阳病而脉反沉，便用四逆以急救其里，此少阴病而表反热，便于表剂中加附子，以预固其里。何以故？肾家坎象，二阴不藏，则一阳无蔽，阴邪始得以内侵，孤阳因之以外越耳！夫发热、无汗，太阳之表不得不开；沉为在里，少阴之枢又不得不固。设用麻黄开腠理，细辛散浮热，而无附子以固元阳，则少阴之津液越出，太阳之微阳外亡，去生便远。唯附子与麻黄并用，则寒邪散而阳不亡，精自藏而阴不伤。此里病及表，脉沉而当发汗者，与病在表，脉浮而发汗者径庭也。若表微热，则受寒亦轻，故以甘草易细辛，而微发其汗。甘以缓之，与辛以散之者，又少间矣。"因此，刘玉洁主任常用此方治疗以下疾病，每收良效。

1. 病态窦房结综合征

症见：胸闷气短，心前区闷痛，夜间时有憋醒，伴心悸气短，失眠多梦，或头晕，或有晕厥，面色㿠白，四肢不温，饮食、二便尚可。舌质淡白、脉沉细而缓或沉迟。脉搏低于 50 次/分。常合用桂枝甘草汤温阳复脉。另加入当归、丹参、熟地黄益阴养血活血，除脉迟血滞之弊。阳气不足常夹阳气郁滞，加枳壳破胸中之郁气，俾心之气血充盛，体用相协，脉行流畅，久服无阴阳偏盛之弊。

2. 雷诺综合征

症见：冬春之际或触冷水而发，双手皮肤苍白－青紫－潮红改变，伴麻木，凉感，脘腹冷痛，大便溏，舌质淡，苔白，脉沉弦。常用麻黄附子细辛汤温肾助阳、通行血脉、散寒止痛以治其本，再加当归四逆汤加吴茱萸生姜汤养血通脉、温经散寒，标本同治；另加鸡血藤养血活血通脉以助药力，桑枝活络通脉并引药上行，使上药直达病所。

3. 血栓闭塞性脉管炎

症见：单足或双足连及小腿胀痛，冷凉剧烈，夜间为甚，遇寒及走路时加重，纳可，夜寐欠安，二便调，舌质黯淡，苔白腻，脉沉细，趺阳脉搏动消失，局部肢体冷凉，皮色苍白。对于此期的治疗，用温经散寒、活血通脉为宜。然既为寒邪，非大辛大热之品难以奏效，因此，用麻黄附子细辛汤合阳和汤温经散寒，再加鸡血藤、川牛膝、羌活活血通脉，引药下行以助药力，两方合用相得益彰。正如《素问·举痛论》所云："寒气入经而稽迟，泣而不行，客于脉外则血少，客于脉中则气不通。"

4. 糖尿病合并周围神经病变

症见：手足麻木，重时疼痛，夜间加重，四肢冰冷，饮食、二便尚可，舌质淡白，脉沉细。糖尿病的患者，病程较长，日久则阳气不足，虚寒内生，寒凝经脉，经脉不通，气血瘀滞则麻木疼痛。单纯化瘀，是治标之法，必以温通阳气为先。故用麻黄附子细辛汤温阳散寒；加用黄芪桂枝五物汤益气调营卫，加鸡血藤、川牛膝活血通脉，并引药下行，使药力直达病所。

孙思邈定志小丸临证心得

主心气不定，五脏不足，甚者忧愁悲伤不乐，忽忽喜忘，朝瘥暮剧，暮瘥朝发，狂眩方：

石菖蒲 远志各三两 茯苓 人参各三两

上四味末之，蜜丸饮服，如梧子大，七丸日三，加茯神为茯神丸，散服亦佳。

——《备急千金要方·风虚惊悸》

刘玉洁主任认为，孙思邈的定志小丸可以治疗情志方面的疾病。《黄帝内经》云："心者，君主之官，神明出焉。"孙思邈在《备急千金要方心脏脉论》云："心者，五脏六腑之大主也，为帝王精神之所舍也；其脏坚固，邪不能容，容之则伤心，心伤则神去，神去则身死矣。"根据古人之旨，人的精神、意识、思维活动总属于心，与心系有关的疾病，由于起病较急，症状较重，缠绵难愈，容易使人产生恐惧、焦虑心理，导致心神失养而易出现失眠、多梦、心烦、神情焦虑等情志方面的病变。孙思邈的定志小丸，方中用人参大补心气；石菖蒲、远志开窍安神而定志；再用茯苓益气养心安神，使心神安定而诸症减轻。因而，临证之时，下列疾病用定志小丸加减收效卓著。

（1）胸痹心痛，偏于气虚夹有痰浊，伴有夜寐不宁者，在辨证施治的基础上，常用此方，加自拟补心气方（党参15g，龙眼肉10g，山茱萸10g，当归10g，白芍10g，炙甘草6g）益气养血，开窍醒神。

（2）眩晕，头痛，伴有夜寐欠安者，用定志小丸合半夏白术天麻汤，常收良效。

（3）更年期综合征，出现心烦、失眠，伴有惊悸者，用二仙汤合用定志小丸。

（4）抑郁，焦虑，失眠，伴有惊惕不安者，用柴胡加龙骨牡蛎汤合定志小丸。

（5）心悸，怔忡，兼有不寐者，在辨证的基础上，加用此方，可收佳效，尤其是将茯神加入，效果更佳。

（6）顽固性失眠，用此方合血府逐瘀汤，效如神。

（7）老年性痴呆症，在辨证的基础上，加入本方，再加茯神、炒酸枣仁、炙龟板、龙齿等。

（8）心肌炎，伴有失眠多梦者，用生脉饮加入此方益气养心，开窍养神。

（9）梦游症，阵发性睡眠用酸枣仁汤合定志小丸，有佳效。

总之，定志小丸药味虽少，但组方严谨，寓补于消，开窍安神，临证用之，每收良效。

孙思邈定心汤临证心得

徵音人者，主心声也。心声笑，其音竽，其志喜，其经手少阴。厥阴太阳则荣为不通，阴阳反错，阳气外击，阴气内伤，伤则寒，寒则虚，虚则惊掣心悸，定心汤主之。

——《备急千金要方·心脏脉论》

小定心汤　治虚羸，心气惊弱，多魇，方：

茯苓四两　桂心八两　甘草　芍药　干姜　远志　人参各二两　枣十五枚

上八味，㕮咀，以水八升，煮取二升。分四服，日三夜一。

大定心汤　治心气虚悸，恍惚多忘，或梦寤惊魇，志少不足，方：人参　茯苓　茯神　远志　龙骨　干姜　当归　甘草　白术　芍药　桂心　紫菀　防风　赤石脂各二两　大枣二十枚

上十五味，㕮咀，以水一斗二升，煮取两升半。分五服，日三夜二。

——《备急千金要方·风虚惊悸》

关于心悸的认识，最早见于《黄帝内经》，虽无心悸一类的病名，但已有类似的记载，如惊惕、惊骇、惊狂、惊惑、惊躁等名。汉代张仲景在《伤寒论》《金匮要略》中提出惊和惊悸的病名。认为主要原因是由于惊扰、水饮、虚劳与汗后受邪等。隋代巢元方认

为惊悸的发生是由于风邪所致。孙氏则提出了因虚致悸的认识，填补了因虚致悸的空白，并定制了小定心汤、大定心汤。两方均有补益心气、安神定志的作用。刘玉洁主任临证之时，经常运用上方加减治疗以下病证。

（1）心悸伴有失眠多梦，属于心气虚者用，大定心汤加炒酸枣仁30g、生龙骨30g、生牡蛎30g养心安神。

（2）胸痹伴有失眠多梦，属于心气虚者，用大定心汤加金铃子散、丹参活血理气止痛。

（3）妇女更年期综合征，伴有心悸者，用大定心汤加生龙骨30g、牡蛎30g镇心安神。

（4）抑郁、焦虑伴有失眠多梦，属于心气虚者，用大定心汤加炒酸枣仁、丹参、合欢皮解郁安神。

严用和论惊悸

夫惊悸者，心虚胆怯之所致也。且心者君主之官，神明出焉；胆者中正之官，决断出焉。心气安逸，胆气不怯。决断思虑得其所矣。或因事有所大惊，或闻虚响，或见异相，登高陟险，惊忤心神，气与涎郁，遂使惊悸。惊悸不已，变生诸症，或短气悸乏，体倦自汗，四肢浮肿，饮食无味，坐卧不安，皆心虚胆怯之候也。治之之法，宁其心以壮胆气，无不瘥者矣。

温胆汤，治心虚胆怯，触事易惊，梦寐不祥，异象感惑，遂致心虚胆怯，气郁生涎，涎与气搏，复生诸症，或短气悸乏，或复自汗，四肢浮肿，饮食无味，心虚烦闷，坐卧不安。

——《重订严氏济生方·惊悸怔忡健忘门·惊悸论治》

严氏之论心悸，根据心胆的生理变化，认为"心者君主之官，神明出焉；胆者中正之官，决断出焉"。提出了心虚胆怯为心悸的又一病因。治疗上认为宁其心以壮胆气，无不瘥者矣。

刘玉洁主任临床之时亦有同感，心悸是临床常见之病，以心虚胆怯为主，胆怯易惊。若舌质淡红者，伴气短乏力，用归脾汤；舌质嫩红，少苔，伴五心烦热者，心阴不足，用补心丹或黄连阿胶汤化裁。另外，最常见的一种是心悸易惊，但其苔黄腻，脉滑数，常用黄连温胆汤合孙思邈的定志小丸化裁，效果更佳。

曾治一青年女性，16岁，心悸1年，伴夜寐欠安，易惊胆怯，闻声则加重，观其苔黄腻，脉弦滑，心电图提示频发"室早"，给予黄连温胆汤合定志小丸，30剂而愈。

因而，严氏之论心悸，从心胆论治，多收良效。

严用和论"补脾不如补肾"在久泻中的应用

大抵不进饮食，以脾胃之药治之多有不效者，亦有谓焉。人之有生，不善摄养，房劳过度，真阳衰虚，坎火不温，不能上蒸脾土，冲和失布，中州不运，是致饮食不进，胸膈痞塞，或不食而胀满，或以食而不消，大腑溏泄，此皆真火衰虚，不能蒸蕴脾土而然。古人云：补肾不如补脾。余谓：补脾不若补肾，肾气若壮，丹田火上蒸脾土，脾土温和，膈开能消矣。

——《重订严氏济生方·五脏门·脾胃虚实论治》

严氏之论，既重视脾胃，更强调肾中"肾阳""真火"对于维持脾胃正常功能的作用，明确指出"补脾不如补肾"。根据严氏之论，刘玉洁主任认为，或年老体衰，肾气不足；或久病之后，肾阳受损；或房事无度，命门火衰，脾失温煦，运化失职，水谷不化而成泄泻。且肾为胃之关，主司二便，若肾气不足，关门不利，则大便下泄。因此，临床上对于久泻的病人，在关注补脾的同时，一定要注重补肾。临证之时，不一定出现四肢不温、五更即泻等肾阳不足、命门火衰后，再用温肾助阳之品，而在补脾的基础上，适当地加用一些补肾阳之品，脾肾同补，疗效更佳。临床应用如下，以供同道参考。

（1）脾虚为主者，用参苓白术散，加补骨脂、肉豆蔻。

（2）寒热错杂者，用乌梅丸，加益智仁、肉豆蔻。

（3）久泻滑脱者，用真人养脏汤，加芡实、补骨脂。

（4）脾肾两虚者，用理中丸合四神丸。

（5）脾肾阳虚者，用附子理中丸合四神丸。

刘完素论治热病

经所谓：发表不远热，攻里不远寒。余自制双解、通圣辛凉之剂，不遵仲景法桂枝、麻黄发表之药，非余自炫，理在其中矣。故此一时彼一时，奈五运六气有所更，世态居民有所变，天以常火，人以常动，动则属阳，静则属阴，内外皆扰，故不可峻用辛温大热之剂，纵获一效，其祸数作，岂晓辛凉之剂，以葱白盐豉大能开发郁结，不惟中病，令汗而愈，免致辛热之药，功表不中，其病转甚，发惊狂、衄血、斑出，皆热药所致。故善用药者，须知寒凉之味，况兼应三才造化通塞之理也。

——《素问病机气宜保命集·伤寒论》

从上论中可以看出，刘氏在理论上重视火热病证的研究，治疗善于运用寒凉之剂，自制新方，卓有创建。从而在治疗上突破了温药发表、先表后里的成规，把解表之法从辛温转向寒凉，在热证的治疗中有其独特的见解。总结如下。

1. 宣法

《素问玄机原病式·热类》："盖伤寒皮毛，则腠理闭密，阳气怫郁，不能通畅，则为热也。故伤寒身表热者，热在表也，宜以麻黄汤类甘辛热药发散，以使腠理开通，汗泄热退而愈也。"对于伤寒在表，腠理闭密，阳气怫郁不能宣通的发热，刘氏善用甘辛热药发散，以使腠理开通、汗泄热退，以达到治愈的效果，符合《黄帝内经》"体若燔炭，汗出而散"的理论。刘氏认为，人体的一切生理病理都与玄府的神机变化有密切关系，不论五志还是六气皆能化火而导致阳热怫郁，玄府闭塞，百病皆生。因此，主张用辛温药解郁散结，轻清宣泄，如辛温之细辛、防风等，因其开郁力弱而易助热，使用剂量宜小。辛凉的桑叶、薄荷等药以解表，还可用辛凉、辛寒之行气药治在里之郁结，如枳壳、青皮、川楝子、郁金、青木香等。

2. 清法

刘氏在《素问病机气宜保命集·热论》中说："论曰：由表而热者，谓之表热也，无表而热者，谓之里热也，有暴发而为热者，乃久不宣通而致也；有服温药过剂而为热者；有恶寒战栗而热者。盖诸热之属者，以火之象也……治法曰：小热之气，凉以和之；大热之气，寒以取之；甚热之气，则汗法之，发之不尽，则逆治之，治之不尽，求其属以衰之。"因此，在使用清法中，灵活变通，如清散、清解、清泄、清利的不同。刘氏的清散法对于外感热病初期，阳气热郁遏于表，虽亦是恶寒战栗诸证，实为阳热郁极而产生的假证。不能用辛热解表药以助其热，而应用辛凉解表以开其郁结。但还要注意脉症的不同，如热在上者用柴胡、升麻等辛凉走散，可上达病所，以中开郁结；热在表者，用薄荷、桑叶、金银花、连翘之辛凉发表，解表宣热，使热去病安。

清解法主治：伤寒杂病，烦躁热毒，烦闷干呕，口燥舌干，喘满，阳厥极深，蓄热内甚，及汗、下、吐后寒凉诸药不能退之热，两感证方用黄连解毒汤。

清泄法主治：湿热、实热、风热、阳极似阴等，方用三一承气汤。

清利法主治：湿热瘀阻、痰浊内聚所致的气血壅塞，不得宣通之证，方用三花神佑丸。

综上所述，刘氏治疗热病，是继《备急千金要方》之后的又一个发展，堪称温病学派的奠基人。

刘完素论芍药汤

芍药汤，下气调血，经曰：溲而便脓血，气行而血止。行血则便脓自愈，调气则后重除。

——《素问病机气宜保命集·泻痢论》

芍药汤为刘完素通因通用的代表方剂，也是运用通法泄热的典范。该方一是行气，即用辛味药行气开郁；二是行血，以达行气之目的；三是通泄，以达清热之目的。方中芍药、当归行气活血；木香、槟榔行气导滞；黄连、大黄、黄芩清热燥湿，导湿热积滞从大便而去；肉桂以其辛热温通之性，可助当归、芍药行气和营；炙甘草、芍药缓急止痛，全方共奏调和气血、化湿清热之功。

罗美在《古今名医方论》所论："罗东逸曰：本方注云，溲而便脓血，知气行而血止也，行血则便脓自愈，调气则后重自除，至今推为要言，然非知本之论也。夫滞下本太阴病，长夏令行，土润溽暑，太阴本虚，暑湿不攘，土湿则木郁，木郁则伤土，太阴失健运，少阳失疏达，及饮食失节不化，至秋金收令行，火用不宣，郁蒸之久，而滞下之症作矣。是始为暑伤气，继为气伤血，因而为白为赤为兼赤白，下迫窘急，腐秽不去，以成后重。方以芍、草为君，用甲乙化土法，先调脾，即于土中升木；故湿热必伤大肠，黄连燥湿、清热、厚肠胃，黄芩清大肠火为臣；久积必中气逆滞，疏滞以木香，下逆以槟榔，当归和气血为佐；桂补命门，实土母，反佐温而行之，恐芩、连之胜今也。斯少阳达、太阴运矣。若大实痛者，加大黄，用仲景芍药汤加大黄法，以荡腐秽，无留行矣。是方允为滞下本方也。"

此法治疗痢疾，尊崇《黄帝内经》通因通用的理论，对中医学治疗痢疾有很大的贡献。临床之际，刘玉洁主任除了用此方治疗热性痢疾之外，常用此方治疗溃疡性结肠炎以脓血便为主者，收效甚佳。

刘完素论心痛

诸心痛者，皆少阴厥气上冲也。有热厥心痛者，身热足寒，痛甚则烦躁而吐，额自汗出，知为热也。其脉洪大，当灸太溪及昆仑，谓表里俱泻之，是谓热病汗不出，引热下行，表汗通身而出者，愈也。灸毕服金铃子散。痛止服枳术丸。去其余邪也。

有寒厥心痛者，手足逆而通身冷汗出，便利溺清或大便利而不渴者，气微力弱，急以术附汤温之。

寒厥暴痛，非久病也。朝发暮死，当急救之，是知久痛无寒，而暴痛非热也。

——《素问病机气宜保命集·心痛论》

刘氏所论心痛，除现代所说的心痛以外，还包括了胃脘痛的范畴，将其病机分为 3 种。一为热厥心痛，二为寒厥心痛，三为寒厥暴痛。但寒厥暴痛，大概相当于现代医学所论的急性心肌梗死，即《黄帝内经》所言真心痛。刘氏在治疗心痛时，注重急则治其标，先给予金铃子散以止痛，后再用他方调理。对于寒厥暴痛，刘氏认为，是肾中阳气大衰、不能温煦心阳所致。因而用术附汤温通脾肾之阳，以达到温通心阳的目的，为后世治疗心痛奠定了理论基础。刘玉洁主任在临床上，无论治疗何种原因的胸痹、心痛，在辨证施治的基础上，均用金铃子散配合，尤其是以痛为主者，配合金铃子散理气止痛，若后背疼痛则可加片姜黄15g、葛根30g，效果更佳。

除用药物治疗外，刘氏还主张用针刺疗法治疗心痛，并且按经取穴，或针或灸，描述得非常详细。尤其心肌梗死康复阶段，用针灸疗法，可以改善病人的焦虑状态，起到较好的辅助治疗作用。

刘完素论中风

如中风偏枯者，由心火暴甚，而水衰不能制之，则火能克金，金不能克木，则肝木自甚，而兼于火热，则卒暴僵仆，多因五志七情过度，而卒病也。

所谓肥人多中风者，盖人之肥瘦，由血气虚实使之然也……或云中风为肝木实甚，则大忌脏腑脱泄，若脾胃土气虚损，则土受肝木鬼贼之邪，而当死也。当以温脾补胃，令其土实，肝木不能克，乃治未病之法也。

——《素问玄机原病式·热类》

刘氏之论，明确指出了中风一病，不是由于外风而致，而是由于五志过极，五志皆从火化，火盛伤阴，阴虚阳亢，肝风内动而致。对中风病的认识，除了风、痰、瘀、虚之外，认为属火者居多。尤其中风一证，多发生在中年人。中年以上，阴气本已减半，《黄帝内经》云"人年四十，阴气自半"。正气已虚，加之劳累过度，五志过极等，五志化火，火性升发，风火相煽，上扰清窍，故而发为中风。此种中风，属王履所说的类中风。因而在临床上，刘玉洁主任多主张用张锡纯镇肝息风汤加味，一般加用地龙、僵蚕二药，既能息风通络，又可化痰平肝，疗效较好。因此，刘氏的中风病机论，为临床辨治中风开拓了新思路。

此外，刘氏分析了中风口噤以及肥人中风、虚人中风的机理。原文指出："故肥人反劳者，由暴然亡液，损血过极故也。瘦人反中风者，由暴然阳热太甚，而郁结不通故也。"在治疗上，除了以上论述之外，还指出："或云中风为肝木实甚，则大忌脏腑脱泄。若脾胃土气虚损，则上受肝木鬼贼之邪，而当死也。当以温脾补胃，令其土实，肝木不能克，乃治未病之法也。"刘氏之论体现了《黄帝内经》"未病先防，已病早治"的学术思想。

李东垣论甘温除热

故夫饮食失节，寒温不适，脾胃乃伤。此因喜怒忧恐，损耗元气，资助心火。火与元气不两立，火胜则乘其土位，此所以病也。

——《脾胃论卷上·脾胃虚实传变论》

若饮食失节，寒温不适，则脾胃乃伤。喜、怒、忧、恐，损耗元气。既脾胃气衰，元气不足，而心火独盛。心火者，阴火也。起于下焦，其系系于心。心不主令，相火代之。相火，下焦胞络之火，元气之贼也。火与元气不两立，一胜则一负。脾胃气虚，则下流于肾，阴火得以乘其土位。故脾证始得，则气高而喘，身热而烦，其脉洪大而头痛，或渴不止，其皮肤不任风寒，而生寒热。盖阴火上冲，则气高喘而烦热，为头痛，为渴，而脉洪。脾胃之气下流，使谷气不得升浮，是春生之令不行，则无阳以护其营卫，则不任风寒，乃生寒热，此皆脾胃之气不足所致也……经曰：劳者温之，损者温之。又云：温能除大热，大忌苦寒之药，损其脾胃。脾胃之证，始得则热中，今立治始得之证。

——《脾胃论·饮食劳倦所伤始为热中论》

甘温除热法最早见于《黄帝内经》。云："劳者温之，损者益之。盖温能除大热，大忌苦寒之药泻胃土耳。"此后，汉代医家张仲景在组方用药时多次运用甘温除热法，例如黄芪建中汤、小建中汤等，多有甘温除热的寓意。从以上原文可以看出，李东垣继承前人的经验并有所发展，认为气虚发热的病因有三个方面：一是饮食不节，导致脾胃虚弱；二是劳逸过度伤脾；三是情志刺激，导致心火亢盛，损伤元气，肾间阴火上乘其土位，而致内伤脾胃。病机主要为内伤热中，脾胃虚弱，元气不足，阴火上冲，升降失调所致。故治疗，"惟当以辛甘温之剂，补其中而升其阳，甘寒以泻其火则愈矣"，并创立了以补中益气汤为代表的甘温除热系列方药。刘玉洁主任认为，本法适用于脾胃受伤，中气受损的气虚发热。甘温除热法为后世治疗内伤发热提供了理论依据。

在李氏的启示下，刘玉洁主任曾治一女性患者，32岁，2000年7月16日就诊。主因低热半年，遍用抗生素而无效，体温持续在37.5℃～38.5℃。查体时发现头戴棉帽，身盖棉被，伴周身乏力，面色萎黄，纳少便溏，舌质淡，边有齿痕，脉沉无力。治用补中益气汤加葛根15g、羌活10g。服药14剂，诸症自除。

本案既用补中益气汤甘温除热。方用人参、黄芪大补脾胃元气；白术健脾燥湿；陈皮理气；升麻、柴胡引脾胃之气升而挽下陷之阳气；诸阳气根于阴血之中，用当归少许以养血通脉。使诸甘温之药，补气有根，脾胃气足，清升浊降，则阳生阴长，气血充盛，则虚热自除。加入葛根、羌活，又体现了李东垣在甘温除热的基础上，加入风药，升清助阳，散火除湿以助药力。故服药14剂而愈。

李东垣论九窍之病从脾论治

经言阳不胜其阴，则五脏气争，九窍不通；又脾不及则令人九窍不通，名曰重强；又五脏不和，则九窍不通；又头痛耳鸣，九窍不通利，肠胃之所生也。请析而解之？答曰：夫脾者，阴土也，至阴之气，主静而不动；胃者，阳土也，主动而不息。阳气在于地下，乃能生化万物。故五运在上，六气在下。其脾长一尺，掩太仓，太仓者，胃之上口也。脾受胃禀，乃能熏蒸腐熟五谷者也。胃者，十二经之源，水谷之海也，平则万化安，病则万化危。五脏之气，上通九窍……经云：湿从下受之，脾为至阴，本乎地也，有形之土，下填九窍之源，使不能上通于天，故曰五脏不和，则九窍不通。胃者，行清气而上，即地之阳气也，积阳成天，曰清阳出上窍，曰清阳实四肢，曰清阳发腠理者也。脾胃既为阴火所乘，谷气闭塞而下流，即清气不升，九窍为之不利。胃之一腑病，则十二经元气皆不足也。气少则津液不行，津液不行则血亏，故筋骨、皮肉、血脉皆弱，是气血俱羸弱矣。劳役动作，饮食饥饱，可不慎乎。凡有此病者，虽不变易他疾，已损其天年，更加之针灸用药差误，欲不夭枉，得乎？

——《脾胃论·脾胃虚则九窍不通论》

纵观以上原文，李东垣通过长期的临床实践，从脾胃与元气以及经络的相互联系出发，根据脾胃的生理功能及与九窍的关系，论证了九窍有病，与脾胃和元气有关的理论。李氏所论九窍，实指眼、耳、鼻、口、喉部位，虽然名称不同，其实质皆由脾胃之气所衍化。所以，胃气一病，则水谷之海不足，清气不能荣上窍，则九窍不通，只要脾之气强，则耳聪目明。李氏之论，与《黄帝内经》一脉相承，《素问·玉机真脏论》曰"脾不及则令人九窍不通"。《素问·通评虚实论》又云："头痛耳鸣，九窍不利，胃肠之所生也。"此论，对于治疗九窍之病开辟了新的思路。因此，刘玉洁主任临证之时，对于脾气不足之九窍病，例如眼睑下垂、眩晕、耳鸣、耳聋、鼻渊等病，凡是伴有倦怠乏力，面色无华，劳累后加重，脉细等症，均可用东垣的补中益气汤、益气聪明汤等方，效如桴鼓。

李东垣安养心神调治脾胃论

《灵兰秘典论》云：心者，君主之官，神明出焉。凡怒、忿、悲、思、恐、惧，皆损元气。夫阴火之炽盛，由心生凝滞，七情不安故也。心脉者，神之舍，心君不宁，化而为火，火者，七神之贼也。故曰阴火太盛，经营之气，不能颐养于神，乃脉病也。神无所养，津液不行，不能生血脉也。心之神，真气之别名也，得血则生，血生则脉旺，脉者，神之舍。若心生凝滞，七神离形，而脉中唯有火矣。善治斯疾者，唯在调和脾胃，使心无凝滞，或生欢忻，或逢喜事，或天气暄和，居温和之处，或食滋味，或眼前见欲受事，则慧然如无病矣，盖胃中元气得舒伸故也。

——《脾胃论·安养心神调治脾胃论》

李氏之论，为临床上治疗失眠提供了新的治疗思路。临证之时，失眠的病人很多，有的是以失眠为主诉，有的是并发与其他疾病。而且遇到失眠的患者，大多出现纳呆食少或不思饮食，刘玉洁主任临床用药时，常常加入一些调理脾胃之品，往往不能奏效。说明自己是"头痛医头，脚痛医脚"，未抓住其主症，故疗效欠佳。李氏认为，若心神不宁，气机壅滞，火不生土，会影响脾胃气机失调。因而李氏提出了安养心神调理脾胃法，因脾胃为后天之本，气血生化之源，化源充足，心神得养，乃心神自安，气机调畅，脾胃即和而不寐自除。读李氏之论，确能开拓思路，临床对不寐引起的纳呆，应根据病因治疗以调其本，根本问题解决了，其他的症状就迎刃而解了，避免了庞大的处方，可引以为戒。

李东垣论升阳益气祛暑

时当长夏，湿热大胜，蒸蒸而炽，人感之多四肢困倦，精神短少，懒于动作，胸满气促，肢节沉疼；或气高而喘，身热而烦，心下膨痞，小便黄而数，大便溏而频，或痢出黄如糜，或如泔色；或渴或不渴，不思饮食，自汗体重；或汗少者，血先病而气不病也。其脉中得洪缓，若湿气相搏，必加之以迟，迟、病虽互换少瘥，其天暑湿令则一也。宜以清燥之剂治之。

《内经》曰：阳气者，卫外而为固也，炅则气泄。今暑邪干卫，故身热自汗，以黄甘温补之为君；人参、橘皮、当归、甘草，甘微温，补中益气为臣；苍术、白术、泽泻，渗利而除湿，升麻、葛根，甘苦平，善解肌热，又以风胜湿也。湿胜则食不消而作痞满，故炒曲甘辛，青皮辛温，消食快气，肾恶燥，急食辛以润之，故以黄柏苦辛寒，借甘味泻热补水虚者滋其化源；以人参、五味子、麦门冬，酸甘微寒，救天暑之伤于庚金为佐。名曰清暑益气汤。

——《脾胃论·长夏湿热胃困尤甚用清暑益气汤论》

脾胃阳虚之体，而于夏令劳倦伤暑，暑性升散，而伤津耗气，暑多夹湿，湿热合遏，临床表现为神疲肢倦、胸闷气短、心下痞满、身热而烦、自汗、体重、不欲饮食、小便黄而数、大便溏而频等。此乃本虚标实，元气虚为本，暑邪是标，暑邪不解，元气更伤，故须标本兼治。东垣创清暑益气汤标本兼顾，方中二术同用，运脾而燥湿；菖葛、升麻解肌散热，升举阳气；泽泻渗湿；青皮、神曲以助运化消痞而利气机；麦冬、五味子合人参益气养阴清热以滋肺之化源；稍佐黄柏之苦寒，助麦冬之甘寒，泻热而养阴，亦助人参、白术、甘草益气清暑热而燥湿。暑热清，脾胃之元气得复，则发热自退，此乃东垣立方之旨。正如后世医家罗美《古今名医方论》中所述："吴鹤皋曰：暑令行于夏，致长夏则兼湿令也矣。此方兼而治之。炎暑则表气宜泄，兼湿则中气不足固，黄芪所以实表，白术、神曲、甘草所以调中；酷暑横流，肺金受病，人参、五味、麦冬所以补肺、敛肺、清肺，经所谓扶其所不胜也；火盛则水衰，故以黄柏、泽泻滋其化源；津液亡则口渴，故以当归、干葛生其胃液；清气不升，升麻可升；浊气不降，二皮可理；苍术之用，为兼长夏湿也。"因而，临证之时，刘玉洁主任常用此方治疗酷夏的患者，每收桴鼓之效。

李东垣升阳益气祛风治面瘫

治口㖞颊腮急紧，胃中火盛，必汗不止而小便数也。

红花　酒黄柏　桂枝以上各一分　生甘草　苏木以上各五分　炙甘草一钱　葛根一钱五分　当归身　升麻　黄芪以上各二钱

上件哎咀，都作一服，酒三大盏，煎至一盏二分，去渣，稍热服，食前。服讫，以火熨摩紧结处而愈。夫口㖞筋急者，是筋脉血络中大寒，此药以代燔针劫刺。破血以去其凝结，内则泄冲脉之火炽。

——《脾胃论·清阳汤》

刘玉洁主任认为，李氏所论乃现代医学之面神经麻痹，临床发病率较高，起病急骤，属于中医的中风、面瘫范畴。李氏认为，本病的发生由于平素胃中火盛，突受风寒所致。若中气不足，络脉空虚，贼邪不泻，则内风始动。治宜升阳益气，祛风通络。针对病机，立清阳汤，方中当归、桂枝、红花、苏木辛温通络；升麻、葛根入阳明经，升阳散火以防胃火复炽；黄芪、炙甘草补中益气敛汗；黄柏、生甘草降冲泻火以缓其急。全方共奏升阳益气祛风之功，故临床用之每每奏效。配合针灸，疗效倍增。

李东垣用药宜禁论

凡治病服药，必知时禁、经禁、病禁、药禁。夫时禁者，必本四时升降之理，汗、下、吐、利之宜。大法，春宜吐，象万物之发生，耕耨砟斫，使阳气之郁者易达也。夏宜汗，象万物之浮而有余也。秋宜下，象万物之收成，推陈致新，而使阳气易收也。冬宜周密，象万物之闭藏，使阳气不动也。经云：夫四时阴阳者，与万物浮沉于生长之门，逆其根，伐其本，坏其真矣。又云：用温远温，用热远热，用凉远凉，用寒远寒，无翼其胜也。故冬不用白虎，夏不用青龙，春夏不服桂枝，秋冬不服麻黄，不失气宜。如春夏而下，秋冬而汗，是失天信，伐天和也。有病则从权，过则更之。

——《脾胃论·用药宜禁论》

东垣认为，凡治病服药，必知时禁、经禁、病禁、药禁。李氏之论对临床有较重要的价值，临证之时，参考东垣之论，可明显提高临床疗效。

1. 时禁

必本四时升降之理，汗下吐利之宜。春宜吐，象万物之发生。耕耨砟斫，使阳气之郁者易达也；夏宜汗，象万物之浮而有余也。秋宜下，象万物之收成，推陈致新，而使阳气易收也。冬宜周密，象万物之闭藏，使阳气之不动也。因此，临床用药之时，遵"天人合一"的思想，一定要注意季节变化。如冬不用白虎，夏不用青龙，春夏不服桂枝，秋冬不服麻黄，不失气宜，才能维持人体的平衡状态。以上所论，时时提示我们，作为一名医生，用药时一定要考虑到一年四季，春夏秋冬四时季节的变化，才能做到因时制宜。

2. 经禁

东垣根据经脉的循行和阴阳属性，提出了汗吐下的禁忌。如足太阳膀胱经为诸阳之首，行于背，表之表，风寒所伤则宜汗，传入本经则宜利小便。若下之太早，必变证百出，此一禁也。足阳明胃经行身之前，主腹满胀，大便难，宜下之。盖阳明化燥火，津液不能停，禁发汗、利小便，为重损津液，此二禁也。足少阳胆经行身之侧，在太阳、阳明之间，病则往来寒热，口苦、胸胁痛，只宜和解。但胆者，无出无入，又主升发之气，下则犯太阳，汗则犯阳明，利小便则使升发之气陷入阴中，此三禁也。以上三禁，为临床治疗提供了较有价值的思路。

3. 病禁

东垣根据《黄帝内经》"辛甘发散为阳，酸苦涌泄为阴"的理论，以及药物的四气五味，再根据病人的病情以及阴阳变化，详细地提出了服药的禁忌，这一思路在临床上运用得当，可提高疗效。

4. 药禁

如胃气不行，内亡津液而干涸，求汤饮以自救。非渴也，乃口干也；非湿盛也，乃血病也；当以辛酸益之，而淡渗五苓之类，则所当禁也。汗多禁利小便，小便多禁汗，咽痛禁发汗利小便。若大便快利，不得更利。大便秘涩，当以当归、桃仁、麻仁、郁李仁、皂角仁和血润肠。如燥药则所当禁者，吐多不得复吐，如吐而大便虚软者，此土气壅滞，以姜、橘之属宜之；吐而大便不通则利大便，上药则所当禁也。诸病恶疮及小儿癍后，大便实者，亦当下之，而姜、橘之类则所当禁也。又如脉弦而服平胃散，脉缓而服黄芪建中汤，乃虚虚实实，皆所当禁也。

综上所述，李氏所述的用药宜禁论，在临证之时，很有参考价值。这样可以进一步提高疗效。正如东垣自己所论："人禀天之湿化而生胃也，胃之与湿，其名虽二，其实一也。湿能滋养于胃，胃湿有余，亦当泻湿之太过也。胃之不足，惟湿物能滋养。仲景云：胃胜思汤饼，而胃虚食汤饼者，往往增剧，湿能助火，火旺郁而不通，主大热。初病火旺不可食以助火也。察其时，辨其经，审其病，而后用药，四者不失其宜，则善矣。"

因此，东垣之论，深有感触。刘玉洁主任曾治一"窦缓"病人，时值夏月，用桂枝 6g，服药 7 剂，病人口腔溃疡，鼻孔流血，伴咽干口燥，遂停用桂枝，原方不变，诸症皆除。当时自己只想到心阳不足，未注意时值夏月，火气上炎，再用桂枝，更助火势，此教训仅记录于此，以时时提醒自己用药一定要注意时禁，以免再生他变。

李东垣论咳嗽证

咳谓无痰而有声，肺气伤而不清也；嗽谓无声而有痰，脾湿动而为痰也。咳嗽是有痰而有声，盖因伤于肺气而咳动于脾湿，因咳而为嗽也。治咳嗽者，治痰为先，治痰者，下气为上，是以南星、半夏胜其痰而咳嗽自愈也；枳壳、陈皮利其气，而痰自下也。痰而能食者，大承气汤微下；痰而不能食者，厚朴汤治之。夏月咳而发热者，谓之热嗽，小柴胡汤四两，加石膏一两、知母半两用之；冬月嗽而发寒者，谓之寒嗽，小青龙汤加杏仁服之。蜜煎生姜汤，蜜煎橘皮汤，烧生姜、胡桃，皆治无痰而嗽者。此乃大例，更当随时、随证加减之。

——《活法机要·咳嗽证》

东垣之论，为我们临床上治疗咳嗽开拓了新的思路。

咳嗽一证，临床常见，临证之时，要辨有痰无痰，还要辨痰之性状及颜色，以确定寒热属性。

根据咳与嗽的主症不同，分辨是在肺，还是在脾。因脾主运化，具有吸收、输布水液，防止水液在体内停滞的作用。若脾失健运，则水液不能正常输布，停而为湿，聚而为饮，凝而为痰。肺主宣发与肃降，通过肺的宣发作用可将津液布散于肌腠皮毛，通过肺的肃降作用可使水道通调，使上源之水下行。若肺失宣降，上焦水津不能通降与布散，便停聚于肺，而化为痰饮。如临床常见面色萎黄，神疲乏力，脘腹不适，四肢困重，纳食不香，大便溏薄或泻泄，又见咳喘痰多。其治法除宣肺化痰、止咳平喘外，关键还应补益脾气，增强脾运化水湿的功能，使水湿得化，肺内停聚之痰则再生无源。肺气宣降协调，诸症便解。因而治疗上一定辨明在脾或在肺，才能抓住主要矛盾使病情迎刃而解。

治疗上，治痰为先。治痰者，下气为上，不要单纯治痰。所以，在治疗的同时，还要降气，使气顺痰清，咳嗽自安。究其成因，一是因肺气宣发肃降失常，津液不得布散，停聚于肺而成痰；二是因脾失健运，津液不得正常输布，停聚于肺中为痰。用药时，一定要顺应脏腑的升降规律，才能更好地发挥其治疗作用。

随时令用药，根据一年四季节气的不同，要辨寒热用药，做到有的放矢，观其脉证，灵活变通，随证加减，才能收到良好的效果。

李东垣论甘草

甘草 热药用之缓其热，寒药用之缓其寒。经曰：甘之缓之。阳不足，补之以甘。中满禁用。寒热皆用，调和药性，使不相悖。炙之散表寒，除邪热，去咽痛，除热，缓正气，缓阴血，润肌。

——《李杲医学文集·用药心法》

李氏除了阐述甘草功用及主治以外，还分析了甘草在一些方剂中的用途。例如，附子理中汤用甘草，恐其僭上也；调胃承气汤用甘草，恐其速下也。二药用之非和也，皆缓也。可见，上方用甘草，并不是调和诸药，而是取其缓和之义。其二，小柴胡汤中用甘草则是调和之意。其三，中不满而用甘为之补，中满者用甘草为之泻，此升降浮沉也。其四，凤髓丹之甘，缓肾湿而升元气，亦甘以补之之意。

综上所述，甘草可补，可缓，可泻，故有"国老"之称。李东垣论述甘草曰："夫五味之用，苦直行而泻，辛横行而散，甘上行而发，酸束而收敛，咸止而软坚。""如何本草言'下气'？盖甘之味有升降浮沉，可上可下，可内可外，有和有缓，有补有泻，居中之道尽矣。入足厥阴、太阴、少阴，能治肺痿之脓血而作吐剂，能清五发之疮疽。每用水三碗，慢火熬至半碗，去渣服之，消疮与黄芪同功。黄芪亦能消诸肿毒疮疽，所治之法与甘草同。"

李东垣论生姜及干姜

生姜能制半夏、厚朴之毒，发散风寒，益元气，大枣同用。辛温，与芍药同用，温经散寒，呃逆之圣药也，辛以散之，呕为气不散也，此药能行阳而散气。

或问东垣曰：生姜辛温入肺，如何是入胃口？曰：俗皆以心下为胃口者，非也。咽门之下，受有形之物，系胃之系，便为胃口。与肺同处，故入肺而开胃口也。又问曰：人云夜间勿食生姜，食则令人闭气，何也？曰：生姜辛温，主开发，夜则气本收敛，反食之开发其气，则违天道，是以不宜食。此以平人论之可也。若有病则不然。姜屑比之干姜不热，比之生姜不润，以干生姜代干姜者，以其不僭故也。

干姜，发散寒邪，如多用则耗散元气，辛以散之，是壮火食气故也，须以生甘草缓之。辛热，散里寒、散阴寒、肺寒，与五味子同用，治嗽，以胜寒蛔，正气虚者，散寒，与人参同补药，温胃腹中寒，其平以辛热。

或云：干姜味辛热，人言补脾，今言泄而不言补者，何也？东垣谓：泄之一字，非泄脾之正气也，是泄脾中寒湿之邪，故以姜辛热之剂燥之，故曰泄脾也。

——《李杲医学文集·用药心法》

李氏在用药心法中，详细论述了生姜及干姜的妙用。刘玉洁主任认为，生姜不但能解百毒，而且也是止呕要药，并能温经散寒，同大枣共服，可有补益作用。但是生姜宜早上服用，晚上服用则有升散阳气的作用，会违背大自然和人体阴阳消长的规律。干姜则温经散寒燥脾，因其升散太过，用量宜小，并配以甘草以缓其燥。遵李氏之论，干姜用到6g，但因其辛辣味道患者难以入口，故临证之时，将干姜易为炮姜，既改变了味道，又不失其疗效。因此，李氏之论姜的作用，按照其用法及服用时间，可收事半功倍的效果。

张子和论吐法治眩晕

夫妇人头风眩运，蹬车乘船亦眩运眼涩，手麻发退，健忘喜怒，皆胸中有宿痰使然也。可用瓜蒂散。吐讫，可用长流水煎五苓散、大人参半夏丸，常兼服愈风饼子则愈矣。

——《儒门事亲·头风眩运》

张子和认为，眩晕一病，无论由何而起，最终皆因宿痰积滞所致，当以消治顽痰为标，给予瓜蒂散治疗。依上法服药虽可祛致病之顽痰，但致痰之本却未治及。因宿痰已久，一吐难尽，故张氏于涌吐之后，再给予行气利水、健脾祛痰之药，以杜生痰之源，方用五苓散、大人参半夏丸治疗。此时，生痰之源已断，张子和则以温经祛风之剂以善其后，方用愈风饼子食疗治之。此法标本兼治，为后世治疗眩晕证开创了先河。

眩晕为临床常见之症，可单独出现，亦可以发生在疾病的过程中。关于本病的病机，最早见于《黄帝内经》病机十九条，"诸风掉眩，皆属于肝""上气不足，脑为之不满，耳为之苦倾，目为之眩"。

历代医家多从肝肾论治，以虚为主。张仲景认为"痰饮致眩论"，巢元方认为是"气血亏虚"，严用和认为"六淫七情致眩"，朱丹溪"痰火致眩"，张景岳"上虚致眩"，秦景明"阳虚致眩"等诸多观点。但临床上论治本病，始终离不开本虚标实之论，认为肝肾阴虚、血气不足为本，痰、瘀、风、火为标，治法多以滋补肝肾、清肝泻火、燥湿祛痰、活血通络为准绳。查阅相关文献，自古至今，论治本病少有出此法度者。

读金人张子和《儒门事亲》一书，发现张氏治本病很有特色，与常人之法大相径庭。综上所述，张氏认为眩晕一病，以痰实为因，故用催吐之法以泄其实。临证之时，体会到，因社会变迁，肥胖者增多，加之恣食肥甘厚味，痰浊阻滞之眩晕的发病率亦有所上升。因此，常用温胆汤、泽泻汤、半夏白术天麻汤、五苓散等方治疗眩晕，确有良效。可见张子和的痰实病因论，对现代仍有较强的指导意义。

张子和论药邪

《原补》一篇不当作，由近论补者，与《内经》相违，不得不作耳。夫养生当论食补，治病当论药攻。然听者皆逆耳，以予言为怪。盖议者尝知补之为利，而不知补之为害也。论补者盖有六法：平补、峻补、温补、寒补、筋力之补、房室之补。以人参、黄芪之类为平补，以附子、硫黄之类为峻补，以豆蔻、官桂之类为温补，以天门冬、五加皮之类为寒补，以巴戟、肉苁蓉之类为筋力之补，以石燕、海马、起石、丹砂之类为房室之补。此六者，近代之所谓补者也。若施之治病，非徒功效疏阔，至其害不可胜言者。

若此数证，余虽用补，未尝不以攻药居其先。何也？盖邪未去而不可言补，补之则适足资寇。故病躅之后，莫若以五谷养之，五果助之，五畜益之，五菜充之，相五脏所宜，毋使偏倾可也。凡药皆毒也，非止大毒、小毒谓之毒，虽甘草、苦参，不可不谓之毒，久服必有偏胜。气增而久，夭之由也。是以君子贵流不贵滞，贵平不贵强。

——《儒门事亲·推原补法利害非轻说》

综上可见，张子和力纠"时弊"，强调治病当用药攻。明确提出了"药邪"说，这种提法与当今滥用保健品、滥用补药、滥用抗生素有相似之处。因此，张氏提出如下"时弊"。

1. 滥用补药

张氏认为，滥用补药是形成"药邪"的一个重要因素，并且列举了许多例子。如韩昌黎、元微服石，死于小溲不通、水肿；富家子弟妄服热药，欲求药补，有服丹量数亡，伤寒热病下后，以辛温之药补之等。皆因滥用温补，聚成"药邪"，造成严重后果，甚至毙命。

2. 久服药物

久服药物是形成"药邪"的致病因素，因久服药物，造成偏胜，正如张氏所述："凡药皆毒也，非止大毒、小毒之谓毒，虽甘草、苦参，不可不谓之毒，久服必有偏胜。气增而久，夭之由也。"张氏所谓之毒，一方面指久服中药，必致偏胜，偏胜出现副作用，甚至成为"药邪"。一方面指药物弊端而言，任何药物都有利弊两面，如人参，药好亦未尝无毒，若久服、误服亦可致害。即使对于虚损病、慢性病，也不可浪投峻补，若一味温补，必致"药邪"之害，或加重旧疾，或另致新病。

3. 提倡食补

张氏在纠正滥用补药和久服药物的基础上，提出了食补的观点。这不但是对《黄帝内经》理论的继承和发展，也对当今社会有很大的指导意义。尤其是病后"故病蠲之后，莫若以五谷养之，五果助之，五菜充之，相五脏所宜，毋使偏倾可也"。明确地提出了食补的原则。

综上所述，张子和对"药邪"致病，创立以攻下法攻"药邪"，这是对中医病因学说的一个发展。张氏所论，与目前滥用保健品、滥用补品、滥用抗生素的弊病是吻合的，值得借鉴。对于目前药源性疾病，值得引起重视。张氏"药邪"理论比现在所谓的"药源性疾病"观点早近千年。

朱丹溪论痛风

气行脉外，血行脉内，昼行阳二十五度，夜行阴二十五度，此平人之造化也。得寒则行迟而不及，得热则行速而太过。内伤于七情，外伤于六气，则血气之运，或迟或速而病作矣。彼痛风者，大率因血受热已自沸腾，其后或涉冷水，或立湿地，或扇取凉，或卧当风，寒凉外抟，热血得寒，污浊凝涩，所以作痛。夜则痛甚，行于阴也。治法以辛热之剂，流散寒湿，开发腠理。其血得行，与气相和，其病自安。

——《格致余论·痛风论》

四肢百节走痛是也，他方谓之白虎历节风证。大率有痰、风热、风湿、血虚。因于风者，小续命汤；因于湿者，苍术、白术之类，佐以竹沥；因于痰者，二陈汤加酒炒黄芩、羌活、苍术；因于血虚者，用芎归之类，佐以红花、桃仁。大法之方，苍术、川芎、白芷、南星、当归、酒黄芩。在上者，加羌活、威灵仙、桂枝；在下者，加牛膝、防己、木通、黄柏。血虚，《格致余论》详言，多用川芎、当归，佐以桃仁、红花、薄桂、威灵仙。治痛风，取薄桂味淡者，独此能横行手臂，领南星、苍术等药至痛处。

——《丹溪心法·痛风》

朱丹溪在《格致余论》中详细论述了痛风的病因病机及治则。认为，痛风一病，皆因血热受寒或感受湿气，侵袭脉络所致。治疗上提出了，以辛热之剂流散寒湿、开发腠理，其血得行，与气相和，其病自安。在《丹溪心法》中又提出了有痰、风热、风湿、血虚等病因。《金匮钩玄·痛风》又列举了痛风的具体治法，现简述如下。

（1）四肢百节走痛：风热，风湿，血虚，有痰。大法主方，苍术、南星、川芎、白芷、当归、酒黄芩。

（2）在上者加羌活、桂枝、桔梗、威灵仙，在下者加牛膝、防己、黄柏、木通。

（3）血虚者，多用川芎、当归，佐以桃仁、红花。

（4）重用桂枝作为引经之药，并云："薄桂治痛风。无味而薄者，独此能横行手臂。领南星、苍术等治之。"

（5）至于上、中、下痛风，丹溪特别制定痛风方，所有痛风皆可用此方加减调治。

丹溪之论痛风，虽然与现代医学嘌呤代谢紊乱所致痛风不尽相同，但其临床表现却大有相似之处。在痛风的治疗上，注重化湿、扶正，也为我们后世临床开拓了思路。现代医学的痛风多发生于男性，与长期饮酒、嗜食膏粱厚味有关，日久而蕴湿生痰，流注于四肢经脉关节，尤其是湿性重浊渗下，故而疼痛以双足为甚。因此治疗上，以化湿通络为主。丹溪的上、中、下痛风方，临床常用。湿郁化热，苔黄腻者，常加用四妙散；血瘀者，加用化瘀药，疗效倍增。

朱丹溪祛湿方药的配伍应用

1. 化湿温阳兼以开窍

浊主湿热，有痰、有虚。赤属血，白属气。

萆薢分清饮　治真元不足，下焦虚寒，小便白浊，频数无度，漩白如油，光彩不定，漩脚澄下，凝如膏糊。

——《丹溪心法·赤白浊》

丹溪认为，湿之为邪，其治自当化湿，化湿必当配伍温阳，温阳有利于助阳化湿。若在温阳之际，再配伍开窍，则治疗效果更好。其代表方剂是萆薢分清饮，主治病症是湿气留结、阳气被遏、寒气内生、浊气下注证。病小便频数，白如米泔，凝如膏脂，舌淡苔白，脉沉弱。方药配伍特点，一是因其病机为湿，其治以萆薢利湿化浊，使湿从下而去；但治湿必当温阳，益智仁温阳化湿，缩小便，止小便频数；温阳之中伍以散寒，则更有利于温阳化湿，以乌药增强益智仁温阳散寒，气化水液。二是温阳之中可气化水湿，若能伍以开窍，则能明显增强温阳之中使湿邪尽从下窍而出。伍以石菖蒲开窍泄浊，使湿浊得去，此为治湿浊之要药；并以食盐为引，使方药入肾而温阳化湿。可见，方药配伍在化湿中必当伍以温阳，温阳之中必当伍以开窍，诸药相伍为用，则肾阳得温，下窍得通而湿浊得去。正如仲景所言："病痰饮者，当以温药和之。"

2. 清热燥湿必配苦温

二妙散　治筋骨疼痛因湿热者，有气加气药，血虚者加补药，痛甚者加生姜汁，热辣服之。

黄柏_炒　苍术_{米泔浸炒}

上二味为末，沸汤入姜汁调服。二物皆有雄壮之气，表实气实者，加酒少许佐之。若痰带热者，先以舟车丸，或导水丸、神芎丸下伐，后以趁痛散服之。

——《丹溪心法·痛风》

二妙散　治筋骨疼痛因湿者。

黄柏_炒　苍术_{米泔浸炒}

上为末，沸汤入姜汁调服。二味皆雄壮之气，表实气实者加酒少许佐之。有气加气药，血虚加补血药，痛甚者加生姜汁热服之。

——《丹溪纂要·痛风》

湿留不去，久而化热，以成湿热。或热郁久而不散，扰乱气机而湿生。湿热为邪，善于下行下注。清热燥湿必伍苦温，代表方剂如二妙散。其主治湿热浸淫经脉，流注肌肉，客于阴部，留注带脉的病症。病以湿热带下色黄，阴部潮湿成湿疮，足膝红肿疼痛，筋骨酸痛灼热，小便黄赤，舌红苔黄或腻，脉滑等。方中黄柏寒以清热，苦以燥湿，长于祛除下焦湿热。治湿热，法当用苦寒，但因湿邪的特殊性，治热用寒而不利于祛湿。因此最佳方案是苦温。苦温之品，温有利于气机通畅，苦有利于燥湿。此治湿热必伍以苦温，使寒清热而不益湿，故以苍术苦温燥湿醒脾，使脾运化水湿，以绝湿邪变生之源。方药相互配伍，寒借温通，湿借温化，清而不凝，以建其功。正如《医方考》所说："此方用苍术以燥湿，黄柏以祛热，又黄柏有从治之妙，苍术有健脾之功，一正一奇，奇正之道也。"

3. 解郁理血必兼燥湿

气血冲和，百病不生；一有怫郁，诸病生焉。火郁发之，当看何经。经曰：木郁达之，谓吐之令条达也。曰火郁发之，谓汗之令疏散也。曰土郁夺之，谓下之令无壅滞也。曰金郁泄之，谓渗泄、解表、利小便也。曰水郁折之，谓抑之制其冲逆也。此治郁大法，惟诸火所属不同，故曰看何经。

——《丹溪纂要·郁》

气血冲和，万病不生，一有怫郁，诸病生焉。人身万病皆生于郁，苍术、抚芎，总解诸郁，随证加入诸药。凡郁皆在上焦，以苍术、抚芎开提其气以升之，如食在气上，提其气，气升则食自降。余仿此。

——《丹溪治法心要·郁》

阴津由水液所化，且以气化为始，倘若人体气机失和而及血，气郁而不化津水，则易变生湿痰，湿痰内生又壅滞气血，以此来加重痰湿的病理病症。《丹溪心法》云："气血冲和，万病不生，一有怫郁，诸病生焉。"并认为气郁及血，则易于生湿蕴痰，更可变生火郁、食郁等病理特点，进而演化为脾胃气血郁滞、痰湿内蕴证。燥湿与解郁理血的代表方剂是越鞠丸，其主治病症是气血郁滞为主的湿、痰、火、食的病理，病以胃脘胀痛、胸膈痞满、嗳气吞酸、恶心呕吐、饮食不消、苔腻脉弦为特征。方中以香附行气解郁；川芎理血行气；因气血郁滞易于生痰，故必伍以燥湿之品，苍术苦温燥湿，使湿不得壅滞气血，以助解郁；栀子苦寒燥湿，泻火；消食能治湿，故以神曲消食。方中诸药相互为用，则气血调和，气能化湿，湿去则痰除。

4. 消食祛湿兼以清热

伤食必恶食，气口脉必紧盛，胸膈必痞塞。亦有头疼发热者，但身不痛。恶食者，胸中有物。宜导痰运脾，用二陈汤加白术、山楂、川芎、苍术服之。闻食气即呕，二陈汤加砂仁一钱、青皮五分服之。

保和丸　治食积，脾胃虚者，以补药下之。山楂取肉二两蒸　神曲炒　半夏　茯苓各一两　萝卜子炒　陈皮　连翘各五钱

上为末，粥丸或以神曲为糊丸。加白术二两，名大安丸。

——《丹溪纂要·伤饮食》

胃为津液之府，脾主运化水湿，饮食积滞，脾胃气机受阻，水液不得气化而为湿痰，故饮食积滞而生热，极易引起湿、食、热的病理，而湿、食、热的病理又易加重饮食积滞。消食祛湿兼清热的代表方剂是保和丸，其主治饮食积滞、气机壅滞、湿浊内生而上逆下注的病症。病以脘腹胀满，嗳气吞酸，恶食呃吐，或大便泄泻，舌苔厚腻，脉滑等。方中山楂善消肉食油腻之积，消油腻必伍以燥

湿渗湿之品，有利于脾胃气机升降，故伍以半夏燥湿醒脾健脾、茯苓渗湿和胃通降，脾健胃和则能消食；莱菔子行气、化食、泻湿以消痰食，神曲消食祛湿；食积易于生热，湿蕴易于化热，热扰气机则易加重食积，故必伍以连翘清热散结以防食积化热，为方中之要药。方中诸药相互为用，共奏消食和胃、祛湿化痰之效，如《成方必读》所说："此为食积痰滞，内瘀脾胃，正气不虚者而设也。"

5. 化痰止血必兼软坚

衄血、火升、痰盛、身热，多是血虚，四物汤加减用。戴云：咳血者，嗽出，痰内有血者是；呕血者，呕全血者是；咯血者，每咳出皆是血疙瘩；衄血者，鼻中出血也；溺血，小便出血也；下血者，大便出血也。惟有各名色分六，俱是热证，但有虚实新旧之不同。或妄言为寒者，误也。

——《丹溪心法·咳血》

肺为水道之源，水不行而为湿，湿聚而为痰，痰蕴而居肺，肝主升，肺主降，肝肺升降有序则病症不作。若肝盛而为火，火热之邪极易于上升行于肺，肺不得通调水道，于是痰邪而生，火热之邪又易于灼伤脉络，故易变生肝火犯肺咳血痰结证。化痰止血必软坚的代表方剂是咳血方。其主治肝火犯肺，咳血痰结证。方中瓜蒌仁清肺热，化肺痰，润肺以止咳。因肺中蕴痰被肝火所灼而胶结不解，故其治必当伍以海蛤粉软坚散结，清热涤痰，化痰止血，化痰之中必有软坚是药物的最佳配伍。青黛清肝肺之火热，泻肺中蕴热，栀子清热，以助青黛泻火止血，诃子收敛肺气，并能化痰止血。诸药为用，共奏清热泻火、化痰软坚散结之功。

以上五方，刘玉洁主任临床上经常使用，确有较独特的疗效。除此以外，丹溪的左金丸治疗湿热吞酸证，胃苓汤治疗脾胃湿阻证，参芦饮治疗虚痰内结证，临床上也经常使用。由此可见，仅把丹溪看成是滋阴派是不全面的，以上这些方剂，这些思路，对我们现代的临床，仍有着十分重要的意义。如临床上使用左金丸，体会到不论是寒性泛酸，还是热性泛酸，均可加减用之，而且屡验屡效。二妙丸，不仅用于湿热带下，而且凡是湿热在下焦者，痹证、痛风、痿证、腰疼、淋证等均可用之，而且有独特疗效。

刘玉洁主任对以上几个非滋阴方剂，临床用之较多，而且每每收效，通过这些方剂的运用，对丹溪更是有了进一步的认识，更深刻体会到了"伤寒宗仲景，杂病用丹溪"之论。可见，丹溪是一位非常全面的医学大家。

朱丹溪论六郁

气血冲和，万病不生，一有怫郁，诸病生焉。故人身诸病，多生于郁。苍术、抚芎，总解诸郁，随证加入诸药。凡郁皆在中焦，以苍术、抚芎开提其气以升之。假如食在气上，提其气则食自降矣。余皆仿此。

——《丹溪心法·郁》

郁者，结聚而不得发越也。当升者不得升，当降者不得降，当变化者不得变化也，此为传化失常，六郁之病是矣。气郁者，胸胁痛，脉沉涩；湿郁者，周身走痛，或关节痛，遇阴寒则发，脉沉细；痰郁者，动则即喘，寸口脉沉滑；热郁者，瞀，小便赤，脉沉数；血郁者，四肢无力，能食，便红，脉沉；食郁者，嗳酸腹饱不能食，人迎脉平和，气口脉紧盛者是也。

气郁，用香附、苍术、川芎。湿郁，用苍术、川芎、白芷。痰郁，用海石、香附、南星、栝楼。热郁，用青黛、香附、苍术、川芎、栀子。血郁，用桃仁、红花、青黛、川芎、香附。食郁，用苍术、香附、针砂、山楂、神曲。春加川芎，夏加苦参，秋冬加吴茱萸。

凡郁，皆在中焦，以苍术、抚芎开提其气以升之。假如食在气上，提其气则食自降，余皆仿此。

——《金匮钩玄·六郁》

丹溪之越鞠丸，从病机来看，涉及肝脾两脏。因肝藏血而主疏泄，性喜条达而恶抑郁，脾主运化，喜燥恶湿。若喜怒无常，忧思无度则肝气不疏，日久则气机郁滞，进而导致气滞血郁、火郁；饮食不节，寒温不适，影响脾土，则脾失健运而致食郁，甚者会形成湿郁、痰郁。所以气、血、火三郁多责之于肝，食、湿、痰三郁多责之于脾。

临证之时，本方为治疗气郁乃致血、痰、火、湿、食诸郁常用方。刘玉洁主任认为，气郁则升降不行，运化失常，故见胸膈痞闷，脘腹胀痛，嗳腐吞酸，恶心呕吐，饮食不消等症。气郁或因血、痰、火、湿、食诸郁所致，而气郁又可导致血、痰、火、湿、食诸郁。因此本方着重于行气解郁，使气机通畅，则诸郁自解。方中用香附行气解郁，以调气郁，为主药。川芎活血祛瘀，以治血郁；栀子清热泻火，以泄火郁；苍术燥湿运脾，以燥湿郁；神曲消食导滞，以消食郁；均为辅药。气郁则湿聚痰生，若气机流畅，痰郁随之而解。正如《删补名医方论》言："以气为本，若饮食不节，寒温不适，喜怒无常，忧思无度，使冲和之气升降失常，以致胃郁不思饮食，脾郁不消水谷，气郁胸腹胀满，血郁胸膈刺痛，湿郁痰饮，火郁为热，及呕吐、恶心、吞酸、吐酸、嘈杂、嗳气，百病丛生。故用香附以开气郁，苍术以除湿郁，抚芎以行血郁，山栀以清火郁，神曲以消食郁。五药相须，共收疏解五郁之效。"罗美《古今名医方论》所言："季楚重曰：《内经》论木郁达之五句。所谓郁者，清气不升，浊气不降也。然清浊升降，皆出肺气，使太阳失治节之令，不唯升气不升，浊气亦不降，上下不交而郁成矣。故经云：太阴不收，肺气焦满。又云：诸气愤郁，皆属于肺。然肺气之布，必由胃气之输；

胃气之运，必本三焦之化。甚至为痛，为呕，为胀，为利，莫非胃气不宜，三焦失职所致。方中君以香附快气，调肺之怫郁；臣以苍术开发，强胃而资生；神曲佐化水谷，栀子清郁导火，予以达肺腾胃而清三焦，尤妙抚芎之辛，直入肝胆以助妙用，则少阳之生气上朝而营卫和，太阴之收气下肃而精气化。此丹溪因五郁之法而变通者也。然五郁之中，金、木尤甚。前人用逍遥散调肝之郁，兼清火滋阴；泻白散清肺之郁，兼润燥降逆。要以木郁上冲即为火，金郁敛涩即为燥也。如阴虚不知滋水，气虚不知化液，是又不善用越鞠矣。"

刘玉洁主任用本方经常治疗以下病变：胸痹合瓜蒌薤白半夏汤、眩晕合半夏白术天麻汤、抑郁状态合逍遥散、妇女更年期综合征合柴胡加龙骨牡蛎汤等，临床上收到了较好的疗效。

朱丹溪论气病

人以气为主，一息不运则机缄穷，一毫不续则穹壤判。阴阳之所以升降者，气也。血脉以流行者，亦气也。荣卫之所以运转者，此气也。五脏六腑之所以相养相生者，亦此气也。盛则盈，衰则虚，顺则平，逆则病。气也者，独非人身之根本乎？人有七情，病生七气，七气者，寒、热、怒、恚、喜、忧、愁，或以为喜、怒、忧、思、悲、惊、恐，皆通也……七情相干，痰涎凝结，如絮如膜，甚如梅核窒碍于咽喉之间，咯去，咽不下，或中艰食，或上气喘急，曰气隔、曰气滞、曰气秘、曰气中，以至五积六聚，疝瘕癥瘕，心腹块痛，发则欲绝殆，无往而不至矣。怒则气上，喜则气缓，惊则气乱，恐则气下，劳则气耗，悲则气消，思则气结，此七者皆能致疾。寒气郁于中作痛者，以七气汤、盐煎散、东垣升阳顺气汤。逆者抑之，以木香流气饮、降气汤，有热者须加凉剂抑之，所谓从阴引阳也。

——《丹溪心法·破滞气》

丹溪不仅强调补阴，又重视补气。尤其重视后天脾胃之气及气机失调的治疗。因而在治疗上强调以下几个方面：

（1）凡气虚脾胃虚弱者，出现不欲饮食，丹溪主用四君汤、六君子汤加减以健脾补气。

（2）凡脾胃气虚，饮食不进，呕吐泄泻，或病后胃气虚怯，主用参苓白术散以健脾止泻。

（3）凡气血两虚，主以八珍汤气血双补。

（4）若七情相干，气机阻滞，治以调气化痰，用七气汤。

（5）对于气机不降，三焦气壅，心腹痞闷，腹胁膨胀者，用木香流气饮加减以降气，疏达气机。

（6）对于痰涎壅盛，气逆于上，上盛下虚，肢体浮肿者，用苏子降气汤以降气化痰。

（7）若木邪夹相火上冲，气逆实证的呃逆，其本在土败木贼，用大补阴丸、益元散等泻火当兼扶土。

（8）若气不化浊，郁而为热，湿热熏蒸之胀满，根本原因在脾土受伤，宜补脾为先。

（9）气血虚损，兼内火扰动之堕胎，用白术、黄芩健脾清热安胎。

（10）若脾虚不运之难产，主用达生饮健脾安胎。

综上所述，丹溪之治气病，有实有虚。虚者以健脾为主；实者以肝气不调或肝郁气滞为主，治以调气降气为先；或虚实夹杂，治以补泻兼施。可见丹溪在治疗气病时，注重辨证论治，并有自己独特的见解。

朱丹溪论调摄痿证

痿证断不可作风治而用风药。有湿热、湿痰、气虚、血虚、瘀血。湿热，东垣健步丸加燥湿降阴火，苍术、黄芩、黄柏、牛膝之类；湿痰，二陈汤加苍术、白术、黄芩、黄柏、竹沥、姜汁；气虚，四君子汤加黄芩、黄柏、苍术之类；血虚，四物汤加黄柏、苍术，煎送补阴丸；亦有食积、死血妨碍不得下降者，大率属热，用参术四物汤、黄柏之类。

——《丹溪心法·痿》

朱丹溪在《丹溪心法》《局方发挥》中专门有痿证的专论，在注重养阴泻火的同时，十分重视治疗过程中的调摄，提出了"忌燥热、禁厚味、慎欲事"的调摄原则，于临床调摄有重要意义。

1. 忌燥热

丹溪《局方发挥》指出："考诸《痿论》，肺热叶焦，五脏因而受之，发为痿躄，心气热生脉痿，故胫纵不任地。肝气热生筋痿，故宗筋弛纵。脾气热生肉痿，故痹而不仁。肾气热生骨痿，故足不任身。又曰诸痿皆属于上。谓之上者，指病之本在肺也。又曰昏惑，曰癫疾，曰瞀闷，曰瞀昧，曰暴病，曰郁冒，曰矇昧，曰暴瘖，曰瞀瘛，皆属于火。又曰四肢不举，曰舌本强，曰足痿不收，曰痰涎有声，皆属于土。又《礼记》注曰：鱼、肉，天产也，以养阳作阳德。以为倦怠，悉是湿热内伤之病，当作诸痿治之。何《局方》治风之方，兼治痿者十居其九？不思诸痿皆起于肺热，传入五脏，散为诸证。大抵只宜补养，若以外感风邪治之，宁免实实虚虚之祸乎？"

丹溪认为，痿证的病因虽有湿热、痰湿、湿热、血虚、气虚、瘀血等不同，但其主要病理是肺热叶焦，不能统摄一生，脾受伤而四肢不用，阴虚火旺，是其根本原因所在。

在治疗上，丹溪强调补养，反对用燥热之剂，燥热之剂必耗水资火，不唯无益，反贻祸患。对于痿证调养的意义，应引起高度重视。一是忌进食热性补益药品，如红参、鹿茸等。二是忌进食热性饮食，如羊肉、狗肉等，茴香、桂枝、胡椒等辛辣味佐料也当慎用。

2. 禁厚味

厚味之品，即酒食肥甘类，会伤及脾胃，易于滋生湿热，不但使得原有的湿热难以祛除，还会使湿热蕴积，加重原有病症，因而丹溪在《格致余论·养老论》云："至于好酒腻肉，湿面油汁，烧炙煨炒，辛辣甜滑，皆在所忌。"

3. 慎欲事

丹溪认为，欲表现为心君火动，心动则相火随之而动，相火动则精自走泄，痿证不论因热、因虚、因瘀引起者，最终阴精必虚，故当以收心养性，淡泊欲事。《格致余论》云："倘不知自节，房劳过度，则阴精易亏而火益升，枯痿有加而难疗。"

综上所述，丹溪不但对痿证的认识较为深刻，而且其调护之道也十分讲究，对临床有较大指导意义。

朱丹溪论治痰证

脉浮当吐。久得脉涩，卒难开也，必费调理。大凡治痰，用利药过多，致脾气虚，则痰易生而多。湿痰，用苍术、白术；热痰，用青黛、黄连、芩；食积痰，用神曲、麦芽、山楂；风痰，用南星；老痰，用海石、半夏、瓜蒌、香附、五倍子，作丸服。痰在膈上，必用吐法，泻亦不能去。

——《丹溪心法·痰》

刘玉洁主任认为，朱丹溪不仅是滋阴派的代表医家，而且也是一位治痰大师，因此，论痰治痰也是丹溪学术思想的重要组成部分。

首先，丹溪认为痰证的病因病机，可因多种原因产生，"或因忧郁，或因厚味，或因无汗，或因补剂，气腾血沸，清化为浊，老痰宿饮，胶固杂糅"。其主要病机与脾虚和肝郁有密切联系，脾虚则运化无权，水谷之气悉化为痰，气郁则火逆，熬炼津液为痰。

有关痰证的临床表现，痰成之后，随气机升降流注全身，而产生多种病证。"为喘为咳，为呕为利，为眩为晕，为嘈杂，怔忡惊悸，为寒热痛肿，为痞膈，为壅塞，或胸胁间辘辘有声，或背心一片常为冰冷，或四肢麻痹不仁，皆痰饮所致。""凡人身中有结核、不痛不仁，不作脓者，皆痰注也""痰在膈间使人癫狂或健忘"。综上所述，丹溪论述了临床实践中痰致病的广泛性，因此，他提出"百病兼痰"的著名观点。

关于痰证的治疗，他认为"痰之为物，随气升降，无处不到。"没有局限于化痰之法，而且提出应根据痰的部位和症情，灵活运用不同的方法和药物治疗。尤其善用理气健脾、燥湿化痰之法。他指出"治痰者，实脾土，燥脾湿是治其本""善治痰者，不治痰而治气，气顺则一身之津液随气而顺矣"，脾得健则痰湿自化，气顺则痰饮亦随之蠲化。可见丹溪治痰，首重其本。并且指出，其治痰亦用分导之法，反对过用峻利药，指出"治痰用利药过多，致脾气虚，则痰易生而多"。因而，丹溪用二陈汤为治痰的基本方，认为其"一身之痰都管治，如要下行，加引下药，在上加引上药"。在具体用药上，或根据痰的性质、邪气兼夹情况而遣药。

对于痰饮在上者，丹溪常用涌吐之法，谓"膈上之痰，必用吐之，泻亦不能去也"。常用的催吐剂包括盐、桐油、附子类、桔梗芦、人参芦、瓜蒂、藜芦、艾叶、米茶等。对于痰气胶固者，加防风、桔梗升动其气以催吐；窍闭重者，加用麝香等。

对于痰饮在其他部位者，丹溪则根据症情遣药组方，湿痰用苍术，老痰用海浮石、半夏、瓜蒌、香附、五倍子，热痰用青黛、黄连，食积痰用神曲、麦芽、山楂。痰之清者属寒，用二陈汤之类，内伤夹痰，必用人参、黄芪、白术之属，当用姜汁传送，或加半夏，甚者加竹沥。痰在胁下非白芥子不能达，痰在皮里膜外者，非竹沥、姜汁不可达。痰在膈间，使人癫狂健忘，宜用竹沥，风痰亦服竹沥，又能养血，痰在四肢，非竹沥不能开。

除此以外，丹溪对二陈汤的运用更是灵活多变，他在《金匮钩玄·痰》中云："二陈汤，一身之痰都能管，如在下，加下引药，如在上，加上引药。"其运用如下：

（1）风寒咳嗽，二陈汤加麻黄、杏仁、桔梗以行痰开腠。

（2）痰积胸胁，咳而胁痛者，二陈汤加南星、香附、青黛、姜汁以疏肝行气化痰。

（3）痰热上扰所致的呕吐，用二陈汤加焦山栀、黄连、生姜以清热和胃化痰。

（4）痰浊闭阻所致的半身不遂，二陈汤加姜汁、竹沥以化痰通络。

（5）湿痰所致的瘰证，二陈汤加苍术、黄芩、黄柏、白术、竹沥等化痰消瘰。

（6）肥人月经延期，二陈汤加当归、川芎等痰瘀并治。

（7）湿在肌表，二陈汤加酒黄芩、羌活、苍术以散风行湿。

（8）湿郁宫中，二陈汤加苍术、白术以燥中宫之湿。

（9）湿在肠胃，二陈汤加柴胡、升麻、苍术、白术，治疗胃中浊气下流。

百病皆有痰作祟，丹溪之论，深有同感。尤其是随着现代生活水平的提高，肥甘厚味，啤酒饮料，情志过极，压力过大，均可以造成气滞痰郁，因而临床上常用化痰法治疗各种病变，如二陈汤、温胆汤、涤痰汤等，临床常用每收桴鼓之效。

朱丹溪论惊悸怔忡

悸者血虚，惊悸有时，以朱砂安神丸。痰迷心膈者，痰药皆可，定志丸加琥珀、郁金。怔忡者血虚，怔忡无时，血少者多。有思虑便动属虚，时作时止者痰因火动，瘦人多因是血少，肥人属痰，寻常者多是痰，真觉心跳者是血少，四物、朱砂安神之类。假如病因惊而得，惊则神出其舍，舍空则痰生也。

——《丹溪心法·惊悸怔忡》

在本论中，丹溪认为惊悸和怔忡是有所区别的。病因不同，治疗亦各有异。在病因上，丹溪认为惊悸是由于血虚造成的，亦有痰迷心窍者，因而治疗不同。血虚者用朱砂安神丸，痰迷者用定志丸加琥珀、郁金。关于怔忡，亦有虚有实，有血虚者，有痰因火动者，因而治疗上也是有区别的。所以，临证之时，一定要辨是怔忡还是惊悸，二者在病因及治疗上有所不同。正如戴云曰："怔忡者，心中不安，惕惕然如人将捕者是也。"

丹溪之论，从病因、症状、治则上阐述了惊与悸的区别，为我们临床辨证提供了理论思路，尤其是丹溪的养心汤，刘玉洁主任临床上常用。但凡临床上常见的快速性心律失常，在本方的基础上，加龙齿40g、生龙骨30g、生牡蛎30g，以重镇安神，疗效尚可。对于痰浊所致的心悸，常用加味四七汤加减，并合用孙思邈的定志小丸，以助豁痰开窍，并加用琥珀粉以安五脏、定魂魄，疗效更佳。

张景岳论中风病

非风一证，实时人所谓中风证也。此证多见卒倒，卒倒多由昏愦。本皆内伤积损，颓败而然，原非外感风寒所致。而古今相传，咸以中风名之，其误甚矣。故余欲易去"中风"二字，而拟名"类风"，又欲拟名"属风"。然类风、属风，仍与"风"字相近，恐后人不解，仍尔模糊，故单用河间、东垣之意，竟以"非风"名之。庶乎使人易晓，而知其本非风证矣。

凡病此者，多以素不能慎，或七情内伤，或酒色过度，先伤五脏之真阴，此致病之本也。再或内外劳伤，复有所触，以损一时之元气，或以年力衰迈，气血将离，则积损为颓，此发病之因也。盖其阴亏于前而阳伤于后，阴陷于下而阳泛于上，以致阴阳相失，精气不交，所以忽尔昏愦，卒然仆倒，此非阳气暴脱之候乎？故其为病而忽为汗出者，营卫之气脱也；或为遗尿者，命门之气脱也；或口开不合者，阳明经气之脱也；或口角流涎者，太阴脏气之脱也；或四肢瘫软者，肝脾之气败也；或昏倦无知，语言不出者，神败于心、精败于肾也。凡此皆冲任气脱，形神俱败而然。故必于中年之后，乃有此证。

——《景岳全书·杂证谟·非风》

对于中风病的认识，晋唐以前的医家皆遵从《黄帝内经》外风致中说，治疗以疏散外风为主，并拟有续命汤以疏散风邪。宋金以后，对中风病的病因认识有了突破性的进展，如河间之"心火暴盛"，东垣之"正气自虚"，丹溪之"湿痰生热"等说，皆以为内风致中风病。特别是明代医家王履提出了真中风与类中风的概念，认为《黄帝内经》所言中风为"真中风"，现今所言中风为"类中风"，使对中风病的认识有了根本的转机。但在治疗上仍不能摆脱《黄帝内经》疏散风邪之治法，言有表证者，仍以祛风为先，用续命汤之类。

张景岳在总结前人中风的基础上，第一，提出了中风非风的观点。他认为《黄帝内经》所言之"中风"，是与中风不相干的疾病，故在治疗上亦无可参照之处。如《景岳全书·杂证说》中云："考之内经所载诸风，皆指外邪而言，故并无神魂昏愦、直视僵仆、口眼歪斜、语言蹇涩……半身不遂……遗尿失禁等说。可见此等证候，原非外感风热。""虽然热病篇有偏枯一证，曰身偏不用而痛，以此痛痹为言，非今之所谓中风也；阴阳别论有三阴三阳发病，为偏枯痿易、四肢不举，此以经病为言，亦非所谓风也。"故此，他提出了"非风"之说，云"非风"一证，即时人所谓中风证也，此证多见卒倒，卒倒多由昏愦，本皆为内伤积损颓败而然，原非外感风寒所致。第二，提出了非风致病以虚为本的病机特点，认为，发病之因为内伤积损，发病之本为真阴亏虚，导致阳气暴脱，阴阳相失所致。因此在治疗上，以改前人疏散外风的观点，首推补虚，以培补元气为主，立大补元煎、左归丸、右归丸等名方。

综上所述，张景岳在中风病的病机上，提出"中风非风"论，并对中风病的病因病机作了系统精辟的论述，其发病以内虚为本，对后世产生极大的影响，尤其是在中风病的治疗上，对现代临床有很重要的价值。

张景岳论脾胃

脾胃为水谷之海，得后天之气也。何也？盖人之始生，本乎精血之原；人之既生，由乎水谷之养。非精血无以立形体之基，非水谷无以成形体之壮。精血之司在命门，水谷之司在脾胃，故命门得先天之气，脾胃得后天之气也。是以水谷之海，本赖先天为之主，而精血之海，又必赖后天为之资。故人之自生至老，凡先天之有不足者，但得后天培养之力，则补天之功亦可居其强半，此脾胃之气所关于人生者不小。且先天如朝廷，后天如司道，执政在先天，布政在后天。故人自有生以后，无非后天为之用。而形色动定，一无胃气之不可。故经曰：平人之常气禀于胃，胃者平人之常气也。人无胃气曰逆，逆者死。又曰：人以水谷为本，人绝水谷则死，脉无胃气亦死。正以人之胃气即土气也，万物无土皆不可，故居五行之中，而主于四季，即此义也。

由此推之，则凡胃气之关于人者，无所不至，即脏腑、声色、脉候、形体，无不皆有胃气。胃气若失，便是凶候。如五脏胃气之病，则凡气短气夺而声哑喘急者，此肺之胃败也。

是可知土气为万物之源，胃气为养生之主，胃强则强，胃弱则衰。有胃则生，无胃则死。

是以养生家必当以脾胃为先，而凡脾胃受伤之处，所不可不察也。盖脾胃之伤于外者，惟劳倦最能伤脾，脾伤则表里相通，而胃受其困者为甚。

故凡欲察病者，必须先察胃气。凡欲治病者，必须常顾胃气。胃气无损，诸可无虑。

——《景岳全书·杂证谟·脾胃》

综上所述，张氏对脾胃的论述较详细。尤其是在脾胃与五脏的关系上，用药的规律上，确有独到之处，可值得我们借鉴。随着人民生活水平的提高，肥甘厚味、饮酒过度者日趋增多，临床上"吃出来的病"也日趋增多，因而，再次复习张氏之论，确有可取之处。

张氏认为，脾胃有病，自宜治脾胃，脾为土脏，灌溉四旁，是以五脏中皆有脾气，而脾胃中亦皆有五脏之气，此其互为相使，有可分而不可分者在焉。故善治脾胃者，能调五脏即所以治脾胃也；能治脾胃，而使食进胃强，即所以安五脏也。今人只知人参、茯苓、枳实、山楂、麦芽、神曲、厚朴之类，乃为脾胃之药，而不知风寒湿热皆能犯脾，饮食劳倦皆能伤脾。如风邪胜者宜散之，则麻黄、桂枝、柴胡、葛根之类皆是也。寒邪胜者宜温之，则肉桂、附子、干姜、丁香、吴茱萸之类皆是也。热邪胜者宜寒，则黄芩、黄连、知母、黄柏、栀子、石膏之类皆是也。湿邪胜者宜燥之，则苍术、白术、半夏、猪苓之类皆是也。饮食停积宜行之，则三棱、莪术、大黄、芒硝之类皆是之。劳倦内伤者宜补之，则人参、黄芪、白术、杜仲之类皆是也。

在与其他脏腑的关系上，张氏认为，脏腑虽分十一而同有阴阳，同此气血，阳明常多气多血，假如其中有血瘀，那么"承气""抵当"之属总属脾胃用药。其中有血虚，则"四物""五物""理阴""五福"之类，又孰非脾胃之药乎？在病理上，肝气犯脾者，肝强脾弱，舍肝而扶脾可矣，即痛泻要方。心邪之犯脾者，心火炽盛证者，宜清泻心火，刘玉洁主任常用大黄黄连泻心汤；心火不足者，宜补火生脾，常用归脾汤治之。肺邪之犯脾，肺气壅塞者，当泻肺以除阻脾之滞；肺气不足者，当补肺以防脾之虚。肾邪之犯脾，脾虚则水能反克，当以扶脾为主；肾虚则启闭无权，当以壮肾为主。

临床上出现能纳而不化，为脾虚；既不能纳又不能化，脾胃之气俱虚。故要用十全大补、六味回阳等剂犹恐不及，可加山楂、茯苓、枳实、白术之类，希望脾胃功能皆恢复。

综上所述，张氏对脾胃的生理、病理及与五脏的关系、用药特点，阐述得十分清楚。刘玉洁主任临证之时，对一些复杂病症，无从下手时，就考虑到脾胃这个枢纽。从调理脾胃入手，第一步使病人能够有食欲，第二步恢复后天之本，第三步是气血化源充足，五脏得养，则诸症可除。在此基础上，再加用一些调理其他脏腑的药物，可收到事半功倍之效。

张景岳论怔忡惊恐

怔忡之病，心胸筑筑振动，惶惶惕惕，无时得宁者是也。

惊有二证，有因病而惊者，有因惊而病者。如东方色青，入通于肝，其病发为惊骇，及伤寒阳明证，闻木音则惕然而惊之类。此则或因岁火之盛，或因岁木之衰，或因风热之相搏，或因金木之相制，是当察客邪以兼治其标。若因惊而病者，如惊则气乱，而心无所倚，神无所归，虑无所定之类。此必于闻见夺气而得之，是宜安养心神，滋培肝胆，当以专扶元气为主。治此固二者之辨，然总之主气强者不易惊，而易惊者必肝胆之不足者也。故虽有客邪，亦当知先本后标之义。又如惊则气乱，恐则气下，惊恐虽若同类，而不知恐之伤人，尤甚于惊。何也？盖惊出于暂，而暂者即可复；恐积于渐，而渐者不可解。甚至心怯而神伤，精却则阴痿，日消月缩，不亡不已。此非大勇大断者，必不能拔去其病根，徒资药力，不易及也。

——《景岳全书·杂证谟·怔忡惊恐》

张氏对怔忡惊恐的认识有其独特的见解，从病因、症状、病机、治疗上鉴别怔忡与惊恐。

1. 病因

怔忡：虚证，阴虚劳损。

惊恐：实证，外界影响肝、阳明、心、胆而发。

2. 症状

怔忡：心胸筑筑振动、惶惶惕惕，无时得宁者是也。

惊恐：惊有二证，有因病而惊者，有因惊而病者。恐则气下，而不知恐之伤人，尤甚于惊，二者临证轻重不同。

3. 病机

凡治怔忡惊恐者，虽有心脾肝肾之分，然阳统乎阴，心本于肾，所以上不宁者，未有不由乎下。心气虚者，未有不因乎精，此心肝脾肾之气，名虽有异，而治有不可离者。

4. 治法

根据怔忡惊恐病因病机的不同，张氏提出如下治法。

（1）怔忡：心脾气血本虚，七福饮，重者大补元煎；命门水亏，真阴不足，左归饮；命门火衰，真阳不足，右归饮；三阴精血亏虚，阴中之阳不足，大营煎或理阴煎；水亏火盛，二阴煎或加减一阴煎；思郁过度，耗伤心血，逍遥饮或益营汤；寒痰停蓄心下，姜术汤。

（2）惊恐：心血虚少，神志不宁，养心汤，宁志丸；因惊失志而心神不宁，宁志膏，远志丸；心血不足，肝火不清，血热多惊者，朱砂安神丸；心神虚怯，微兼痰火，八物定志丸；心气郁滞，多痰而惊，加味四七汤；痰迷心窍，惊悸者，温胆汤、茯苓饮子；风热生痰，上乘心膈，简要济众方；大恐大惧，以致损伤心脾肾气，而神消精怯，饮食日减者，必用七福饮、理阴煎、大营煎、大补元煎等。

纵观张氏之论怔忡惊恐，临床上以虚证为多见，因而，以补为先。从以上方剂可以看出，张氏认为本病的发生，以阴精血少为主，临证常用滋阴养血之法，如七福饮、左归饮、右归饮、大补元煎最为常用。

临证之时，心悸的病人常见，但由于社会的变迁，古方今用有时不能完全符合现代的各种因素，因为阴精减少者发病的越来越少，肝郁气滞、痰浊阻滞的病人发病率有增多的趋势，临床上舌苔白腻或黄腻者多见。因而常用温胆汤、小陷胸汤、柴胡加龙骨牡蛎汤、朱砂安神丸等方剂。亦有一部分病人，初起发病求治于西医，遍用抗心律失常药而无效时，方来求治于中医。此类患者，经西药治疗日久，一般在3个月以上，不但无效，反而出现伤阴败胃的副作用。因此，临证常用景岳之法以治之，可收良效。

张景岳论喘证

气喘之病，最为危候，治失其要，鲜不误人，欲辨之者，亦惟二证而已。所谓二证者，一曰实喘，一曰虚喘也。此二证相反，不可混也。然则何以辨之？盖实喘者有邪，邪气实也；虚喘者无邪，元气虚也。实喘者，气长而有余，虚喘者，气短而不续。实喘者，胸胀气粗，声高息涌，膨膨然若不能容，惟呼出为快也；虚喘者，慌张气怯，声低息短，惶惶然若气欲断，提之若不能升，吞之若不相及，劳动则甚，而惟急促似喘，但得引长一息为快也。此其一为真喘，一为似喘。真喘者，其责在肺；似喘者，其责在肾。何也？盖肺为气之主，肾为气之根。肺主皮毛而居上焦，故邪气犯之，则上焦气壅而为喘。气之壅滞者，宜清宜破也。肾主精髓而在下焦，若真阴亏损，精不化气，则下不上交而为促。促者断之基也。气既短促，而再加消散，如压卵矣。且气盛有邪之脉，必滑数有力，而气虚无邪之脉，必微弱无神，此脉候之有不同也。

——《景岳全书·杂证谟·喘促》

张氏对喘证的论述较详尽，且又切合临床实际，并将各种错综复杂的喘促分为实喘和虚喘。不但将喘证分为虚实，二者的病因病机亦做了详细的区别，尤其是在症状上，阐述的较为详尽。除此以外，张氏还以喘证的病机、脉象来作为虚喘与实喘的鉴别；治疗上，实喘与虚喘分别治之。提出虚喘证治七条，实喘证治七条。除药物治疗以外，还提出了灸法，对喘证的发作期可有立竿见影的效果。

根据张氏之论，临床上治疗喘证，虚中夹实者常见。尤其是现代医学所谓的慢阻肺，在发作期以实喘为主，缓解期以虚喘为主。发作期虽以实喘为标，但本还是虚，多为本虚标实。因此在治疗上，提出了补益大气为其大法，常用张锡纯升陷汤加味，以扶正祛邪。以痰为主者，加化痰之药；以瘀为主者，加化瘀之药。临床往往收到较好的效果。

张景岳论泄泻

泄泻之本，无不由于脾胃。盖胃为水谷之海，而脾主运化，使脾健胃和，则水谷腐熟，而化气化血，以行营卫。若饮食失节，起居不时，以致脾胃受伤，则水反为湿，谷反为滞，精华之气不能输化，乃致合污下降，而泻痢作矣。脾强者，滞去即愈，此强者之宜清宜利，可逐可攻也。脾弱者，因虚所以易泻，因泻所以愈虚。盖关门不固，则气随泻去，气去则阳衰，阳衰则寒从中生，固不必外受风寒，而始谓之寒也。且阴寒性降，下必及肾，故泻多必亡阴，谓亡其阴中之阳耳。所以泄泻不愈，必自太阴传于少阴而为肠澼。肠澼者，岂非降泄之甚，而阳气不升、脏气不固之病乎？凡脾胃气虚而有不升不固者，若复以寒之，复以逐之，则无有不致败者。此强弱之治，大有不同。故凡治此者，有不可概言清利也。

——《景岳全书·杂证谟·泄泻》

张氏宗《黄帝内经》之旨，对泄泻的认识有所发挥，并且明确了泄泻的病位与病性，即脾虚为本，湿盛为标。在治疗上，张氏谨遵《黄帝内经》"治病求本"之训，始终把调理脾胃功能作为治泄的首务。张氏认为，泄泻初起，多责之邪实，正气未伤，故当以祛邪为主，邪去则正安，脾胃之功能自复。他说："初感者，病气未深，脏气未败，但略去其所病之滞，则胃气自安，不难愈也。"而祛邪之法，又当"察其因而治之"。若因恣食生冷，寒湿阻胃者，则用抑扶煎（厚朴、陈皮、天台乌、猪苓、泽泻、干姜、吴茱萸、炙甘草）等温胃散寒，行气温中；若因湿困脾胃，气机阻滞者，则用胃苓汤祛湿和胃，行气利水；若气滞较甚，脾胃不和者，则用排气饮（陈皮、木香、藿香、香附、枳壳、泽泻、乌药、厚朴）等行气化湿导滞；若食积停滞，固结不散，形气俱实者，则用百顺丸（川大黄、牙皂角）等以攻下积滞。至于脾胃素虚而感邪致泄者，虽亦为初起，但不可专事祛邪，而应以健脾扶正为主。他说："脾气稍弱，阳气素不强者，一有所伤，未免即致泄泻。此虽为初病，便当调理元气。"张氏主张用四君子汤、参苓白术散等方治之。若虚而兼滞者，又当扶正与祛邪兼顾，以六味异功煎（人参、白术、茯苓、陈皮、干姜、炙甘草）健脾和胃，行气散寒。

　　除此以外，张氏在调脾胃的同时，注重先、后天之间的关系，因肾为先天之本，内舍元阴元阳，肾之阳气为诸阳之本，五脏六腑皆赖以温煦。肾阳不足，脾失温养，运化失常，而致泄泻。正如其所云："肾为胃关，开窍于二阴，所以二便之开闭，皆肾脏所主。今肾中阳气不足，则命门火衰，而阴寒独盛……阴气极盛之时，则令人洞泄不止也。"对于此类证候的治疗，则不可拘泥于调整脾胃一法。张氏指出"此证"本与中焦无涉，非分利所能及也，法当温阳补肾，常用九气丹（熟地黄、香附子、肉豆蔻、吴茱萸、五味子、补骨脂、荜茇、炙甘草）等方，益火之源，以消阴翳。阳气旺则泄泻止，此亦治本之法也。

　　因泄泻为脾虚湿盛，所以治疗上除了健脾补肾以外，还要注意分利小便。对此，张景岳有独特的见解。他认为，分利法虽能治泄，但必须明辨病症之虚实。他说"小水不利，其因非一，而有可利者，有不可利者，宜详辨之"。对于泄泻初起，邪正俱实，形气强壮者，当祛邪以治其标，可用分利法，使邪从小便去，邪去则正安，其泄自止。若久泄正伤，形虚气弱者，则当扶正以治其本，若误用分利，正气愈伤，反致气化不行，变证蜂起。所以，他强调"若虚寒之泻，本非水有余，实因火不足；本非水不利，实因气不行。夫病不因水而利则亡阴；泻以火虚而利复伤气。倘不察其所病之本，则未有不愈利愈虚，而速其危者矣"。张氏之论，深中治泄之肯綮，实为后人治疗泄泻之楷模。

张景岳论治头痛

凡诊头痛者，当先审久暂，次辨表里。盖暂痛者，必因邪气；久病者，必兼元气。以暂病言之，则有表邪者，此风寒外袭于经也，治宜疏散，最忌清降；有里邪者，此三阳之火炽于内也，治宜清降，最忌升散，此治邪之法也。其有久病者，则或发或愈，或以表虚者，微感则发，或以阳胜者，微热则发，或以水亏于下，而虚火乘之则发，或以阳虚于上，而阴寒胜之则发。所以暂病者当重邪气，久病者当重元气，此固其大纲也。然亦有暂病而虚者，久病而实者，又当因脉、因证而详辨之，不可执也。

头痛有各经之辨。凡外感头痛，当察三阳、厥阴。盖三阳之脉俱上头，厥阴之脉亦会于巅，故仲景《伤寒论》则惟三阳有头痛，厥阴亦有头痛，而太阴、少阴则无之。其于辨之之法，则头脑额颅，虽三阳俱有所会，无不可痛，然太阳在后，阳明在前，少阳在侧，此又各有所主，亦外感之所当辨也。至若内伤头痛，则不得以三阳为拘矣。如本经所言：下虚上实，过在足少阴、巨阳；若《厥病篇》所论，则足六经及手少阴、少阳，皆有之矣。《奇病论》曰：脑者，阴也；髓者，骨之充也。凡痛在脑者，岂非少阴之病乎？此内证外证之异，所不可不察也。

——《景岳全书·杂症谟·头痛》

头痛一证，临床非常常见但有时治疗非常棘手。读《景岳全书·杂证谟·头痛》篇分析了张氏论治头痛的经验，很受启示，现总结如下。

张氏认为，头痛的辨证应从以下几点入手：一是先审久暂。暂病者，必因邪气；久病者，必兼元气。二是次辨表里。这二者是头痛辨证最基本的法则，具体治疗有如下法则：

（1）表邪者，风寒侵袭于经脉，治疗上宜疏散，最忌清降。

（2）里邪者，是由于三阳之火炽于内，治疗宜清降，最忌升散。

（3）久病者，或发或愈；或表虚，微感则发；或阳虚于上，阴寒感之则发；或水亏于下，虚火上乘则发。因而久病当重元气，在治疗上，当以扶正为先。

（4）辨部位，阳明在前，太阳在后，少阳在侧，这种方法临床常用。根据其疼痛的部位，采用不同的引经药而收效。

（5）辨阴经头痛，厥阴之脉会于巅顶，如张仲景吴茱萸汤证。

关于头痛的具体治法，张氏提出以下几种，可供临床参考。

1. 外感头痛

张氏认为，以寒凝为主，用川芎、细辛、蔓荆子、柴胡；寒邪较重者可用麻黄、桂枝、生姜、葱白、柴胡、葛根、白芷等。

2. 火邪头痛

张氏认为，以阳明为甚，故用白虎汤加泽泻、木通、生地黄、麦冬之类。他经之火，白芍、天花粉、黄芩、黄连、知母、黄柏、龙胆、栀子之类。

3. 阴虚头痛

即血虚，阴虚水亏，火即宜动，可用滋阴八味煎加减、一阴煎、玉女煎；火微者，宜"六味""四物"，或三阴煎，左归丸等。

4. 阳虚头痛

即气虚之属也，治宜扶阳为主，如理阴煎、理中汤、十全大补汤、补中益气汤等，或用五福饮，五君子煎加川芎、细辛、蔓荆子之类，以升达阳气。

5. 痰厥头痛

宜用二陈汤、六安煎、和胃饮，平胃散加川芎、细辛、蔓荆子。临床上可酌情加减应用。

刘玉洁主任曾遇一顽固性头痛患者，女性，56岁，头痛定时发作 10 余年。诸医曾用治血、散寒、化痰诸方而效不佳，读张氏之论后，虑其病程 10 年，当注重元气之虚，加之诸医用药甚多，多以祛邪为主，更伤元气。于是，用张氏五福饮加川芎 15g，加减调治 1 月而愈。

五福饮方中有五味药，其中人参、熟地黄为主药，益气养血以固本；当归、白术、炙甘草助二药益气养血之功；加川芎 15g 以行血中之气，蔓荆子 15g 以引诸药上行。药味虽少，力专而效宏，用之得当，可收桴鼓之效。用药 30 剂，10 年顽症而除。

喻昌大气论

喻昌曰：天积气耳，地积形耳，人气以成形耳。惟气以成形，气聚则形存，气散则形亡。气之关于形也，岂不巨哉？然而身形之中，有营气、有卫气、有宗气、有脏腑之气、有经络之气，各为区分。其所以统摄营卫、脏腑、经络，而令充周无间，环流不息，通体节节皆灵者，全赖胸中大气，为之主持……今人多暴其气而罔顾，迨病成，复损其气以求理。如本草云枳壳损胸中至高之气，亦有明言，何乃恣行无忌耶？总由未识胸中为生死第一关耳。

【律一条】

凡治病，伤其胸中正气，致令痞塞痹痛者，此为医咎。虽自昔通弊，限于不知，今特著为戒律，不可获罪于冥冥矣。

——《医门法律·大气论》

"大气"一词，首见于《黄帝内经》。喻氏的大气论宗《黄帝内经》。《素问·五运行大论》云："地为人之下，太虚之中者也，冯乎？大气举之也。"喻氏从中体会到天地间万事万物的生成及其运动变化皆源于大气，即大气的升举作用和运动不息是自然界一切运动变化的根源，诸如自然界风、寒、暑、湿、燥、火六气的变化，有生之物所表现出来的生、长、化、收、藏的发展过程，都是运动不息的大气作用的结果。他特别强调有形之物对于无形之气的依赖作用，指出"惟气以成形，气聚则形存，气散则形亡"。而人与天地相应，人的生命活动及其生、长、壮、老、已的过程都与人自身的大气有密切关系，他指出"五脏六腑，大经小络，昼夜循环不息，必赖胸中大气斡旋其间。大气一衰，则出入废，升降息，神机化灭，气立孤危矣"。说明人的气血循行环流，及一切生命活动无不依赖于胸中大气的推动和维持。因此，他认为，人体的一切生命活动，如肝之疏泄、肺之宣降、脾胃之升降、肾水之上升、心火之下降等都需要大气的统摄才能完成。否则，大气不行，气机郁滞则出现病变。

喻氏之所以重视胸中大气，旨在强调临床上治疗任何疾病，都要注意顾护大气，慎用辛香行气或苦寒泄气之品，不要损及胸中至高之气，他认为："识此以治胸中之病，宁不思过半乎？人身神藏五，形藏四，合为九藏，而胸中居一焉。胸中虽不藏神，反为五神之主。孟子之善养浩然，原思之歌声若出金石，其得全于天，不受人损为何如。"这是喻昌治疗上保护胸中主要之气的根据。因此在治疗上，喻昌提出，要补大气以明辨之。用药方面，他强调大黄、黄芩等药能"耗胸中氤氲之气"，枳壳、沉香等降气之品能伤胸中之气，故治疗疾病应慎用之。刘玉洁主任临证，受喻氏的影响，无论何种病变，在用药时，时时顾护胸中大气，以免伤及正气。

叶天士论胸痹

胸痹与胸痞不同。胸痞有暴寒郁结于胸者，有火郁于中者，有寒热互郁者，有气实填胸而痞者，亦有气衰而成虚痞者，亦有肺胃津液枯涩、因燥而痞者，亦有上焦湿浊弥漫而痞者。若夫胸痹，则但因胸中阳虚不运，久而成痹。《内经》未曾详言，惟《金匮》立方，俱用辛滑温通。所云寸口脉沉而迟，阳微阴弦，是知但有寒证，而无热证矣。先生宗之加减而治，亦惟流运上焦清阳为主。莫与胸痞、结胸、噎嗝、痰食等症混治，斯得之矣。

——《临证指南医案·胸痹》

总结叶氏之法，认为胸痹因胸中阳虚不运，久而成痹，因而具体运用如下之法：

1. 胸脘清阳不运，温通阳气

薤白三钱　半夏三钱　茯苓五钱　干姜一钱　桂枝五分

叶氏之意，定宗仲景之法，其病机为中阳困顿，浊阴凝结，故用温通阳气之法，从方中可以看出，宗仲景枳实薤白桂枝汤、瓜蒌薤白白酒汤、苓桂术甘汤等。

2. 血络痹痛，病久入血络，胸痹引痛

炒桃仁　延胡　川楝子　川桂枝　木防己　青葱管

叶氏对胸痹的论治，主要宗仲景之法，其病机为阳微阴弦，胸中阳气不足，阴寒上犯，阻滞胸阳而致。其次是叶氏独创"久病入络"理论。因此，在治疗上用活血通络之法治之。叶氏的治则，给了后人很大的启示。现代生活节奏的加快，工作压力的增加，膏粱厚味、饮食不节，致使湿邪内生，久之则痹阻胸阳。致使胸痹的发生人群中，痰浊阻滞胸阳者日益增多，而痰阻日久则致经脉不通，瘀血阻滞，为后世临床治疗胸痹奠定了理论基础。临床上宗叶氏久病入络的理论，治疗胸痹，收到了良好的效果。

叶天士论虚劳

虚损之症，经义最详，其名不一。考《内经》论五脏之损，治各不同。越人有"上损从阳，下损从阴"之议。其于针砭所莫治者，调以甘药。《金匮》遵之而立建中汤，急建其中气。俾饮食增而津血旺，以致充血生精，而复其真元之不足。但用稼穑作甘之本味，而酸辛咸苦在所不用，盖舍此别无良法可医。然但能治上焦阳分之损，不足以培下焦真阴之本也。赖先生引申三才、固本、天真、大造、桂枝龙骨牡蛎、复脉等汤，以及固摄诸方，平补足三阴法，为兼治五脏一切之虚，而大开后人聋聩，可分损症之一助也。

大凡因劳烦伤气者，先生用治上治中，所以有甘凉补肺胃之清津，柔剂养心脾之营液，或甘温气味，建立中宫，不使二气日偏，营卫得循行之议。又因纵欲伤精者，当治下而兼治八脉；又须知填补精血精气之分，益火滋阴之异，或静摄任阴，温理奇阳之妙处。若因他症失调，蔓延而致者，当认明原委，随其机势而调之。揣先生之用意，以分其体质之阴阳为要领，上中下见症为着想，传变至先后天为生死断诀，若逐节推求，一一有根荄可考，非泛泛然而凑用几味补药，漫言为治也。

——《临证指南医案·虚劳》

从叶氏以上之论可以看出其治疗虚劳有独到的见解，尤其是以下几个病例，足可以说明叶氏的精髓所在。

1. 少壮精气未旺，奇脉纲维失护

用血肉有情之品以治之。

【例】经云："形不足者，温之以气；精不足者，补之以味。"今纳谷如昔，当以血肉冲养。

牛骨髓　羊骨髓　猪骨髓　茯神　枸杞　当归　湖莲　芡实

2. 阴虚督损

滋阴补肾以治之。

【例】阴虚督损，六味加鹿角胶、秋石、川石斛膏。

从以上两个病例可以看出，叶氏治疗虚损病，不但运用血肉有情之品，还注重经脉辨证，尤其是提出了奇经八脉的辨证思路。既宗内经理论，又有所创新，为后世开创了治疗虚劳病运用奇经八脉的辨证思路。

3. 太阴厥阴同治

【例】汤女天癸未至，入暮寒热。此先天真阴不足，为损怯延挨之病，腹膨减食，治在太阴厥阴。

熟白术二钱 **生厚朴**一钱 **当归**二钱 **丹皮**一钱半 **淡黄芩**一钱 **生鳖甲**五钱

本医案是一幼女，天癸未至，入暮寒热。此先天真阴不足，腹膨食减，为太阴脾土壅滞。因此，治疗上应标本兼治，若补先天，滋腻太过则脾气更滞；专泄太阴，太阴更虚而化源不足。故用一通一补之法，太阴厥阴同治，用药精炼而轻灵，为后世治疗虚损病开拓新的治疗思路。

4. 阴虚阳浮

当以介属有情填补下焦。

【例】肝血肾精无藏，阳乏依附，多梦纷纭，皆阳神浮越。当以介属有情填补下焦。

熟地 淡菜 阿胶 萸肉 小麦 龙骨 牡蛎

刘玉洁主任体会，无论是不寐、眩晕、心悸、胸痹、头痛等症，若出现肝肾阴虚、虚阳上越者，善用介贝之类，以潜镇浮阳，确实疗效较佳。在此基础上，借鉴叶氏之法，再加酸敛之品，以柔肝滋阴。正如案中所论："肾虚气攻于骨背，肝虚热触于心，都是精血内夺，神魂不主依附。此重镇以理其怯，填补以定其下，血肉有情，皆充养身中形质，即治病法程矣。"

5. 脾肾两虚

益气兼以通摄下焦。

【例】某二十，少壮形神憔悴，身体前后牵掣不舒，此奇经脉海乏力，少阴肾病何疑。

淡苁蓉 甘枸杞 当归 牛膝 沙苑 茯苓

6. 肝肾两虚（阴阳并虚）

【例】冲气贯胁上咽，形体日渐枯槁。此劳伤肝肾，而成损怯。由乎精气不生，厥气上逆耳。议以通阳摄阴，冀其渐引渐收，非见病治病之法矣。

苁蓉　熟地　五味　枸杞　柏子霜　茯苓　桑葚子　砂仁　青盐　羊肉胶丸

7. 阴伤及阳

【例】张二四，脏阴久亏，八脉无力，是久损不复，况中脘微痛，脐中动气，决非滋腻凉药可服。仿大建中之制，温养元真，壮其奇脉，为通纳方法。

人参　生白术　炙草　茯苓　熟地　淡苁蓉　归身　白芍　真淂桂　枸杞　五味

蜜丸，服四钱

8. 肝侮脾土

补脏通腑以治之。

【例】许十九，善嗔食减无味，大便溏泻。三年久病，内伤何疑？但清内热，润肺理嗽，总是妨碍脾胃。思人身病损，必先阴阳致偏，是太阴脾脏日削，自然少阳胆木来侮，宗《内经》补脏通腑一法，四君子加桑叶、炒丹皮。

9. 虚劳为慢性损伤

无论是肝肾还是脾肾，可长期服药而以丸剂治之。

【例】李二九，劳怯，形色夺，肌肉消，食减便滑，兼痰呛喉痛。知医理者，再无清咽凉肺滋阴矣。病人述心事操持病加，显然内损，关系脏真。冬寒藏阳，人身之阳，升腾失交，收藏失司，岂见病治病、肤浅之见识！据说食进逾时，必有痛泻、经言"食至小肠变化，屈曲肠间有阻"，常有诸矣。凡汤药气升，宜丸剂疏补，资生丸食后服。

纵观叶氏治疗虚损病的医案，不难发现，虚损病由于病程长，治疗时间也比较长。因此，叶氏认为，凡汤药气升，宜丸剂疏补。故将药制成丸剂以长期服用，以图缓效。

叶天士论中风

风为百病之长，故医书咸以中风列于首门。其论症，则有真中、类中，中经络、血脉、脏腑之分；其论治，则有攻风劫痰、养血润燥、补气培元之治。盖真中虽风从外来，亦由内虚，而邪得以乘虚而入。北方风刚劲，南方风气柔和，故真中之病南少北多。其真中之方，前人已大备，不必赘论……今叶氏发明内风，乃身中阳气之变动。肝为风脏，因精血衰耗，水不函木，木少滋荣，故肝阳偏亢，内风时起。治以滋液熄风，濡养营络，补阴潜阳，如虎潜、固本、复脉之类是也。若阴阳并损，无阴则阳无以化，故以温柔濡润之通补，如地黄饮子、还少丹之类是也。此二方不是治类中竟是治虚矣。

——《临证指南医案·中风》

唐宋以前，中风多以"内虚邪中"立论。唐宋以后，特别是金元时代，才以"内风"立论。如刘河间力主"心火暴盛"，李东垣认定"正气自虚"，朱丹溪主张"湿痰生热"等，都偏重于内在因素，此乃中风认识的重大转折。叶天士上溯前贤之医理，结合自己的临证经验，提出中风"乃身中阳气之变动。肝为风脏，因精血衰少，水不涵木，木少滋荣，故肝阳偏亢，内风时起"的见解。

叶氏强调，中风的根本原因是水不涵木，肾阴不能滋养肝阳，阳气失所御制便亢而生风。人过中年以后，肾水渐亏，肝失所养，肝肾阴亏，肝阳上亢。在七情、劳倦、气候等因素影响下，水亏更甚，不能涵木，肝阳上越，蒙蔽清窍，于是猝昏跌仆、僻、不遂诸症乃作。叶氏认为，中风病人的病机是"肾阴弱，收纳无权，肝阳炽，虚火上冒，乃上实下虚之象"。上实，症见面赤火升、眩晕耳鸣、烦躁失眠、手麻肢颤、口眼㖞斜、甚则昏仆等；下虚，症见腰膝酸软，身若浮云，或痿不能行走。在治疗上，叶氏力倡甘味养阴以制阳亢、息内风，主张"缓肝之急以息风，滋肾之液以驱热"。以滋补肝肾之阴为第一要义，填真阴之本以潜浮越之阳。叶氏所列医案，固本者比比皆是，但也不乏治标症。在兼顾标本之时，常取标本同治之法，在培本滋肾的基础上或平肝阳，或清痰火，或通经络；在标重于本时，急则治其标，立法不拘一格。

总结叶氏论述，对中风的治疗有以下方法：

（1）肝肾虚，内风动：柔肝息风。

（2）肝血肾液内枯，阳扰风旋：滋阴潜阳。

（3）下虚不纳，宜心肾同治。

（4）阴中阳虚：滋阴和阳，养血祛风。

（5）痱中（阴阳并虚）：滋液息风。

（6）液虚风动：复脉汤去姜桂。

（7）气血不足：益气养血。

（8）风痰阻络：健脾化痰。

（9）胃虚阳升：固阳明而潜镇。

（10）风湿中脾络：健脾祛风痰。

（11）脱证：回阳摄阴。

另外，叶氏在治疗中风时，因本病病程日久，还根据不同季节调整方药，这也是中医"天人相应"理念的具体运用。

夏月进酸苦泄热，和胃通瞜，为阳明厥阴治其安。入秋凉爽，天人渐有收肃下降之理。缘有年下亏，木少水涵，相火内风旋转，薰灼胃脘，逆冲为呕。舌络被熏，则绛赤如火。消渴便阻，犹剩事耳。凡此仍属中厥根萌，当加慎静养为宜。凡治此等症，必兼祛风消痰，方有出路。一味滋补，中病而不能去病，不可不知也。

——《临证指南医案·中风》

可见叶氏在中风的治疗上，出现以下不同变证时，则灵活用药加减治疗。若阴阳并损，无阴则阳无以化，故以温柔濡润之通补，如地黄饮子、还少丹之类是也。更有风木过动，中土受戕，不能御其所胜，如不寐不食，卫疏汗泄，饮食变痰，治以六君子汤、玉屏风散、茯苓饮、酸枣仁汤之属；或风阳之僭，痰火阻窍，神识不清，则有至宝丹芳香宣窍，或辛凉上清痰火。法难未备，实足以补前人之未及。

吴鞠通论三仁汤

头痛恶寒，身重疼痛，有似伤寒，脉弦濡，则非伤寒矣。舌白不渴，面色淡黄，则非伤暑之偏于火者矣。胸闷不饥，湿闭清阳道路也。午后身热，状若阴虚者，湿为阴邪，阴邪自旺于阴分，故与阴虚同一午后身热也。湿为阴邪，自长夏而来，其来有渐，且其性氤氲粘腻，非若寒邪之一汗而解，温热之一凉则退，故难速已。世医不知其为湿温，见其头痛恶寒、身重疼痛也，以为伤寒而汗之，汗伤心阳，湿随辛温发表之药蒸腾上逆，内蒙心窍则神昏；上蒙清窍则耳聋、目瞑、不言。见其中满不饥，以为停滞而大下之，误下伤阴，而重抑脾阳之升，脾气转陷，湿邪乘势内渍，故洞泄。见其午后身热，以为阴虚而用柔药润之，湿为胶滞阴邪，再加柔润阴药，二阴相合，同气相求，遂有锢结而不可解之势。惟以三仁汤轻开上焦肺气，盖肺主一身之气，气化则湿亦化也。湿气弥漫，本无形质，以重浊滋味之药治之，愈治愈坏。

——《温病条辨·湿温寒湿》

此条讲述了湿热邪气在上焦的临床表现及治法。吴氏之论，既论述了湿邪的发病及病机特点，又论述了治疗湿邪的禁忌。湿邪困阻上焦，肺气失宣，表气不畅，则头痛、恶寒、身重疼痛。湿阻脾胃，升降失司，故胸闷、不饥。见症虽多，皆因湿邪困阻，肺气失宣所致，故治以轻宣肺气、化湿泄浊之法。正如吴氏在本条分注中所云："惟以三仁汤轻开上焦肺气。盖肺主一身之气，气化则湿亦化也。"

三仁汤的本意是治疗外湿侵袭人体，湿邪困阻上焦，以致肺气失宣诸症。故治以清宣肺气、化湿泄浊。刘玉洁主任认为，湿邪诸症临床常见，对于湿邪的病机、证候、治则，《黄帝内经》中早有论述。《素问·至真要大论》中提到"诸湿肿满，皆属于脾"，指出湿证的形成与脾脏的功能活动失常有关。脾属阴土而位居中央，既能运化水谷精微，又能运化水湿，主人身的气机升降，所以脾具有坤静之德，又有乾建之能，可使心肺之阳降，肝肾之阴升，而成天地交泰之常。无论是六淫外侵，还是七情内伤，饮食不节或劳逸过度，都会使脾土受伤，运化功能失常，人体的气机升降也会受到影响，以至湿邪停聚，出现胸腹痞闷、呕恶纳差、四肢困倦、大便溏泻或不爽等症。甚则会影响下焦气化而水肿，与《素问·六元正纪大论》所说"湿胜则濡泄，甚则水闭浮肿"之病机极为一致。湿为阴邪，善袭阴位。"风寒湿三气杂至，合而为痹"之痹证，"诸颈项强，皆属于湿"之痉病，皆是脾虚湿阻，外感湿邪，阳气不得布达所至。另外，湿邪阻遏气机，清阳不得上升，浊阴不得下降或湿热蕴蒸于上，常可见头痛、头重、头晕等症状，其特点是"首如裹"，与其他原因所致的头痛头晕有别。因此，三仁汤不仅是治疗湿阻上焦、肺气失宣的方子，亦可以用于治疗以下疾病，每收良效，可供同道参考。

1. 痰浊头痛眩晕

症见：头痛如裹，或头晕而沉，每于阴雨雪天则加重，伴头沉困倦，肌肉酸痛，时有腹胀，大便不爽，口黏、口干，不欲饮水，舌质淡、苔白腻，脉沉。常用三仁汤合用半夏白术天麻汤。

2. 发热

症见：发热，特点为湿热不扬，伴头痛，头重如蒙，困倦，全身肌肉疼痛，口渴不欲饮，腹胀大便不爽，舌质淡红，苔厚腻，脉濡。常用三仁汤原方，竹叶加到30g，效果更佳。

3. 痞满

症见：胃脘痞满，时有胃脘胀，呃逆频繁，饮冷后症状加重，全身拘紧感，头沉重，时有畏寒畏风，口黏、口干，不欲饮，时腹胀，大便不爽或稀薄，舌质淡、苔白腻，脉濡。常用三仁汤合二陈汤。

4. 泄泻

症见：腹痛绵绵，大便稀，时有水样便，肠鸣辘辘，伴全身困重，畏寒肢冷，时呃逆，舌质淡、苔白腻，脉濡。常用三仁汤合平胃散。

湿属阴邪，其性重浊而黏滞，治宜温药，但多以芳香化湿、理气化湿、健脾祛湿、淡渗利湿为主。切忌大辛大热之品，以免过燥伤阴。湿热搏结者，虽应苦寒并施，但又不宜用大苦大寒之品，以免湿邪凝滞不化，这是湿证必须注意的问题。

随着现代社会的发展，人们生活习惯的改变，空调、风扇、大量的冷饮、啤酒，过饮寒冷，爱美之人穿着单薄。无度的生活方式，都会损伤人体阳气，致寒湿之邪内生，或招致寒湿之邪侵及。由此可见，吴鞠通关于湿邪的论述以及系列治湿方剂，对我们现在临床有较大的指导作用。

王清任论通窍活血汤

赤芍一钱　川芎一钱　桃仁三钱研泥　红花三钱　老葱三根切碎　鲜姜三钱切碎　红枣七个去核　麝香五厘绢包

用黄酒半斤，将前七味煎一钟，去渣，将麝香入酒内，再煎二沸，临卧服。方内黄酒，各处分两不同，宁可多二两，不可少，煎至一钟，酒亦无味，虽不能饮酒之人亦可服。方内麝香，市井易于作假，一钱真，可合一两假，人又不能辨，此方麝香最要紧，多费数文，必买好的方妥，若买当门子更佳。大人一连三晚吃三付，隔一日再吃三付。若七八岁小儿，两晚吃一付，三、两岁小儿，三晚吃一付。麝香可煎三次，再换新的。

通气散　治耳聋不闻雷声。余三十岁立此方。

柴胡一两　香附一两　川芎五钱为末，早晚开水冲服三钱。

——《医林改错·通窍活血汤所治症目》

通窍活血汤是王清任治疗瘀血阻窍的主方，可以治疗多种因血瘀引起的病变。刘玉洁主任用此方治疗以下疾病，每收良效。

【验案1】神经性耳聋

孙某，女，54岁。2001年10月30日初诊。

患者于5个月前突发耳聋，经多方治疗效果不著。渐近加重，明显失聪，言弱声低，耳中蝉鸣样声，头晕目涩，呈间歇性耳聋。舌质紫暗，脉细涩。查：双侧鼓膜混浊，略有增厚，RT呈弱阳性，WT音感偏健侧，听力曲线呈平坦型，响度重振试验阳性，前庭功能降低。

西医诊断：双侧感音神经性进行性耳聋。

中医诊断：耳聋（气虚血瘀型）。

治法：益气活血化瘀，行气通窍。

方用通窍活血汤合通气散，处方：桃仁12g，红花12g，赤芍12g，川芎18g，麝香0.2g（冲服），老葱白10g，生姜6片，大枣6枚，香附10g，川芎8g，柴胡8g，党参30g，当归10g，地龙10g，路路通10g。上方连服21天，停药5天，再服21天。服药两周期后，患者基本恢复到发病前的听力状态，各种听力检查指标均正常。

按语：患者年事已高，阴气自半，加之病程较长，气血不足，气虚血运无力，血脉不畅，留滞成瘀，阻塞耳窍经脉而成耳聋。主要病机为周身血瘀血行不畅，内耳失于濡养而发病。治疗重点在于益气化瘀通络。通窍活血汤中桃仁、红花、赤芍行气活血；川芎上走耳窍，麝香走窜专通孔道；老葱辛温通散；生姜、大枣调和营卫。诸药合用，去滞通窍，使聋耳复聪。通气散中香附配川芎，行气兼活血；柴胡引经入少阳。本方活血而不伤正，诸药合用专事祛除耳窍脉络之瘀血闭阻。二方均酌加地龙、路路通以通经脉。地龙搜风力强，引药于孔窍；再辅以党参、当归益气养血之品，使气行则血行，以达立竿见影之效。两方配伍，共奏化瘀通窍之功。

【验案2】外伤后头痛

王某，女，46岁。2007年1月28日初诊。

患者于5个月前因车祸颅脑清创术后，头痛不止，以右侧为甚，连及右侧颜面麻木。曾针灸两月余，效果不著。又服用麦角胺、卡马西平等药效果甚微。CT、MRI均未见异常。故而求中医诊治。刻下症：右侧头痛固定不移，连及颜面麻木，纳食尚可，夜寐欠安，舌质紫暗有瘀斑，脉弦涩。

西医诊断：脑外伤综合征。

中医诊断：头痛（瘀血阻络）。

拟活血化瘀、通络止痛之法。方用通窍活血汤加减，处方：桃仁12g，红花12g，赤芍12g，川芎18g，麝香0.2g（冲服），老葱10g，生姜6片，大枣6枚。僵蚕15g，地龙15g，天麻15g，全蝎6g。上方加减应用40余剂，患者诸症皆除，随访1年未再复发。

按语：本例患者因外伤后瘀血阻滞脑窍，气血不通则发头痛，为典型瘀血头痛。故而用通窍活血汤活血通络止痛，加僵蚕、地龙、天麻、全蝎，既活血又通络止痛，助上药更好地发挥作用。

【验案3】顽固性失眠

谢某，男，69岁。2006年5月28日初诊。

患者于3年前因情志不遂而出现间断性不寐。近1年来，逐渐加重，甚则彻夜不寐，口服安定3~5片亦难入睡。痛苦难忍，求治于中医。刻下症：失眠，甚则彻夜不寐，寐后易醒，醒后难以入睡。伴有头痛，心烦易怒，纳可，二便调，舌质紫暗，脉涩细。

诊断：不寐（气滞血瘀）。

治宜行气活血，镇心安神。方用通窍活血汤加味，处方：桃仁12g，红花12g，赤芍12g，川芎18g，麝香0.2g（冲服），生姜6片，大枣6枚，柴胡6g，香附6g，茯神30g，生龙骨30g，生牡蛎30g，龙齿40g。本方加减服用20余剂后，停用安定已能入睡，每晚能睡5~6小时。效不更方，继服20余剂，已能安然入睡。停药1年未再复发。

按语：本案因情志不遂而发病，病程日久，气机郁滞，气滞日久则瘀血内停，瘀阻脑窍，心神失养则发为不寐。因而用通窍活血汤化瘀通窍。加柴胡、香附疏达肝气，以助活血通窍之力；茯神、龙齿镇心安神以定志；生龙骨、生牡蛎既震慑肝气，又重镇安神。张锡纯《医学衷中参西录》云："龙骨牡蛎之善于敛戢肝火，肝气者同用，则肝火肝气自不挟心火上炎，以扰乱神经也。"全方共奏行气活血、镇心安神之功。

以上三例，病症不同，病机不一，均用一方加减治疗，体现了异病同治的思想。但其中又有不同，案1病机为气虚血瘀，因而加用补气药，使气行则血行；案2病机为瘀血阻滞，故加重活血药以增化瘀之力；案3病机为气滞血瘀，则加用理气药，使气机调达而瘀血得化。这样，又体现了王清任"气有虚实，血有亏瘀"治病之要诀在于明气血。

张锡纯治心病方

定心汤，治心虚怔忡。

方药：元肉一两　炒枣仁五钱　山萸肉八钱　柏子仁四钱　生龙牡各四钱　生乳没各一钱

加减：心因热怔忡者，酌加生地数钱。若脉迟无力者，其怔忡多因胸中大气下陷，详观拙拟升陷汤后跋语及诸案，自明治法。

——《医学衷中参西录前三期合编第二卷·治心病方》

张氏论："《内经》谓'心藏神'，神即以心为舍宇，即以心中之气血为保护，有时心中气血亏损，失其保护之职，心中神明遂觉不能自主，而怔忡之疾作焉。故方中用元肉以补心血，炒枣仁、柏子仁以补心气，更用龙骨入肝以安魂，牡蛎入肺以定魄。魂魄者心神之左辅右弼也，且二药与萸肉并用，大能收敛心气之耗散，并三焦之气化亦可因之团聚。特是心以行血为用，心体常有舒缩之力，心房常有启闭之机，若用药一于补敛，实恐于舒缩启闭之运动有所妨碍，故又少加乳香、没药之流通气血者以调和之。其心中兼热用生地者，因生地既能生血以补虚，尤善凉血而清热，故又宜视热之轻重而斟酌加之也。"

张氏定心汤，本义为治疗心虚怔忡。刘玉洁主任根据病因及药物分析，凡临床治疗心悸、怔忡、胸痹、不寐等属于心血不足者，均可应用。但临床之时，因乳香、没药味道难闻而伤胃，往往减掉，用丹参或川芎代替，临床亦收良效。兼气虚者，加用党参或太子参，或用张氏升陷汤每获良效。

张锡纯升陷汤

治胸中大气下陷，气短不足以息，或努力呼吸，有似乎喘；或气息将停，危在顷刻。其兼证，或寒热往来，或咽干作渴，或满闷怔忡，或神昏健忘，种种病状，诚难悉数。其脉象沉迟微弱，关前尤甚。其剧者，或六脉不全，或叁伍不调。

生黄芪六钱　知母三钱　柴胡一钱五分　桔梗一钱五分　升麻一钱

气分虚极下陷者，酌加人参数钱，或再加山萸肉（去净核）数钱，以收敛气分之耗散，使升者不至复陷更佳；若大气下陷过甚，至少腹下坠，或更作疼者，宜将升麻改用钱半，或倍作二钱。

大气者，充满胸中，以司肺呼吸之气也。人之一身，自飞门以至魄门，一气主之。然此气有发生之处，有培养之处，有积贮之处。天一生水，肾脏先成，而肾系命门之中，有气息息萌动，此乃乾元资始之气，《内经》所谓"少火生气"也。此气既由少火发生，以徐徐上达，培养于后天水谷之气，而磅礴之势成；绩贮于膺胸空旷之府，而盘据之根固。是大气者，原以元气为根本，以水谷之气为养料，以胸中之地为宅窟者也。夫均是气也，至胸中之气，独名为大气者，诚以其能撑持全身，为诸气之纲领，包举肺外，司呼吸之枢机，故郑而重之曰大气。

——《医学衷中参西录前三期合编第四卷·治大气下陷方》

张氏论述大气的理论依据：

（1）《素问·平人气象论》曰："胃之大络，名虚里，贯膈络肺，出于左乳下，其动应衣，脉宗气也。"《灵枢·邪客》曰："五谷入于胃也，其糟粕、津液、宗气分为三隧，故宗气积于胸中，出于喉咙，以贯心脉，而行呼吸焉。"

（2）张仲景《金匮要略·水气病脉证并治》，桂枝加黄芪汤下，有"大气一转，其气乃散。"

（3）喻昌在《医门法律·一明胸中大气之法》中云："五脏六腑，大经小络，昼夜循环不息，必赖胸中大气，斡旋其间。大气一衰，则出入废，升降息，神机化灭，气立孤危矣。"

张氏的大气论，与元气有本质的区别。元气为先天之气；大气本于先天而成于后天，为胸中大气也。元气藏于脐下，为先天生命之根柢；大气积于胸中，为后天全身之桢干，《黄帝内经》所谓宗气也。因而，张氏认为，大气不但为后天诸气之纲领，并为全身血脉之纲领矣。《灵枢·五色》曰："人不病卒死，何以知之？黄帝曰：大气入于脏腑者，不病而卒死。"张氏分析此论，认为膈上之大气以鼓动肺脏之翕辟之机，其呼吸忽然停顿，是胸中大气下陷之证也。因此，张氏拟升陷汤，方中以黄芪为君，善补气又升气，与胸中大气有同气相求之意，唯其性稍热，故以知母之凉润者济之。柴胡为少阳之药，能引大气之陷者自左上升；升麻为阳明之药，能引大气之陷者自右上升。桔梗为药中之舟楫，能载诸药之力上达胸中，故用之为向导也。

刘玉洁主任体会，临床确定有类似的症状，尤其是老年冠心病心绞痛的患者，其主诉不是胸中痛，而是以气短为主，甚则上下气不得接续。根据《黄帝内经》"人年四十，阳气自半"以及张氏大气论为指导，认为老年冠心病心绞痛以虚为主，临床以气虚、气阴两虚、阴阳两虚多见，尤其是以气短为主者，本人用升陷汤加丹参、当归、白芍，在补气的基础上以养血活血通脉，确收到了较好的疗效。

其二，对于哮喘的缓解期，以前多从肺肾治疗，而有时收效不明显。读张氏大气论后，从气论治，补胸中大气，确能增强疗效。在升陷汤基础上加党参、补骨脂、紫石英，以脾肾两补，缓解症状较快。

其三，对于现代医学诊断心力衰竭的病人，喘息不止，动则喘甚，呼多吸少，甚者喘息不得平卧等，用升陷汤合保元汤加减每收良效。

其四，对于现代医学诊断缓慢性心律失常的病人，根据其临床表现，多将其归属于"心悸""怔忡""胸痹""眩晕""昏厥"等范畴。其临床常见症状，或呼吸短气，或胸前下坠感，或胸中窒闷似乎喘，或心悸怔忡，或咽干作渴，或神昏健忘；脉象为沉迟微弱，剧者或六脉不全，或三五不调。临床表现虽复杂多样，其病机不外乎气陷心肺失司。综上所述，现代医学的病态窦房结综合征的表现，无论临床症状还是脉象表现均与大气下陷证一致。因此我们认为"大气下陷"是病态窦房结综合征的病机。大气下陷则需升提大气，使陷者复升才能发挥大气主气司呼吸、贯心脉的功能。因此以张锡纯的升陷汤为基础方，配以张仲景的桂枝甘草汤加强温振心阳的力量，可取得满意疗效。

由此可见，学古人理论不要生搬硬套，要学会学习、思考、思难、思复，才能在临床圆机活法，以不变应万变。

张锡纯论赭石

赭石色赤，性微凉，能生血兼能凉血，而其质重浊。又善镇逆气，降痰涎，止呕吐，通燥结，用之得当能建奇效。其原质为铁氧化合而成，其结体虽坚而层层如铁锈，生研服其不伤肠胃，即服其稍粗之末亦与肠胃无损。且生服则阳气纯全，大能养血，故《本经》谓其治赤沃漏下；《日华》谓其治月经不止也。若煅用之即无斯效，煅之复以醋淬之，尤非所宜。且性甚和平，虽降气而不伤正气，通燥结而毫无开破，原无需乎煅也。其形为薄片，迭迭而成，一面点点作凸形，一面点点作凹形者，方堪入药。

——《医学衷中参西录第四期第二卷·赭石解》

读张氏赭石解，看张锡纯用药之丰富，尤其赭石的用途广泛，且用量之大是其他医家不可比拟的。根据张氏之旨，总结如下。

1. 降逆镇冲

如治一"疮后三年未尝安卧，强卧片时，即觉有气起自下焦，上逆冲心。愚曰：'此即子疮之病根也。'俾用生芡实一两煮浓汁，送服生赭石细沫五钱，遂可安卧。又服数次，彻夜稳睡。盖气上逆者乃冲气之上冲，用赭石以镇之，芡实以敛之，冲气自安其宅也。"可见冲气上逆证，张氏认为冲脉为奇经之一，其脉在胞室二旁，与任脉相通，为肾脏之辅弼，气化相通，肾虚之人冲气多不能收敛，而有上冲之弊，冲气上冲，干扰胃腑，故而以引起胃失和降，因而，用赭石降逆镇冲。

2. 补气降胃

对于膈食证，张氏认为"膈食之证，千古难治之证也"。其病因："盖此证因胃气虚弱，不能撑悬贲门，下焦冲气又挟痰涎上冲，以杜塞之，此方之所以效也。"膈食证因中气不旺，胃气不能息息下降，而冲气转因胃气不降，而乘虚上干，故用赭石补气可以降胃。正如张氏所论："人之廉于饮食者，宜补以健脾之药，而纯用健补脾脏之品，恒多碍于胃气之降，致生胀满，是以补脾者宜以降胃之药佐之，而降胃之品又恒与气分虚弱者不宜。惟赭石性善降胃，而分毫不伤气分，且补药性多温，易生浮热，赭石性原不凉而能引热下行。是以愚习用赭石，不但以之降胃也，凡遇有虚热之证，或其人因热痰嗽，或其人因热怔忡，但问其大便不滑泻者，方中加以赭石，则奏效必速也。"

3. 化痰开结

用于结胸证。张氏认为："伤寒下早成结胸，瘟疫未下亦可成结胸，所谓结胸者，乃外感之邪与胸中痰涎互相凝结，滞塞气道，几难呼吸也。"外感之邪与胸膈中痰涎随气上并，壅塞贲门，饮食不进，立荡胸汤代大陷胸汤丸，恐甘遂难用，使气降则痰涎自开。

4. 坠痰开窍

用于癫狂症。"癫狂之证，亦西人所谓脑气筋病也，而其脑气筋之所以病也，因心与脑之道路为痰火所冲塞也。"治疗上"诚以赭石重坠之力，能引痰火下行，俾心脑相通之路毫无障碍，则脑中元神，心中识神自能相助为理，而不至有神明瞀乱之时也。"此乃因痰火之犯瘀塞心脑之窍络，以至心脑不通，神明散乱，重用赭石，引痰火下行。

5. 镇肝息风，平肝降逆

张氏云："内中风之证，忽然昏倒不省人事，《内经》所谓'血之与气并走于上'之大厥也。亦即《史记·扁鹊传》所谓'上有绝阳之络，下有破阴之纽'之尸厥。此其风非外来，诚以肝火暴动与气血相并，上冲脑部，惟用药镇敛肝火，宁息内风，将其上冲之气血引还，其证犹可挽回，此《金匮》风引汤所以用龙骨、牡蛎也。然龙骨、牡蛎，虽能敛火息风，而其性皆涩，欠下达之力，惟佐以赭石则下达之力速，上逆之气血即可随之而下。"对于痫风及内中风，张氏认为，二者皆因肝风夹痰上扰清窍，故用赭石镇肝息风、平肝降逆，如镇肝息风汤。

6. 降胃止血

"《内经》谓，阳明厥逆，咳喘，身热，善惊，衄、呕血。黄坤载衍《内经》之旨，谓血之失之便溺者，太阴之不升也；亡于吐衄者，阳明之不降也。是语深明《内经》者也。盖阳明胃气，以息息下降为顺，时或不降，则必壅滞转而上逆，上逆之极，血即随之上升而吐衄作矣。治吐衄之证，当以降胃为主，而降胃之药，实以赭石为最效。"张氏认为，吐衄之证，气不固胃气上逆，血随气升而作，降胃之力最强者，莫过于赭石，因而因阳明胃热而作者，赭石配瓜蒌、生地黄、三七、白芍凉降止血；因中土虚寒者，伍以干姜、白术温降止血。

7. 纳气平喘

"人参可以救气分之脱,至气欲上逆者,但用人参转有助气上升之弊,必与赭石并用,方能引气归原,更能引人参补益之力下行,直至涌泉。""参、赭并用,不但能纳气归原也,设如逆气上干,填塞胸臆,或兼呕吐,其证之上盛下虚者,皆可参、赭并用以治之。"用于肾虚喘息证,张氏认为肾之闭藏,统摄下焦之元气,兼以翕纳呼吸之气,若下气亏虚,肾不纳气之喘,配赭石性沉,纳气归根,且可使滋补之气直达下焦,纳气归原。

8. 化滞通便

用于积滞便秘。张氏认为,赭石善化积滞,通便燥结,下有形之邪,而无过利之弊。

9. 载药下行

赭石质重性沉,最善引药下行,直达下焦。张氏云:"当痰火气血上壅之时,若人参、地黄、山药诸药,似不宜用,而确审其系上盛下虚,若扁鹊传所云云者,重用赭石以辅之,则其补益之力直趋下焦,而上盛下虚之危机旋转甚速,莫不随手奏效也。"因而赭石为张氏治疗下焦亏虚证的必用之品,并配合其他药物,无论阴虚阳脱均可使用。

刘玉洁主任认为,张氏对赭石的用途十分灵活,敢发前人之未发,有些用法他书中未记载,全是张氏自己的临床体会。刘玉洁主任曾治一慢性阻塞性肺疾前缓解期哮喘,先用苏子降气汤,效不佳;后改用金匮肾气丸加味,仍无效;后用张氏之法在二方基础上加赭石30g,服药7剂,喘息明显好转。后再用7剂而缓解,方可体会到张氏用赭石治喘之妙。

又治一眩晕病,血压180/110mmHg,当时中医辨为肝阳上亢,用天麻钩藤饮加减,西药用洛丁新、倍他乐克同时服用。服药14

天，血压仍同前，细思之，张氏用赭石平冲降逆，其力最速，在上方基础上，加生赭石30g。服药7剂，症状明显缓解，血压160/90mmHg，上药继服。后又加减14剂而血压平稳。

张锡纯论固冲汤

固冲汤

治妇女血崩。

白术炒一两　生黄芪六钱　龙骨煅捣细八钱　牡蛎煅捣细八钱　萸肉去净核八钱　生杭芍四钱　海螵蛸捣细四钱　茜草三钱　棕边炭二钱　五倍子轧细五分药汁送服

脉象热者，加大生地一两。凉着，加乌附子三钱。

从前之方，龙骨、牡蛎皆生用，其理已详于理冲丸下。此方独用煅者，因煅之则收涩之力较大，欲借之以收一时之功也。

或问：血崩之证，多有其因人暴怒，肝气郁结，不能上达，而转下冲肾关，致经血随之下注者，故其病俗亦名之曰气冲。兹方中多用涩补之品，独不虑于肝气郁者有妨碍乎？答曰：此证虽有因暴怒气冲而得者，然当其血大下之后，血脱而气亦随之卜脱，则肝气之郁者，转可因之而开。且病急则治其标，此证诚至危急之病也。若其证初得，且不甚剧，又实系肝气下冲者，亦可用升肝理气之药为主，而以收补下元之药辅之也。

——《医学衷中参西录前三期合编第八卷·治妇科方》

固冲汤为张氏治疗血崩之名方，其主要病机为"其人暴怒，肝气郁结，不能上达，而转下冲肾关，致精血随之下注"，其方为治其标而设。凡是崩漏者（现代医学诊断为功能性子宫出血），均用此方加减。临床应用如下：

（1）伴腹痛，血色黑，夹有血块者，加失笑散以化瘀止痛。

（2）血量多，色淡，加党参、升麻以益气升提。

（3）血色鲜红，伴口渴，心烦，加赤芍、生地榆凉血止血。

（4）伴腰痛，手足心热者，加补骨脂、杜仲炭温阳止血。

（5）伴腰酸痛，手足心热者，加女贞子、旱莲草以滋阴补肾。

【验案】

某女，15岁。2005年3月18日初诊。

主诉：月经淋沥不断20余日，伴腰酸痛，血色暗红，面色苍白，周身乏力，纳少，舌质淡白，少苔，脉沉细。

此乃气虚，中气不足，夹有血瘀，因而拟益气固崩止血之法，用张氏固冲汤加党参18g，升麻4g，以益气升提；加杜仲炭、炮姜炭，以温中止血。服药7剂血止，减上方固涩之品，用补中益气汤调理善后。随访半年未作。

经典指导临床治疗心悸体会

心悸是内科临床常见的病证之一，包括惊悸和怔忡，是指患者自觉心中悸动，心慌不安，甚则不能自主的一类病证，临床多伴有失眠、多梦、健忘、眩晕等症状。本病的形成，主要由于阳气不足，阴虚亏损，心失所养，或心阳衰弱、水饮内停、瘀血阻络、心脉不畅等因素。根据其临床表现，相当于现代医学的各种心律失常，如心动过速、心动过缓、早搏、心房颤动与扑动、心神经官能症等。现代医学对本病的治疗，以药物为主，但是西药的副作用较大，且复发率高。射频消融术、起搏器的安装，为心律失常的治疗拓宽了渠道，但是，每年接受的患者仅1万人左右，经济负担过重，使得一大部分人望而生畏。因此，中医药治疗有较好的优势和前景。刘玉洁主任在郝万山老师的指导下，运用经方指导临床治疗心悸，取得了较好的疗效，现将自己的临床体会汇报如下，不妥之处请指正。

一、历代医家对本病的认识

关于本病的认识，最早见于《黄帝内经》，虽无心悸一类的病名，但已有类似的记载，如惊惕、惊骇、惊狂、惊惑、惊躁等名。《素问·至真要大论》曰："心澹澹大动。"《素问·痹论》曰："心痹者，脉不痛，烦则心下鼓。"《灵枢·本神》曰："心怵惕。"除此以外，对病因病机的认识，亦做了详细的论述。认为有因虚而作者，如《素问·平人气象论》中说"左乳之下，其动应衣，宗气泄也"；有因惊而作者，如《素问·举痛论》曰"惊则心无所依，神无所归，虑无所定，故气乱矣"；有因外邪及血瘀而发者，如《素问·痹论》曰"脉痹不已，复感于邪，内舍于心"，"心痹者，脉不通，烦则心下鼓"；有因火而发者，如《素问·至真要大论》曰"诸病浮肿，疼酸惊骇，皆属于火"。此外，心悸病人脉象亦有相应变化，《素问·平人气象论》曰："人一呼脉一动，一息脉一动，曰少气……人一呼脉四动以上死……乍疏乍数曰死。"《素问·三部九候论》曰："参伍不调者病。"《灵枢·根结》曰："持其脉口，数其至也，五十动而不一代者，五脏皆受气；四十动一代者，一脏无气；三十动一代者，二藏无气……不满十动一代者，五脏无气。"又曰："予之短期者，乍数乍疏也。"以上之论，与现代惊悸、怔忡的脉象变化颇为吻合。

汉代张仲景在《伤寒论》《金匮要略》中提出惊和惊悸的病名。认为主要原因是由于惊扰、水饮、虚劳与汗后受邪等因素。《金匮要略·惊悸吐衄下血胸满瘀血病脉证治》中明确指出："寸口脉动而弱，动则为惊，弱则为悸。"从脉象提示了惊和悸的病因病机。由于外界的刺激，如卒受惊恐，使血气逆乱而致心无所倚，神无所归，出现精神不宁，卧起不安，因而脉见动摇不定，故曰"动则为惊"；若气血不足，心脉失于充养，脉气无力鼓动，则脉象软弱无力，故曰"弱则为悸";若寸口脉动、弱并见，则是心之气血内虚，又为惊恐所触，其症见精神惶恐，坐卧不安，心中悸动不宁，是为惊悸。除此以外，还提出了水饮凌心所至心悸的半夏麻黄丸、小半夏加茯苓汤，阴阳两虚的炙甘草汤，火邪致惊的桂枝去芍药加蜀漆龙骨救逆汤等。

隋代巢元方《诸病源候论》中设有《风惊悸候》和《虚劳惊悸候》两篇，认为惊悸的发生是由于风邪所致，因而提出："风惊悸者，由体虚，心气不足，心之府为风邪所乘，或恐惧忧迫，令人气虚。亦受于风邪，风邪搏于心，则惊不自定。惊不已，则悸动不宁。"

唐代孙思邈《备急千金要方·心脏脉论》提出因虚致悸的认识："阳气外击，阴气内伤，伤则寒，寒则虚，虚则惊，掣心悸，定心汤主之。"

宋代严用和《济生方·惊悸怔忡健忘门》认为："惊悸者，心虚胆怯之所致也，且心者君主之官，神明出焉，胆者中正之官，决断出焉。心气安逸，胆气不怯，决断思虑得其所矣。或因事有所大惊，或闻虚响，或见异相，登高涉险，惊忤心神，气与涎郁，遂使惊悸。惊悸不已，变生诸症，或短气悸乏，体倦自汗，四肢浮肿，饮食无味，心虚烦闷，坐卧不安。"治宜"宁其心以壮胆气"。选用温胆汤、远志丸作为治疗方剂。除此以外，认为怔忡是因心血不足所致，亦因感受外邪及饮邪停滞所致，因而提出："夫怔忡者，此心血不足也……又有冒风寒暑湿，闭塞诸经，令人怔忡，五饮停蓄，淹塞中脘，亦令人怔忡。"治疗"当随其证，施以治法"。

金代朱丹溪进一步提出"责之虚与痰的理论"，并说："怔忡者血虚，怔忡无时，血少者多。有思虑便动属虚，时作时止者痰因火动，瘦人多因是血少，肥人属痰，寻常者多是痰。"又云："人之所主者心，心之所养者血，心血一虚，神气不守，此惊悸之所肇端。"

在治疗上提出：惊悸有时，用朱砂安神丸；痰迷用定志丸加琥珀、郁金；血少者用四物朱砂安神丸。朱氏提出惊悸的发病之本，均为心虚；标，在惊为痰，在悸为饮。其云："惊者恐怖之谓，悸者怔忡之谓，心虚而郁痰，则耳闻大声，目击异物，遇险临危，处事丧志，心为之怵，使人有惕惕之状，是则为惊。心虚而停水，则胸中渗漉，虚气流动，水即上乘，心火恶之，心不自安，使人有怏怏之状，是则为悸。惊者与之豁痰定惊之剂，悸者与之逐水消饮之剂。所谓扶虚，不过调养心血，和平心气而已。"刘河间则另辟蹊径，提出水衰火旺可引起心悸，指出："惊，心卒动而不宁也，火主于动，故心火热盛也。"周慎斋则认为："此乃内气先虚，而卒遇危险怪异之物，以至心肾不交而惊骇也。"他认为正气不足，心肾不交是发病主要机理。成无己认为，饮邪为患亦可引起心悸，正如《伤寒明理论》所言："其停饮者，由水停心下，心主火而恶水，水既内停，心不自安，则为悸也。"悸的认识更是百家争鸣，虞抟认为惊悸还与肝胆有关，《医学正传》云："心者君主之官，神明出焉。夫怔忡惊悸之候，或因怒气伤肝，或因惊气入胆，母能令子虚，因而心血为之不足，又或遇事繁冗，思想无穷，则心君亦为之不宁，故神明不安而惊悸怔忡之证作矣。"并对惊悸怔忡以有时无时加以鉴别。指出："夫所谓怔忡者，心中惕惕然动摇而不得安静，无时而作者是也。惊悸者，蓦然而跳跃惊动，而有欲厥之状，有时而作者是也。"

明代王肯堂则认为："有汗吐下后正气内虚而悸者，有邪气交击而悸者，有荣卫涸流脉结代者则又甚焉。"张景岳对惊悸怔忡的病因病机之论述较为全面，认为惊有因病而惊和因惊而病症，并提出："主气强者不易惊，而易惊者必肝胆之不足也。"

清代叶天士对惊悸的认识更完善，认为病因主要有内伤七情，操持劳损，痰饮或水湿上阻，清阳失旷；或本脏阳气自虚，痰浊乘侮，水湿内停，上凌于心；或宿哮痰火，暑热时邪，传入心神。在治疗上，除沿用前代医家常法外，对温病后期阴虚液耗所致惊悸，在复脉汤基础上，去生姜、桂枝、人参的基础上，加白芍以养营阴。或用酸枣仁汤、黄连阿胶汤等甘柔养心阴，反对滥用辛散走泄。王清任对瘀血所致的心悸做了补充，指出"心跳心忙，用归脾安神等方不效，用此方百发百中"，唐容川亦云"凡思虑过度及失血家去血过多者，乃有此虚证，否则多加瘀瘀，亦细辨之"。

综上所述，古人对心悸病因病机认识比较全面，为后世医家对心悸辨证施治奠定了理论基础。近大多数学者认为，心悸总的病机为本虚标实，本为气血阴阳亏虚，标实为感受外邪、情志所伤、饮食等造成脏腑功能失调，进而影响到心，或邪扰心神，或心神失养而发心悸。

二、历代医家对本病的治疗概要

（1）温阳安神法，桂枝甘草汤。

（2）滋阴和阳法，小建中汤、炙甘草汤。

（3）温阳化水定悸法，真武汤、半夏茯苓丸，小半夏加茯苓汤。

（4）养血安神法，归脾汤、养心汤。

（5）益气养心法，定心汤。

（6）重镇安神法，朱砂安神丸。

（7）滋阴补肾法，大补元煎、左归丸、二阴煎。

（8）化痰定悸法，十味温胆汤。

（9）交通心肾法，黄连阿胶汤。

（10）柔肝滋阴法，酸枣仁汤。

三、近代医家对本病的认识

近代医家对本病的治疗已趋完善，颜德馨老中医在治疗冠心病心悸时，善用附子取得明显疗效。董建华老治疗心悸提出了镇、养、化、温四法，四法灵活应用，每获良效。黄文东老认为，脉络瘀阻是本病发生的关键，治疗注重活血化瘀，通利血脉。李培生老将心律失常分为虚实两大类，实证多有痰滞、气郁、血瘀；虚证多与阴血不足、阳气虚衰有关，临床上当循此而辨证处方用药。路志正老认为，有内外之湿邪引起的心律失常临床颇为多见，湿邪引起的心律失常，病因病机复杂，病情兼夹，本虚标实，涉及心、脾、肝、肺等脏腑相兼为病。在治疗时需根据湿邪的特点，缓缓图治，既不可早进补益，又不可骤然功逐，而应选用恰当的治湿浊方法，常以宣、化、渗三法统之，即开宣上焦、芳化中焦、渗利下焦。朱良春老治疗"窦缓"，善用桂枝甘草汤，用桂枝和营补阴，甘草既补阴又宣通经脉，二味并用刚柔互济而治心动过缓。任继学老认为，心动悸病因有二：一是外在风寒、风热、湿热或疫疠之邪，内侵犯心；二是情志失调，饮食不节，劳逸失度，寒温失宜，房劳过度而生，本病治疗除治标外，当以"平治于权衡"为要。

综上所述，从古至今，中医对心悸病的治疗非常完善，取得了可喜的进展。

四、治疗体会

根据古人之旨，结合经典理论，心悸的主要病位虽然在心，但与其他脏腑功能失调密切相关，五脏皆可令人悸，非独心也。因此治疗上以治心为主，临证之时，应根据五脏的生理特点，或一脏为主，或两脏并调，或多脏并治，根据自己多年的临床体会，效法仲景之旨，总结了以下治疗法则，运用经方既可治心又兼治他脏，临床每收良效。

1. 温养心脾法

此法适用于心脾两虚，心血不足型心悸。症见：心悸而有空虚感，失眠多梦，面色不华，倦怠乏力，唇甲色淡，舌淡脉细数。方用小建中汤化裁。本方见于《金匮要略·血痹虚劳病脉证并治》："虚劳里急，悸，衄，腹中痛，梦失精，四肢痠疼，手足烦热，咽干口燥，小建中汤主之。"《伤寒论》第120条云："伤寒二三日，心中悸而烦者，小建中汤主之。"心中悸而烦是本症的特点，然悸与烦证，又有虚实之分，本症即非水气凌心之心悸，亦非热扰胸膈之烦，更不是少阳胆火炽盛之烦悸证，此乃里虚邪扰，气血不足，心无所主则悸，神志不宁则烦。正如成无己所说："伤寒二三日，邪气在表，为当传里之时，心中悸而烦，是非邪气搏所致。心悸者，气虚也；烦者血虚也。以气血内虚，与小建中汤先建其里。"因心主血，脾生血为后天之本，气血生化之源，其生成的水谷精气与吸入之清气形成宗气，宗气上行灌注心肺，鼓动心搏，推动血行。脾气虚损，宗气不足，心失所养则心悸而发。正如《素问·平人气象论》所云："乳之下，其动应衣，宗气泄也。"因此抓病机，根据病机用药，心脾同治，先建其中，使化源充足，心有所主，心神得养而心悸自除。

2. 温通心肾法

此法适用于大病久病之后，阳气虚衰，不能温煦心脉，或胸阳不振，气机痹阻所致之心悸惕动。症见：心中空虚，惕惕而动，面色苍白，胸闷气短，胸痛彻背，形寒肢冷，舌淡苔薄白，脉细弱或沉细、结代。方用桂枝甘草汤和麻黄附子细辛汤。《伤寒论》第64条："发汗过多，其人叉手自冒心，心下悸，欲得按者，桂枝甘草汤主之。"第301条亦云："少阴病，始得之，反发热，脉沉者，麻黄附子细辛汤主之。"心下悸，欲得按，是本证的主要表现。说明心阳损伤，心脏失去阳气的卫护，则空虚无主，故见心中悸动不安，欲得按，乃里虚欲求外护，故其人叉手自冒心，以安心悸。脉沉细，不仅心阳已虚，而肾阳亦不足，因此在治疗上，仅温通心阳，恐其药力不足。又肾为先天之本，元气之根，内寄元阴元阳，胎儿在母体之中即靠先天之气鼓动而有心搏，且心肾同属少阴，生理上心气下通肾，而肾气上承于心。明张景岳说："阳统乎阴，心本乎肾，所以上不宁者，未有不由乎下，心气虚者，未有不固乎精。"故而在桂枝甘草汤的基础上，加麻黄附子细辛汤温肾助阳以治其根。本型用此方的目的在于抓主证结合病机用方。主证乃"心下悸欲得按"，病机为心肾阳虚，因此治疗上心肾同治。用桂枝甘草汤，取桂枝辛甘性温，入心而助阳；甘草甘温，甘缓补中益气。二药相配，辛甘相合，阳气乃生，心阳得复而悸动可止。用麻黄附子细辛汤，方中重用附子既温少阴之虚，又防亡阳之变，使肾阳充足，乃一身之阳不衰。

3. 温化水饮法

本法适用于素体阳虚，或汗吐下误伤心阳，致心阳不振，心失温养，或阳虚水失蒸化，上凌于心均可致悸。症见：心悸而有空虚感，每因劳累或受凉后加重。伴眩晕，胸脘满闷，恶心泛涎，四末不温，小便不利，下肢浮肿，舌体胖淡，苔水滑。方用真武汤和苓桂术甘汤。《伤寒论》第82条："太阳病发汗，汗出不解，其人仍发热，心下悸，头眩，身瞤动，振振欲擗地者，真武汤主之。"第316条亦云："少阴病，二三日不已，至四五日，腹痛，小便不利，四肢沉重疼痛，自下利者，此为有水气，其人或咳，或小便不利，或下利，或呕者，真武汤主之。"

第67条云："伤寒若吐若下后，心下逆满，气上冲胸，起则头眩，脉沉紧，发汗则动经，身为振振摇者，茯苓桂枝白术甘草汤主之。"本证乃因心肾阳虚，阳虚则不能制水，寒水之邪得以上乘，水气凌心则发心悸。本法抓主证，根据病机用药。主证为心下悸，其病机为肾阳虚，因此用真武汤温阳利水。但脾主运化水湿，若脾运不健，水湿不化，单纯温肾，则难绝生水之源。因此，脾肾同治，使肾阳充足，脾以健运，水饮得化，心悸自除而诸症自愈。

4. 滋阴益气法

本法适用于气阴两虚的心悸。凡热病后期，气阴两伤，或久病体虚，气阴亏虚，均可使心失所养而发为心悸。症见：心悸而烦，有空虚感，每因劳累后加重，倦怠乏力，气短懒言，口干咽干，胸闷，腰膝酸软，舌红少苔，脉细弱。方用炙甘草汤。《伤寒论》第177条："伤寒脉结代，心动悸，炙甘草汤主之。"心动悸，脉结代，是本证的特征。心血不足，心阳不振，是本病的病机。心主血脉，赖阴阳气血来温煦。若心之阴阳气血俱虚，而心失所养，则心悸动不安；若气血虚衰，运行无力，脉道不充，则脉结代。根据抓主证结合病机用药的规律，用炙甘草汤滋养心脾气血而复脉，心脾同治。方中辛温助阳与甘寒养阴之品相配，阳生阴长，阴阳并补，滋阴养血，通阳复脉，而使气血充足，阴阳调和，其脉得复，而心悸自安。

5. 滋阴降火法

本法适用于阴虚火旺的心悸。凡热病伤阴，或房事不节，均可使肾阴损耗，水不制火，虚火扰动心神而致心悸。症见：心悸而烦，夜间尤甚，夜寐不安，五心烦热，腰酸耳鸣，盗汗自汗，舌红少苔，脉弦细数。方用黄连阿胶汤和酸枣仁汤主之。《伤寒论》第303条云："少阴病，得之二三日以上，心中烦，不得卧，黄连阿胶汤主之。"本方之病机是肾水素亏，邪从热化，肾水不足，心火亢盛，心肾不交，水火不济，则心烦不得卧。《金匮要略·血痹虚劳脉证并治》第17条亦云："虚劳虚烦不得眠，酸枣仁汤主之。"本条论述了肝阴不足的虚劳不寐证治。主证虽然不是心悸，何以用酸枣仁汤？因其病机是肝阴不足。肝为藏血之脏，主疏泄气机，周学海《读书笔记》云："肝者贯阴阳，统气血……握升降之枢也。"就其经络而言，足厥阴肝经上行至胸，与手少阴心经、手厥阴心包经相交联；五行上肝木与心火母子相生，一旦肝虚或肝郁，使其调达之性，则气血运行失常，正如《清代名医医案精华·凌晓五医案》所云："肝木与心火相煽动，肝阳浮越不得僭，彻夜不寐，心悸怔忡。"肾藏精，肝肾同源，肾阴不足，肝阴亦虚，肝肾阴虚，虚火上炎，上扰心神，故发心悸。正如《石室秘录》说："心悸非心动也，乃肝血不能养心也。"因此，根据病机用方，肝肾同治，滋肝肾之阴而清心火，敛阴安神以和阴阳。正如徐灵胎云："芩连以直折心火，佐芍药以收敛神明，非得气血之属交合心肾，苦寒之味，安能使水火升降，阴火终不归，则少阴之热不除，鸡子黄入通于心，滋离宫之火，黑驴皮入通于肾，益坎宫之精，与阿井水相融成交胶，配合作煎，是降火归原之剂，为心虚火不降之专方。"再用滋肝阴降心火的酸枣仁汤，二方相合，相得益彰。

6. 疏肝定悸法

本法适用于气机郁滞、阻滞心脉、心阳不畅之心悸。症见：心悸而烦，每遇情志不遂则加重，伴两胁胀痛，善叹息，苔薄白，脉弦或结代。方用四逆散加味。《伤寒论》第318条："少阴病，四逆，其人或咳，或悸，或小便不利，或腹中痛，或泄利下重者，四逆散主之。"从条文中可以看出，本条的主证是"四逆"，其病机是由于肝胃气滞，气机不畅，阳郁于里，不能通达四末所致。心悸是本条所述之或然证，由于少阴枢机不利，阳气被抑，津液不布，饮邪凌心故心悸而作。因此，抓副症，根据病机用药，用四逆散疏肝解郁，透达郁阳。方中柴胡疏条气机以达阳气，枳实行气散结以利脾胃，二药合用以解郁开结疏达阳气。芍药、甘草酸甘化阴，利阴和血。正是"治其阳者，必调其阴，理其气者，必调其血"之义。加桂枝温通心阳而治悸。诸药合用，使气机条达，郁阳得伸，饮邪得化而心悸自止。药味虽少，力专而效宏。

7. 和枢机安神定悸法

本法适用于肝胆郁热、痰浊阻滞、枢机不利，导致心神不安所致的心悸。症见：心悸心烦，惊恐不安，失眠多梦，口干口苦，舌质略红，苔略黄或黄白相间，脉弦或弦滑或结代。方用柴胡加龙骨牡蛎汤。《伤寒论》第107条："伤寒八九日，下之，胸满烦惊，小便不利，谵语，一身尽重，不可转侧者，柴胡加龙骨牡蛎汤主之。"从条文中可以看出，本方具有和少阳、畅三焦、利膀胱、泻阳明、镇心胆、安神志的功用。用于治疗伤寒误下邪陷所致烦惊谵语。其病机主要为少阳枢机不利，胆火内郁，更兼胃热上蒸，心神不安则有谵语惊惕之变。本方以小柴胡汤和解少阳、宣畅枢机，使陷里之邪得以枢机而出；加桂枝通阳透达，助小柴胡转出里邪；少量大黄，并无峻猛伤正之弊，而有泄热和胃之功；铅丹、龙骨、牡蛎重镇安神，定悸止烦；妙在茯苓一味，即可淡渗利水、疏利三焦，又能宁心安神以止烦惊；去甘草者，不欲其甘缓之性妨碍祛邪也。如此攻补兼施，使胆热除、肝气疏、心神宁而心悸得除。山西名老中医朱进忠老师曾论述此方具有以下功用：一有理肝，二有化饮，三有调阴阳，四有和营卫，五有助升降，六有和肝胆，七有镇静止悸的功效。因此，临证之时，每用之则收良效。

五、加减用药体会

以上是自己在心悸治疗上的常用之法。每一种疾病都有自身的规律，在其发生发展的变化过程中，既有阶段性又有连续性。某一阶段适用于经方，又由于病人的体质差异，以及气候、社会、生活环境等因素的影响，即使同一疾病也会出现错综复杂的变化。因此，临证之时，应强调辨证施治，主张谨守病机，因人、因地、因时、因证而施。虽然多用经方，但在具体运用时却很少单纯使用，而是灵活辨证，据证化裁。对复杂症状常用多方化裁，充分体现以不变应万变的治疗思想。除此以外，还结合临床症状，汲取现代中药药理研究成果，采用病症相结合的方法，将经科研和临床研究证实，具有特异性抗心律失常作用的中药组方和药对，加入辨证施治中，临床体会确可起到快速纠正心律失常的效果，又可改善患者心脏的临床症状。一般情况用药 15 天左右症状减轻，早搏减少。60 天左右心律可恢复，临床症状基本消失，可从事一般体力劳动。在此基础上，还要灵活变通，现将个人临床用药体会总结如下。

（1）养血安神：当归、白芍、龙眼肉、柏子仁、夜交藤、炒酸枣仁、仙鹤草。

（2）温阳定悸：桂枝、补骨脂、桑寄生、人参、鹿角霜。

（3）化痰安神：石菖蒲、远志、郁金、天竺黄、苦参、黄连、瓜蒌。

（4）解郁安神：合欢花、茯神、合欢皮、玫瑰花、浮小麦。

（5）化瘀安神：桃仁、红花、苏木、虎杖、万年青、琥珀。

（6）重镇安神：灵磁石、紫贝齿、龙齿、生龙骨、生牡蛎、紫石英。

（7）清心安神：百合、五味子、莲子心、丹参。

从《金匮要略》肾气丸的应用论异病同治

病治异同，包括同病异治、异病同治两个方面，是中医的一项重要治疗原则。对其实质的研究，有助于发扬中医诊疗疾病的特色。有关同病异治的论述早在《黄帝内经》中就有记载，说明同病异治这一治疗原则早就存在于中医理论体系之中。同病异治的思想源自《素问·病能论》和《素问·五常政大论》。《素问·病能论》说："有病颈痈者，或石治之，或针灸治之，而皆已，其真安在？岐伯曰：此同名异等者也。夫痈气之息者，宜以针开除去之；夫气盛血聚者，宜石而泻之。此所谓同病异治也"。《素问·五常政大论》说："岐伯曰：西北之气散而寒之，东南之气收而温之。所谓同病异治也。故曰：气寒气凉，治以寒凉，行水渍之；气温气热，治以温热，强其内守。必同其气，可使平也，假者反之。"异病同治，在《黄帝内经》中没有明确地论述，但与同病异治相对亦体现了这种思想。汉代张仲景《伤寒杂病论》中虽无此论述，但在病症结合的辨证治疗方法和具体方药的运用上确充分地体现了异病同治的精神，尤其在《金匮要略》中体现得更为突出。历代医家广泛应用此准则，并不断充实和丰富其内涵。明确提出异病同治者首推清代医家陈士铎，在《石室秘录》的同治法中有"同治者，同是一方而同治数病也，如四物汤可治吐血，又可治下血；逍遥散可治木郁，又可治数种郁；六君子汤可治饮食之伤，又可治痰气之疾"的记载。至此之后，虽无专著专论，但在中医理论体系中皆宗此说。

东汉时期张仲景在《金匮要略》中每论及一病症，皆考虑到方方面面的因素，而采取不同的治法和方药的加减化裁，灵活运用异病同治法则，被后学奉为圭臬。仅就肾气丸一方的灵活运用，阐述仲景异病同治之旨。

1. 虚劳腰痛——温补肾阳、强肾壮腰

虚劳腰痛，少腹拘急，小便不利者，八味肾气丸主之。

从原文一目了然，此腰痛乃肾虚所致，非外邪所干，腰为肾之外府，肾为作强之官，肾气虚，腰失所养，故而腰痛。肾与膀胱相表里，肾阳不足，不能温养脏腑，膀胱气化不利，则少腹拘急，小便不利。如尤在泾所言："虚劳之人，损伤少阴肾气，是以腰痛，少腹拘急，小便不利，程氏所谓肾间动气已损者是矣。八味肾气丸补阴之虚，可以生气，助阳之弱可以化水，乃补下治下之良剂也。"虚劳腰痛以虚损为主，虚则补之，故用肾气丸温阳补肾。方中桂枝、附子温补肾阳以行水；地黄滋补肾阴以养血；山茱萸、山药补脾益肾，固精秘气；茯苓、泽泻渗湿通利膀胱之气；丹皮行血，疏调经络之滞，以补泻开合肾气。于是肾气运而水行，腰痛腹急因之而解，小便通利而诸症自愈。

2. 消渴之病——温阳滋肾、蒸津化气

男子消渴，小便反多，以饮一斗，小便一斗，肾气丸主之。

消渴之病，男女皆有，病机繁多，但主要以上中下三消为主。上消者，乃肺火偏旺，以口渴多饮为主。中消者，乃胃火偏旺，以多食善饥为甚；下消者，因肾阴不足，虚火内炽为多，以小便量多为主。但肾为水火之脏，内寄真阴真阳，肾阴不足，日久必累及肾阳而出现阴阳两虚之候。以药测证，仲景所言消渴以肾阳虚为主，因房劳伤肾，命门火衰，不能化水，盖人身命门之火，在下蒸水，上腾为气，化而为液，有津液则不渴。若火虚不能化水，则津液小便反多。本病特点，乃肾阳虚衰，既不能蒸腾津液以上润，又不能化气以摄水，故而饮水一斗，小便一斗。因此用肾气丸以温阳滋肾，方中生地黄、山药、山茱萸、泽泻益肾滋水；桂枝、附子扶真火，俾命门之火能化水，上升为津液，不致有降无升，以恢复其蒸津化气之功，则消渴自除也。

3. 痰饮上犯——温肾助阳、化饮利水

夫短气，有微饮，当从小便去之，苓桂术甘汤主之；肾气丸亦主之。

短气有微饮，而未谈其他症状，可见并非支饮或悬饮，而属于饮邪较轻者。饮停心下，阻滞心脉则气短而作。既有饮邪，则应以祛邪为主，何用肾气丸主之？夫饮邪的形成，主要责之于肺、脾、肾，从原文可知，短气有微饮，可责之于脾或肾。若以脾阳不足，不能温化水湿，而致水饮上犯者，则应以苓桂术甘汤温脾燥湿。若以肾阳不足，不能温化水饮，以致水泛心下者，则应以肾气丸温阳化饮以治其本。尤在泾曰："气为饮抑则短，欲引其气，必蠲其饮。饮，水类也，治水必自小便去之，苓桂术甘益土气以行水，肾气丸养阳气以化阴，虽所主不同，而利小便则一也。"此证病因乃肾阳不足为本，而水饮泛滥为标，因此，治疗上仍遵循治病求本的原则，用肾气丸温肾助阳，以取益火之源，以消阴翳之功，使肾阳渐足，饮邪得化，水湿之邪从小便而出，则短气之症自除。

4. 妇人转胞——振奋肾阳、蒸化水气

妇人病，饮食如故，烦热不得卧而反倚息者，何也？师曰：此名转胞，不得溺也。以胞系了戾，故致此病。但利小便则愈，宜肾气丸主之。

转胞原因非一，根据古人旨意，有妊娠胎气不举下压其胞者，有忍溺入房致胞系了戾者，当分辨病因而施治。有脾虚湿盛，肺气壅塞，肾阴不足等，既曰"饮食如故"寓示病不在中焦。主张"宜肾气丸主之"，以药测病机，可知乃有肾阳不足，气化失司，导致膀胱及其脉络等组织回旋曲折，排尿功能异常，故"不得溺也"，水道闭阻，浊阴无从排泄，遂逆而上冲，妨碍肺气肃降，故烦热，倚息，不能平卧。正如尤在经所言："饮食如故，病不由中焦也。了戾与潦戾同，胞系了戾而不顺，则胞为之转，胞转则不得溺也，由是下气上逆而倚息，上气不能下通而烦热不得卧。治以肾气者，下焦之气肾主之，肾气得理，庶潦者顺，戾者平，而闭乃通耳。"仲景所言妇人转胞，乃肾气弱，膀胱气不行所致，治疗当用肾气丸振奋肾气，使气化复常，小便通利则其病自愈。

5. 脚气上冲——益肾助阳、温化寒湿

崔氏八味丸：治脚气上入，少腹不仁。

脚气之病，多由寒湿热毒而致，治疗上多以化湿解毒为宜。但从仲景原文以药测病机，可知本病乃肾阳不足，寒湿内停而致。何以发为脚气病？因肾之脉起于足而上于腹，肾阳虚，气化不利，则水湿内停，湿邪下注则腿足肿大而发为脚气；少腹为肾脉所经之地，水湿内聚，故少腹部拘急不仁。此时治疗，单纯祛湿难以奏效，须以治本为主，助肾阳而化水湿，邪气祛，正气盛而诸症自愈。

综上所述，仲景在《金匮要略》一书中，用肾气丸治疗虚劳腰痛、痰饮、消渴、脚气病、妇人转胞等五种疾病。这些病证虽然散见于各篇，病种不一，但其病机都属于肾阳虚气化不利所致，故用温补肾阳之法而治之。充分体现了异病同治之旨。正如徐灵胎《杂病症治》中所云："肾虚不能吸水归元则积饮为患，或泛上焦为涎沫，或停心下为怔忡，或留脐腹为动气筑筑然，均宜益火之源以消阴翳也。"由此可见，多种不同的疾病，由于病因病机相同，病位和症状虽异，治法则相同。仲景将肾气丸运用于临床，治疗各种不同的疾病，症状虽异，但病机相同，故用肾气丸一方统治而效如桴鼓。其共同目的以温补先天为主，但根据其不同的症状及病位，应用的角度各有侧重，值得我们深思。其体现了张仲景在治疗杂病时细审病因，谨守病机，确定病位，把握证候，灵活辨证，将异病同治的思想灵活运用于临床实践，对中医治疗学的发展起到了很大的推动作用。

刘玉洁主任认为，异病同治不仅限于病机相同而采取相同的治疗措施，这样难免有一定的局限性。中医以症状体征为依据，对人体的全身机能归类分析，既注重局部器官的病变，又兼顾全身状态的失调，处方用药常随时间、体质和状态的改变而异。因此，异病同治就有了新的内涵，它既体现了辨病和辨证相结合的重要性，又揭示了不同疾病可存在相同或相似的病机变化。临证应用之时，可从以下几点理解。

（1）不同的疾病虽然可以有相同的症状，但是由于病种不同，其症候或临床表现并非完全相同，关键还在于辨病性、辨病因、辨病机、辨病位，只有病因同源，病机吻合，方可采用相同的治疗方法。如防己黄芪汤既可以治疗风湿在表，以关节疼痛为主的风湿病，又可以治疗风水在表，以面目肿胀为主的风水病。二者病位、症状并不相同，但病机均为表虚，因而均用防己黄芪汤益气固表。

（2）不同的疾病病机、症状完全相同，结合具体疾病均可采取相同的治疗措施，但临床处方用药不一定完全相同。关键是治则相同，亦属异病同治的范畴。如在临床中治疗肺痿、肺癌、肺痨，三者在疾病的发生发展过程中，均可出现以肺之气阴两虚的病理变化，临床上以干咳少痰、气短乏力、手足心热、舌质嫩红少苔、脉细数为主，均可采取益气养阴、润肺止咳的治则，但处方用药却不尽相同。肺痿以麦门冬汤为主，肺癌以沙参麦冬汤为主，肺痨则以百合固金汤为主，皆可收到良好的效果。

（3）不同的疾病，在其发展变化过程中的某一阶段出现相同的病理变化，就会出现类似的症候，即可采取相同的治疗措施，但要注意疾病的本质有一定差异性，以免在临床上出现偏差，影响疗效。如胃痛、泄泻、腹痛在一定的病理阶段均可出现中气下陷证，因而均可用补中益气汤升举中气。但是，还要注意不同的疾病有其个性变化，所以，在用补中益气汤的基础上还要根据不同的病变灵活加减，方可收到较好的效果。

（4）异病同治的"病"，既包括现代医学所诊断的疾病，如冠心病心绞痛、高血压病等，又包括中医所诊断的病，如胸痹、眩晕等。因此，临床上不必拘泥于中、西医"病"的范围，如冠心病心绞痛、心肌炎、心律失常等病，在不同的阶段，可以出现相同病理变化及症状，皆可以用相同的治疗方法。因此，只要正确地处理了病因、病位、病证、病性等之间的辩证关系，它不仅是中医治疗的根本法则，同样也充分体现在西医的治疗过程中，也可以作为中西医结合的一个桥梁而进行深入的研究。

总之，异病同治的法则是建立在辩证施治的基础上，针对病机变化、疾病演变过程中特殊时期而采取的治疗原则。在多种疾病的变化中找出其矛盾的共性，即相同的病候，从而采取同一治疗原则和方法。其根本原则都是《素问·至真要大论》之"谨守病机，各司其属，有者求之，无者求之，盛者责之，虚者责之，必先五胜，疏其气血，令其条达，而致和平"之旨。由此可见，中医独特的异病同治方法蕴涵着深刻的辩证法思想，本源于《黄帝内经》而发展于仲景。后世应在此基础上有所发展，有所创新，才能进一步提高和充实中医基本理论，指导临床用药，为临床提供新的思路和方法。

中篇　勤临床

疗效是硬道理，更能检验医者的临床水平。此篇详细阐述刘玉洁主任对临床善治病种及重点病种的系统认识和诊治经验以及验案。

胸痹心痛辨治经验

胸痹心痛，是指以胸闷、心悸气短为主症的一种心系疾病。轻者胸闷或胸部隐痛，发作短暂；重者心痛彻背，背痛彻心，喘息不得卧，痛引左肩或左臂内侧。常伴有心悸气短，呼吸不畅，甚则喘促，面色苍白，冷汗淋漓等。本病相当于西医的冠心病心绞痛。冠状动脉粥样硬化性心脏病（coronary atherosclerotic heart disease），指冠状动脉粥样硬化使血管腔狭窄或闭塞，导致心肌缺氧或坏死而引起的心脏病，统称冠状动脉性心脏病（coronary heart disease，CHD），简称冠心病。在我国，随着人均寿命的延长、生活方式的改变，冠心病发病率和死亡率有增高的趋势。刘玉洁主任对冠心病心绞痛辨治特点如下：

一、实证

1. 肝郁气滞证

此类型患者平素情志不畅，肝失疏泄，气机逆乱，气滞心胸，唐容川《血证论》云："以肝属木，木气冲和调达，不致遏郁，则血脉通畅。"可见肝气不舒与心脉痹阻有很高的相关性。患者常见胸闷疼痛，痛及胁肋，善叹息，常有情志不遂史，舌面有裂，苔白腻，脉弦等。以疏肝解郁为基本治法，选用逍遥散柔肝健脾、疏肝解郁，或柴胡加龙骨牡蛎汤加减，以和枢机、调肝气。药物组成：当归10g，白芍10g，柴胡10g，茯苓15g，白术10g，炙甘草6g，薄荷6g（后下），生龙骨30g，生牡蛎30g，黄芩10g，清半夏10g。方中柴胡、黄芩疏肝解郁，一升一降宣畅枢机；当归、白芍养血柔肝，补肝体而助肝用；白术、半夏、茯苓、炙甘草健脾和胃，以防木侮；薄荷疏肝经之热；生龙骨、生牡蛎重镇安神。诸药合用，经方化裁，共奏疏肝解郁、调畅枢机之效。

2. 痰浊阻滞证

痰浊则是冠心病发生的另外一个重要因素，平素饮食不节，过食肥甘，嗜食烟酒，脾胃损伤，聚湿生痰。另一方面，生活压力大、节奏快，情志不畅，郁久化热，以致痰热内生，均可阻遏心阳，心阳不宣，心气痹阻。此类患者常见胸闷心痛，气短，倦怠乏力，脘痞，胸闷泛恶，舌体胖大，舌苔白厚腻，脉滑等。以化痰泄浊为基本治法，以温胆汤加减。方药组成：清半夏10g，竹茹10g，陈皮10g，枳壳10g，茯苓15g，炙甘草6g。方中半夏燥湿化痰，和胃降逆，竹茹清胆和胃，止呕除烦，二者相伍，一温一凉化痰和胃；陈皮，理气燥湿，化痰行气，枳壳理气宽中，化痰消积，二者合用理气化痰；茯苓，健脾渗湿，使湿无从生；炙甘草固护脾胃，同时也调和诸药。全方温凉并用，共奏化痰泄浊之效。

3. 瘀血痹阻证

血瘀是冠心病心绞痛的根本病因，所谓"不通则痛"，气滞、痰阻均可导致血脉运行不畅通，而血虚、气虚使血液在脉管周流无力，最终亦可导致血脉瘀阻。此类患者常见心胸疼痛，如刺如绞，或心痛连及后背放射至左前臂，舌质紫暗，或有瘀斑，舌苔薄，脉弦涩。以活血化瘀、通络止痛为基本大法，以血府逐瘀汤为基础方。药物组成：桃仁10g，红花10g，赤芍10g，川芎6g，川牛膝15g，生地黄10g，当归10g，枳壳10g，桔梗10g，柴胡10g。方中桃仁、红花、川芎活血祛瘀为主药；当归、赤芍养血活血，牛膝祛瘀通脉并引血下行，生地黄配当归养血和血，使祛瘀而不伤阴血，柴胡、枳壳、桔梗宽胸中之气滞，治疗气滞兼证，并使气行血亦行，共为方中佐药；甘草协调诸药为使。合而用之，使血行瘀化，诸症自愈。

二、虚证

1. 心气虚损证

刘玉洁主任认为"虚"者，多以心气虚常见，年迈体衰，《黄帝内经》云"人年四十而阴气自半"，五脏之气皆虚；或平素过逸，或劳烦过度等因素皆可导致心气不足。患者常见心胸隐痛，心悸气短，周身乏力，每遇劳累则加重，舌体胖大，舌质淡，脉虚细。治疗以补益心气为根本治法，选用自拟方补心气方加减。药物组成：党参18g，龙眼肉10g，山茱萸10g，白芍10g，当归10g，炙甘草6g。方中党参补血生津液；当归补血活血止痛；龙眼肉补益心脾，养血安神；山茱萸补益肝肾，固脱元阳，与当归同用补心养血；白芍柔肝止痛，养血益阴；炙甘草补脾生血。诸药共奏养心益气之功。

2. 气阴两虚证

心气虚损日久，可导致心阴虚损；肾阴亏虚，心血失荣，亦可至心阴亏虚证。患者常见心胸隐痛，心悸，周身乏力，易汗出，口干，舌质淡红，脉虚细。治以益气养阴之法，常用生脉散加减，益气养血。药物组成：麦冬10g，五味子6g，党参10g。方中党参补气养血，麦冬以养阴清热生津，五味子生津止渴，三味药一补一润一敛，益气养阴，气充脉复。

若心肾阴虚，症见：心胸憋闷，心慌心悸，腰膝酸软，舌质嫩红少苔，脉细数。治以滋阴清火，方用滋水清肝饮加减。药物组成：熟地黄10g，当归10g，白芍10g，酸炒枣仁30g，山茱萸10g，茯苓15g，山药30g，柴胡10g，焦山栀6g，丹皮6g，泽泻15g。方中六味地黄汤滋补肝肾；熟地黄滋养阴血，当归补血活血，白芍益阴养血，三者合用共奏补血调血之功；柴胡疏肝理气，使诸药补而不滞；炒酸枣仁养心安神；栀子清心火，除烦热。诸药合用共奏滋阴清火之功。

3. 心阳虚损证

刘玉洁主任认为，心气虚损日久，亦可导致心阳虚损。患者见心痛心悸，胸闷气短，面色㿠白，神倦怕冷，四肢欠温，舌质淡嫩，舌体胖大，苔白，脉沉或沉迟。治以温补阳气，振奋心阳，方用保元汤合参附汤加减。药物组成：党参18g，黄芪24g，肉桂6g，炙甘草6g，附子8g（先煎1小时）。方中用黄芪补气健脾生血；党参补益元气，补血生津；肉桂补火助阳，散寒止痛，温经通脉，引火归原，鼓舞气血运行；炙甘草阴阳并调；附子回阳固脱，补火助阳，散寒止痛。诸药合用大补元气，振奋心阳。见水肿，小便不利，喘息不得平卧，保元汤合真武汤加减温阳利水；若脉沉迟者，加用麻黄附子细辛汤温阳通脉。

辨证论治的准确是治疗冠心病的关键步骤。临证几十年全面理解经方、时方、验方，师古而不泥古，形成自己的辨证思路，化繁为简，将冠心病分为"虚""实"两大类。虚证以心气虚损为本，久之则损及心阴、心阳；实证多以痰浊、肝郁、血瘀为主。临证时注重加减用药，合方治疑难，药少力专，常取得良好的效果。

三、临床思辨特点

1. 补益心气为根本大法，注重固护脾胃

冠心病的根本病机为本虚标实，素病体虚，后天失养，年高久病或失治误治等正气虚为本；寒、痰、气、瘀等邪实为标乘虚入犯，痹阻心脉，斫伤心气，皆可导致心气不足。治病必求于本，故以补益心气为根本大法，同时注重固护脾胃。脾胃为后天之本，久病多损及脾胃，脾和心在气血生化、气机升降方面都有很密切的关系，在治疗过程中常会加生麦芽、焦三仙、鸡内金来健脾和胃。

2. 注重从肝论治

现代人生活节奏加快、生活压力增大、生活环境改变会导致人

的情绪不稳定。古有《灵枢·邪气脏腑病形》曰"忧愁恐惧则伤心",其中尤以肝脏对心的影响最大,因肝主疏泄,调畅气机;"百病皆生于气也",若郁怒伤肝,肝郁气滞,甚则气郁化火,灼津成痰。无论气滞或痰阻,均可使血行失畅,脉络不利,而致气血瘀滞,或痰瘀交阻,胸阳不运,心脉痹阻,不通则痛,而发胸痹。故刘玉洁主任在治疗胸痹心痛时注重从肝论治,从根本病因上着手,能取得事半功倍的效果。若患者平素急躁易怒,两胁痛甚,口苦,合金铃子散行气止痛;若见心情郁闷,兴趣低落者,加郁金、丹参、合欢皮等行气解郁、除烦安神、活血止痛;若见心情烦躁,胸中郁热者,加淡豆豉、焦栀子以清热除烦。

3. 注重从痰论治

当今人们生活水平提高、饮食习惯的不健康、生活起居不规律等,皆为痰湿证增多的原因。生活水平提高导致人们过食肥甘厚味,以至于损伤脾胃,运化失司,痰湿内蕴,久之则瘀阻血脉,使血脉不畅。在临床上若痰热互结,症见:心下按之痛,舌尖红,舌苔黄厚腻,脉滑数,则合小陷胸汤清热化痰、宽胸散结;若寒痰阻滞,见心胸绞痛,遇冷加重,手足不温,合枳实薤白桂枝汤通阳理气、祛痰散结;若痰扰心神,伴有心神不安,心悸,加石菖蒲、远志、茯神等祛痰开窍、安神益智;若患者湿热内蕴,见小便黄赤,口舌生疮,舌苔黄厚腻,加茵陈、泽泻渗湿清热,使湿浊从小便而出,谓邪有出路矣。

4. 注重养心安神

临证的过程中发现,许多胸痹心痛患者,多伴有夜寐不安,有甚者则夜不能寐。分析认为,虚者为久病则心肾不交、心神失养等,实者为肝火扰心、痰火扰心。遣方用药时甚为细致,养血安神常用炒酸枣仁、柏子仁;重镇安神常用生龙骨、生牡蛎、龙齿、紫贝齿;清心安神常用百合、栀子、丹参;解郁安神常用合欢花、合欢皮。

5. 强调血瘀贯穿疾病始终

不论是心气虚、肝郁，还是痰湿，其最终的病理结果皆为血瘀，心脉痹阻而发胸痹。因此瘀血不仅是本病的致病因素，同时也是其他致病因素的病理产物。因此在治疗的过程中，要注重活血化瘀法的运用。若血瘀气滞，加丹参、郁金活血理气；若气滞血瘀，见舌质紫暗有瘀斑，脉弦涩，合丹参饮行气活血止痛；若寒凝血瘀，症见面色㿠白，畏寒肢冷，脉沉，舌质淡嫩有瘀斑或舌质暗加桂枝、薤白、附子等温阳通脉、振奋心阳；若痰瘀互结，症见舌质紫暗，苔厚腻，加瓜蒌、薤白等化痰通阳，檀香理气止痛。

【验案1】

提要：本病例为一胸痹病例，采用补养心气、活血通脉、安神镇静法，自拟补心气方治疗，标本兼治，疗效满意。

张某，女，65岁。2013年3月12日就诊。

主诉：胸闷、气短反复发作两年。

患者于两年前无明显诱因出现胸闷、气短，劳累后症状加重，严重时伴胸痛，无喘息、大汗，曾就诊于某西医院，诊断为冠心病心绞痛。经冠脉造影提示：左主干狭窄，建议行支架术，患者拒绝，予相关西药口服，症状仍反复发作。刻下症：胸闷、气短，劳累后症状加重，时有心前区隐痛，乏力，形体偏胖，纳可，小便调，大便干，夜寐欠安。舌淡暗苔白，脉沉细。

辨证分析：患者老年女性，年过六旬，阴气自半，心肾皆虚，精血渐衰，以致心气不足，血脉失于温运，气虚运血无力，血脉痹阻不畅，故见胸闷、气短，时有隐痛；心神失养，故见夜寐不安。舌淡暗苔白，脉沉细，为心气不足之征。所以，本病例为本虚标实证，治疗应补养心气，兼活血通脉。

中医诊断：胸痹（心气不足，兼有瘀血）。

西医诊断：冠心病，劳累性心绞痛。

治法：补养心气，兼活血通脉。

方药：自拟补心气方加减：党参 20g，当归 10g，白芍 10g，龙眼肉 10g，山茱萸 10g，丹参 24g，郁金 10g，柏子仁 15g，元胡 15g，川楝子 6g，三七粉 3g（冲服）。7 剂。每日 1 剂，水煎服，每日两次。

二诊（2013 年 3 月 19 日）：胸闷、气短好转，胸痛减轻，时有心悸，夜寐欠安。舌淡苔白，脉沉细。效不更方，上方加桑寄生 30g、生龙骨 30g、生牡蛎 30g 补肾安神定志。7 剂。

三诊（2013 年 3 月 26 日）：胸闷、气短明显好转，无胸痛，心慌、心悸好转，大便每日 1 次，质偏干，纳可，小便调，夜寐安。舌淡苔白，脉沉细。处方：党参 20g，当归 10g，白芍 10g，龙眼肉 10g，山茱萸 10g，丹参 24g，郁金 10g，柏子仁 15g，三七粉 3g（冲服），桑寄生 30g，生龙骨 30g，生牡蛎 30g。7 剂。

按语：冠心病心绞痛，相当于中医的胸痹心痛范畴。本病的发生多与寒邪内侵、饮食失调、劳倦内伤、年迈体虚等因素有关，其病机有虚实两方面，实为寒凝、血瘀、气滞、痰浊，痹阻胸阳，阻滞心脉；虚为气虚、阴伤、阳衰，肺脾肝肾亏虚，心脉失养。本病多发生于中老年，多因脏腑亏虚，心脉失养，病久则生痰、生湿、生瘀，形成本虚标实之证。《金匮要略》把胸痹的病机总结为"阳微阴弦"，即上焦阳气不足，下焦阴寒气盛。所以对于虚证的治疗时注重扶正为主，佐以化痰、化瘀、祛湿，往往会收到很好的效果。补心气汤为自拟方，方中党参大补心气为主药，使气行则血行；心为血脏，心气不足，久必及血，当归、白芍补阴血，使阴阳平和，则气血运行正常；山茱萸补益肾精，助心气；龙眼肉、柏子仁助党参益气养心安神；丹参、郁金、三七粉、元胡、川楝子活血理气止痛。诸药共奏补养心气、活血通脉、安神镇静之功。

【验案2】

提要：本例胸痹经黄连温胆汤加减治疗后，短期内明显好转，体现了采用清热化痰、化瘀宣痹法治疗痰浊痹阻型胸痹心痛的巧妙之处。

窦某，女，53岁。2014年1月20日就诊。

主诉：心前区闷痛，连及后背两年余。

患者心前区疼痛，连及后背，反复发作两年，曾在某西医院诊断为冠心病心绞痛，给予西药治疗（具体用药不详），有所缓解，但遇劳则发。故求治于中医，刻下：心前区闷痛连及后背，伴口苦纳呆，胃脘不适，烧心反酸，二便调，心烦不眠，夜寐欠安。舌质淡红，苔黄腻，脉弦滑。门诊心电图提示：窦性心律，ST-T段改变。

辨证分析：患者平时嗜食肥甘厚味，导致湿热内阻，痰湿上犯心胸清旷之区，气机不畅，心脉痹阻，故见心痛连及后背。胆为清净之腑，性喜宁谧而恶烦扰。若胆为邪扰，失其宁谧，则见心烦不眠。胆胃不和，胃失和降，则见口苦纳呆，胃脘不适，烧心反酸。舌红苔黄腻，脉弦滑，为痰热内阻的表现。

中医诊断：胸痹心痛（痰热痹阻）。

西医诊断：冠心病，劳累性心绞痛。

治法：清热化痰，化瘀宣痹。

方药：黄连温胆汤加减：清半夏10g，枳壳10g，竹茹10g，陈皮10g，茯苓15g，炙甘草6g，黄连6g，石菖蒲10g，远志10g，茯神30g，丹参30g，郁金10g，合欢皮30g，川楝子6g，元胡15g，片姜黄15g，葛根30g，生龙骨30g，生牡蛎30g。7剂。每日1剂，水煎服，每日两次。

二诊（2014年1月27日）：胸痛发作次数减少，反酸烧心较前减轻，纳可，小便调，大便干燥，夜寐尚安。舌红苔黄腻，脉弦滑。效不更方，上方加火麻仁30g润肠通便。7剂。

按语：冠心病病位虽然在心，但与脾胃也有密切关系，即"不离于心，亦不止于心""脾足太阴之脉，其支者，复从胃，别上膈，注心中"。心肺居上，肝肾在下，若脾失健运，升降失常，清阳不升，津液不化，聚而生痰，痰气随经脉逆上而冲于心，湿痰阻络，气滞血瘀，痰凝瘀阻，痹遏胸阳，胸阳失展可见胸闷、胸痛等症。方用黄连温胆汤清热化痰。此方轻用竹茹，不在清热，意在除烦宁心，降逆消痞；用枳壳代枳实，意在宽中又防枳实破气伤正；石菖蒲、远志、茯神、丹参、郁金、合欢皮开窍化痰，交通心肾；川楝子、元胡疏肝理气而止痛；片姜黄善于止肩臂之疼痛；葛根升津疏经，脾胃之清阳升则浊阴自降；生龙骨、生牡蛎可镇惊安神，制酸止痛，兼可软化痰涎。全方共奏清热化痰、化瘀宣痹之功。

【验案3】

提要：本例胸痹经自拟补心气汤加减治疗，效果显著，体现了采用益气养心、活血复脉法治疗心气不足、瘀血内阻之胸痹，以达标本兼顾之妙。

李某，男，70岁。2009年11月3日就诊。

主诉：心前区隐痛反复发作4年，加重两天。

患者4年前因劳累导致胸闷隐痛反复发作，曾在某西医院就诊，经查诊为"冠心病"，间断服用"消心痛片、倍他乐克片、拜阿司匹林片"治疗，病情反复发作。两天前复因劳累症状加重，为求中医治疗而来诊。现症见：胸闷隐痛时作，伴心悸、气短、乏力，纳食不香，二便尚调，夜寐欠安。舌质淡暗，苔薄白，脉沉涩。

辨证分析：患者年过七旬，气血俱虚，复因劳累，耗气伤血，致心脉失养，痹阻不畅，故见胸闷隐痛、心悸之症。血亏气虚，故见气短、乏力。心神失养，故见夜寐欠安。舌质淡暗，苔薄，脉沉涩，为心气不足、瘀血内阻的表现。

中医诊断：胸痹心痛（心气不足，瘀血内阻）。

西医诊断：冠心病，劳累性心绞痛。

治法：益气养心，活血化瘀。

方药：自拟补心气汤加减：党参 30g，黄芪 30g，当归 10g，龙眼肉 10g，元胡 10g，川楝子 6g，郁金 10g，柏子仁 10g，炒酸枣仁 30g，远志 10g，丹参 30g，鸡血藤 30g，枳壳 10g，鸡内金 10g，焦山楂 9g，焦神曲 9g，焦麦芽 9g，生龙骨 30g，生牡蛎 30g，紫贝齿 40g。7 剂。每日 1 剂，水煎服，每日两次。

二诊（2009 年 11 月 10 日）：胸闷痛较前减轻，仍有心悸乏力，时有心烦，气短已除，纳可，二便尚调，夜寐多梦。舌质淡暗，苔白，脉沉细。上方加浮小麦 30g 以养心安神。14 剂。

三诊（2009 年 11 月 24 日）：胸闷痛未再发作，心悸、心烦、乏力均减轻，纳可，二便调，夜寐尚安。舌淡，苔白，脉沉细。处方：党参 30g，黄芪 30g，当归 10g，龙眼肉 10g，元胡 10g，川楝子 6g，郁金 10g，柏子仁 10g，炒酸枣仁 30g，远志 10g，丹参 15g，鸡血藤 18g，枳壳 10g，鸡内金 10g，焦山楂 9g，焦神曲 9g，焦麦芽 9g，生龙骨 30g，生牡蛎 30g，紫贝齿 40g，浮小麦 30g。7 剂。

按语：本病例特点以年龄大、病程长、发病急为主。患者高龄，正气已虚，因劳累发病。劳则耗气，气虚运血不利，脉络瘀阻，不通而发为胸痹。其病位在心，心气虚损为本，脉络瘀阻为标。《寿世保元》云："盖心气者，血之帅也，气行则血行，气止则血止，气有一息不运，则血有一息之不行。"本证特点为本虚标实，治以益气养心治其本，活血通脉治其标。方中党参、黄芪大补心气为主药，使气行则血行；当归本为阴药，乃取张景岳"善补阳者，当于阴中求阳"的阴阳互根之理；心为血脏，心气不足，久必及血，故补心安神兼以养血，使阴阳平调，则能推动气血正常运行，龙眼肉、柏子仁、炒酸枣仁、远志助党参、黄芪益气养阴又可安神；元胡、川楝子、丹参、郁金、鸡血藤行气活血止痛；枳壳、焦三仙、鸡内金一则调和气血，更兼动静结合以防补药滋腻，二则以助药力发挥；紫贝齿、生龙骨、生牡蛎重镇安神平肝，以防肝气不调而影响于心。全方共奏益气养心、活血通脉之功。

心悸辨治经验

心悸，是指病人自觉心中悸动、惊惕不安，甚则不能自主的一类症状。临床一般多呈发作性，每因情绪波动或劳累过度而发作，且常伴胸闷、气短、失眠、健忘、眩晕、耳鸣等症。病情较轻者为惊悸，病情较重者为怔忡，可呈持续性。根据本病的临床特点，各种原因引起的心律失常如表现以心悸为主症者，可参照本病辨证论治。刘玉洁主任结合多年的临床经验，按快速性心律失常和缓慢性心律失常分型论治，多能获得较好疗效，具体内容如下。

一、快速性心律失常

快速性心律失常是临床上常见病之一，好发于各个年龄段，表现为室上性心动过速、房性早搏、室性早搏和室性心动过速等。将它分为虚实两大类。

（一）虚证

1. 心脾两虚证

脾为营卫气血生化之源，《灵枢·决气》曰"中焦受气取汁，变化而赤是为血"。若患者素体脾胃虚衰，化源不足，心血无以为继，久之则形成心脾两虚之候。症见：心悸气短，头晕目眩，面色无华，失眠健忘，倦怠乏力，纳呆食少，舌淡红，脉细弱。沈金鳌曾云："脾统四脏，脾有病，必波及之，四脏有病，亦必有待养脾，四脏皆赖煦育，脾气绝，四脏安能不病……凡治四脏者，安可不养脾哉。"

故治疗本证，多采用补血养心、益气安神法。重在益气，意在养血，方用归脾汤加减。组方用药如下：白术 10g，党参 18g，黄芪 24g，当归 10g，茯神 30g，远志 10g，炒酸枣仁 40g，木香 10g，龙眼肉 10g，炙甘草 6g。方中以党参、黄芪、白术、炙甘草补脾益气生血；当归、龙眼肉补血养心；茯神、炒酸枣仁、远志宁心安神；木香理气醒脾，使补而不滞，滋而不腻，有输化药力之功。上药合用，共奏益气补脾、健脾养心之效。

2. 气阴两虚证

此型患者多禀赋不足，素质虚弱，或久病伤正，耗损心之气阴，或劳倦太过伤脾，生化之源不足，气血阴阳亏乏，脏腑功能失调，致心神失养，发为心悸。症见：心悸气短，心悸而有空虚感，伴心烦，失眠多梦，面色不华，倦怠乏力，唇甲色淡，或口干舌燥，舌淡，脉细数或沉细或结代。常用自拟补心气方加减，具体用药如下：党参 10g，麦冬 10g，五味子 6g，白芍 12g，山茱萸 20g，当归 10g，龙眼肉 10g，炙甘草 6g。方中党参大补元气，麦冬补肺胃之阴，五味子收敛耗散之气阴，敛肺气及心气。三药合用补气益阴，使气阴充足而血脉复。并在本方基础酌加当归、白芍补血养阴，龙眼肉、山茱萸、炙甘草益气复脉。气血充盛，心之阴阳和调，转输自如，本气自复。

（二）实证

1. 痰热内蕴证

随着人们生活水平的提高，越来越多的人嗜食肥甘厚味，过度饮酒，损伤脾胃，滋生痰浊，蕴而化火，扰乱心神而致心悸。症见：心悸时发时止，受惊易作，胸闷烦躁，失眠多梦，口干苦，大便秘结，小便短赤，舌质偏红，舌苔白腻或黄厚，脉弦滑。治宜清热化痰，安神定悸。常用方剂：黄连温胆汤加减。药物组成：黄连 6g，清半夏 10g，竹茹 10g，陈皮 10g，茯苓 15g，枳壳 10g，炙甘草 6g，石菖蒲 10g，远志 15g，茯神 30g，炒酸枣仁 30g，夜交藤 40g，生龙骨 30g，生牡蛎 30g，龙齿 40g。方中黄连清心火；清半夏、陈皮降逆和胃，燥湿化痰；竹茹清热化痰，止呕除烦；枳壳、茯苓行气消痰，健脾渗湿；炙甘草益脾和胃，调和诸药；石菖蒲、远志、茯神是取《备急千金要方》中定志小丸之意，以化浊宁心，安神定悸；炒酸枣仁、夜交藤养心安神；生龙骨、生牡蛎、龙齿镇肝安神。综合全方，共奏清热化痰、安神定悸之效。

2. 肝郁气滞证

肝为阴木，通春气而主生发，在人体的生命活动中起着升阳发阴，启陈从新的重要作用，具有助肺降、济心火、启肾脏、达中土的功能。除此以外，肝的升发还具有升发元气的作用。肾中元真之气，有赖于肝气的升发，使肾精疏达于各脏腑组织。正如张锡纯《医学衷中参西录》中云："人之元气自肾达肝，自肝达于胸中，为大气之根本。"临床实践中，发现部分患者由于缺乏对医学知识的了解，当出现心悸症状时，心理压力过大，或者由于生活节奏加快，来自于工作家庭等方面的压力不能及时宣泄调节，以致肝气失调。症见：心悸，情绪不宁，焦虑烦躁，胸满胁痛，失眠多梦，女子月经失调，舌质淡暗，苔薄腻，脉弦。对此种证型患者疏肝解郁、调畅气机非常重要，肝气通则心气通，正如唐容川《血证论》云："肝属木，木气冲和调达，不致郁遏，则心脉得畅。"刘玉洁主任多喜用逍遥散加减，具体用量如下：当归 10g，白芍 10g，柴胡 6g，茯苓 15g，白术 10g，枳壳 10g，炙甘草 6g，生姜 3 片（后下），薄荷 3g（后下）。方中治以柴胡，肝欲散也；佐以甘草，肝苦急也。当归以辛补之，白芍以酸泻之。治以白术、茯苓，脾苦湿也；加薄荷、生姜入煎即滤，统取辛香散郁也。

3. 肝胆郁热、枢机不利证

此型患者多由于气机不调、肝胆郁热、枢机不利，以致心神不安引起心悸症状，根据《伤寒论》第107条："伤寒八九日，下之，胸满烦惊，小便不利，谵语，一身尽重，不可转侧者，柴胡加龙骨牡蛎汤主之。"本条主证"胸满烦惊"与枢机不利型心悸的主证一致，症见：心悸失眠，胸闷心烦，情绪抑郁，周身乏力，善恐易惊，小便不利，舌红苔白腻，脉弦滑。故根据其主证用药，选用柴胡加龙骨牡蛎汤减桂枝、铅丹、大黄治疗。具体如下：柴胡10g，黄芩10g，清半夏10g，党参10g，茯苓15g，生龙骨30g，生牡蛎30g。方中柴胡、黄芩、清半夏、党参为小柴胡汤之意，以和解少阳枢机，疏肝解郁，扶正祛邪，四药合用则心悸、胸闷、心烦、乏力诸症即解；茯苓助太阳气化进而扶助心阳，安神定悸；龙骨、牡蛎镇心安神定悸。全方共奏疏肝解郁、补益心阳之功。

二、缓慢性心律失常

缓慢性心律失常也是临床上的一种常见病，是以心率减慢、心室率低于60次/分钟为特点的一种心律失常，临床上多见于窦性心动过缓、房室传导阻滞、病态窦房结综合征、窦性停搏等。将其分为虚证、实证和虚实夹杂证三类进行论治。

（一）虚证

1. 心肾阳虚证

元代朱丹溪《格致余论》曰："心为火居上，肾为水居下，水能升而火能降，一升一降，无有穷矣。"心肾相交，此为其常。若心肾阳虚无力鼓动气血运行，致使血行迟缓也是本病发生的一个常见病机。张景岳说："阳统乎阴，心本乎肾，所以上不宁者，未有不由乎下，心气虚者，未有不固乎精。"对于此型，刘玉洁主任采用温肾助阳法，常用麻黄附子细辛汤加减。组方用药如下：炙麻黄6g，制附片8~10g（先煎），细辛3~6g，丹参18g，党参12g，白芍10g，桂枝6g，甘草10g等。方中麻黄行表以开泄皮毛，逐邪于外；制附片合表里以温经，外护太阳之刚气，内固少阴之肾根，则津液内守，而微阳不至外亡；细辛香浓气窜，既助麻黄解表，又协附子温里，通彻表里而为佐药。三者合用，补散兼施，虽微发汗，无损于阳气矣。

2. 心气虚损证

本证乃心气虚损，鼓动血脉无力，气血运行失常，心脉失养而致。症见：心悸、胸闷、气短，动则加重，甚至喘息不能平卧，头晕沉不适，少气懒言，倦怠乏力，自汗，小便无力，舌质淡，脉沉迟无力。治疗当以补养心气为主，兼顾补血，气血充足，则脉自复。自拟补心气方，组成如下：党参18g，当归10g，白芍10g，龙眼肉10g，山茱萸20g，炙甘草6g。方中党参为君，大补元气；龙眼肉、山茱萸为臣，温补心肾，以助君药补气之功；当归、白芍补血养心，活血止痛，以防补气之药太过而伤阴；炙甘草，调和诸药，益气复脉。诸药合用，补气之中不忘补血，补血养阴更助益气养心复脉之功。若气虚日久，损及阳气，则加保元汤或桂枝甘草汤。

3. 大气下陷证

心肺同居上焦，二者配合共同完成气血的运行。若肺气不足，气虚下陷以致心阳不足时则出现此证。症见：心悸、胸闷，气短不足以息，头晕，健忘，周身乏力，言语无力，动则尤甚，形寒肢冷，时有夜间睡眠中憋醒，或有晕厥，舌质淡，苔薄白，脉沉细无力，或缓或迟或结代。此与清末医家张锡纯《医学衷中参西录》中所言升陷汤"治胸中大气下陷，气短不足以息，或努力呼吸，有似乎喘……其脉沉迟微弱，关前尤甚，其居者，或六脉不全，或参伍不调"相似。对此，刘玉洁主任多用升陷汤合桂枝甘草汤加减治疗。

方药组成如下：黄芪24g、知母10g、桔梗10g、柴胡10g、升麻6g、桂枝6g、炙甘草6g。方中黄芪为君，补气升提，与胸中大气同气相求；知母为凉润之品，防气药之热以济之；柴胡、升麻分别为少阳、阳明之药，能引大气之陷者自左、右上升；桔梗乃药中之舟楫，载诸药之力直达胸中；加桂枝、甘草为桂枝甘草汤之意，温阳复脉。诸药合用，共奏升提大气、益气复脉之功。

（二）实证

1. 痰热阻滞证

薛立斋曰："痰者，脾胃之津液，或为饮食所伤，或为七情六淫所扰，故气壅痰聚。盖脾为统血行气之经，气血俱盛，何痰之有？皆由过思与饮食所伤，损其经络，脾血既虚，胃气独盛，是以湿因气化，故多痰也……迷于心，则怔忡恍惚。"若脾胃虚衰，水谷不归正化，则生湿化痰，郁而日久则形成痰热阻滞证，痰湿上犯心胸清旷之区则见心悸不宁。症见：心悸，气短，眩晕，自觉心跳有间歇，心烦，胸闷痞满，纳少，脘腹胀满，恶心欲吐，或伴有喘息，双下肢浮肿，舌质暗，苔腻，脉沉迟而滑。刘玉洁主任多喜用温胆汤合小陷胸汤加减治疗，方药组成如下：清半夏10g，竹茹10g，陈皮10g，茯苓15g，枳壳10g，炙甘草6g，瓜蒌15g，黄连6g。治疗本证除化痰之外，应兼调"生痰之源"脾胃，故选温胆汤治疗。方中半夏为君，竹茹为臣，二药合用共奏燥湿化痰除烦之功。枳壳行气化痰，使痰随气下；陈皮、茯苓健脾理气化痰；炙甘草健脾和胃，协调诸药化痰。本方减大枣、生姜，是防甘温滋腻之药助湿留邪；加黄连、瓜蒌，此乃《伤寒论》中小陷胸汤，是为心烦、胸闷痞满较甚、痰热较重者设。

2. 肝胆郁热、枢机不利证

临床实践中发现心悸就诊于中医时，大多已经过西医治疗，病程较长，花费较多，从而造成精神压力过大，以致肝郁日久化热，使肝胆枢机不利，邪陷于内、上扰于心而致心悸。症见：心悸，胸闷，气短，喜太息，心烦易怒，胸胁及脘腹胀满，得嗳气则舒，头晕，纳少，不思饮食，夜寐不安，舌质淡，苔薄白，脉沉迟而弦。可用柴胡加龙骨牡蛎汤加减，组成如下：柴胡10g，黄芩10g，清半夏10g，党参10g，茯苓15g，生龙骨30g，生牡蛎30g。方中柴胡、黄芩、半夏、党参乃小柴胡汤之意，和解枢机，疏肝解郁，清热利胆，扶正祛邪；茯苓健脾益气，助太阳之气化，扶助心阳安神定悸；生龙骨、生牡蛎滋阴潜阳，镇心安神定悸；减桂枝、铅丹、大黄，即减去凉、热、有毒之品以平调。诸药合用，少阳枢机不利得解，肝胆郁热得除，则心悸诸症自解。

（三）虚实夹杂证

本证为素体气血虚弱，病久情志不调，气机不畅，瘀血阻络而致。症见：心悸，心跳有暂停之感，胸闷不适，时有胸痛，痛如针刺，腹满腹胀，口唇紫暗，舌质淡暗或有瘀斑瘀点，苔薄白略腻，脉细涩或结代。治疗时应补气养血以治本，理气活血化瘀以治标，选用山西名中医朱进忠先生的经验方参芪丹鸡黄精汤治疗，每收良效。方药组成如下：党参30g，黄芪30g，丹参30g，鸡血藤20g，黄精30g，柴胡10g，薄荷10g，苍术10g，白术10g，青皮6g，陈皮10g，三棱10g，莪术10g，当归10g，夜交藤40g，生地黄10g。方中党参、黄芪、黄精为君，补心、肺、脾、肾之气，益气复脉；丹参、鸡血藤、当归活血化瘀，通络止痛，助君药行气活血通脉；苍术、白术益气健脾，以资气血生化之源；柴胡、陈皮、青皮理气通脉，调畅气机，防止补气药太过而阻碍气血运行；生地黄、薄荷能滋阴润燥，以防气血瘀滞日久化燥伤阴；三棱、莪术破血行血化瘀，以助通经复脉之力。全方补气养血复脉以治本，行气化瘀通脉以治标，气充瘀去，则诸症自愈。

三、临床思辨特点

1. 重视整体观念，注重天人合一

从中医整体观念出发，在人与自然为一个有机整体这一基础理论的指导下，认为在临床辨证治疗疾病时应特别注意考虑环境因素、发病时间、发病季节对人体的影响。由于当今人们处在一个生活水平较高、生活节奏较快、竞争激烈、压力较大的环境中，饮食不节、情志不调逐渐成为发病的主要诱因，因而辨证治疗疾病时应注意从痰湿、肝郁、气滞等方面着手，往往能收到事半功倍的疗效。

2. 崇《黄帝内经》，重视五脏一体论

五脏一体理论，是《黄帝内经》重要的学术理论之一，主要是指人是一个有机整体，构成人体的各个组织器官，在结构上相互沟通、功能上相互协调、病理上相互影响。从这一理论出发，在临床辨证治疗心律失常时，调理心脏的同时，还特别重视调理肝、脾、肾、肺四脏。如在治疗心气虚损、气阴两虚之证，还注意调理脾、肾；治疗痰热阻滞之证，还注意调理脾胃等。经过治疗，五脏功能协调，则诸症皆愈。

3. 崇仲景，重《伤寒论》，擅用经方

刘玉洁主任崇尚仲景学说，细读精研《伤寒论》，结合自己多年的实践经验，深悟经方之真谛，临证时擅用经方治疗各种疾病。在临床上通过灵活变通，辨证施治，采用抓主证、抓病机或既抓主证又抓病机之法，选用柴胡加龙骨牡蛎汤、麻黄附子细辛汤、炙甘草汤、真武汤等经方治疗缓慢性心律失常，每每取得满意疗效。

4. 针对兼证，擅用对药

临床治疗心律失常时，在灵活运用主方治疗主证的同时，针对其兼证多选用对药治疗。兹举例如下：兼头晕不寐者，用石菖蒲、

远志、茯神；兼肝郁不寐者，用丹参、郁金、合欢皮；兼夜寐多梦者，用炒酸枣仁、夜交藤；兼胸痛、脘腹痛者，用川楝子、元胡；兼脘胀者，用苏梗、生麦芽；兼下肢浮肿者用玉米须、白茅根；兼多汗者，用桑叶、浮小麦；兼善恐易惊者，用桑寄生、炙龟板。

【验案】

　　提要：本例心悸患者经桂甘龙牡汤合安神定志丸加减治疗，症状明显好转，体现了采用温补心阳、重镇止悸法治疗心阳不足、肝胆气虚之心脏神经官能症的妙用。

李某，女，38 岁。2010 年 3 月 9 日就诊。

主诉：心悸怔忡反复发作两年。

患者两年来，因工作、生活烦劳，而致心悸怔忡时有发作，曾多次检查心电图、心脏彩超均无异常，自服“速效救心丸”症状稍减轻，但不能完全控制，且近来发作频繁，伴易惊胆怯，紧张时四肢发凉，手足心汗出，纳可，二便调，夜寐欠安，多梦易醒。舌质淡，苔薄白，脉细。

辨证分析：患者平素工作、生活烦劳，久则损伤心阳，心失温养，故见心悸怔忡。肝胆气虚，易惊忤心神，心神不安，故见善惊易恐，多梦易醒。心阳不足，血行迟滞，肢体失于温煦，故见四肢发凉。汗为心之液，心气虚损，故见自汗出。舌淡，苔白，脉细，为心阳不足、肝胆气虚的表现。

中医诊断：心悸（心阳不足，肝胆气虚）。

西医诊断：心脏神经官能症。

治法：温补心阳，镇惊定悸。

方药：桂甘龙牡汤合安神定志丸加减：桂枝 6g，炙甘草 15g，生龙骨 30g，生牡蛎 30g，党参 30g，石菖蒲 10g，远志 10g，茯苓 15g，茯神 30g，炙龟板 10g（先煎 30 分钟），炒酸枣仁 30g，夜交藤 30g。7 剂。每日 1 剂，水煎服，每日两次。

二诊（2010年3月16日）：心悸怔忡发作的次数明显减少，易惊胆怯、四肢发凉、手足心汗出等症也渐改善，纳可，二便调，夜寐欠安。舌质淡，苔薄白，脉细。效不更方，14剂。

三诊（2010年3月30日）：心悸怔忡、易惊胆怯诸症大减，纳可，二便调，夜寐尚安。嘱患者改服归脾丸10天善后。

按语：心悸、怔忡虽有轻重之别，但病机基本相同。心悸虽为心神之疾，然与肝胆关系密切。《黄帝内经》云："心者，君主之官，神明出焉……胆者，中正之官，决断出焉。""肝病者……善恐，如人将捕之。"患者心阳不振，心神失养，肝胆气虚，故见心悸怔忡，易惊善恐。汗为心之液，心气虚故自汗出。方用桂甘龙牡汤温补心阳，重镇安神；安神定志丸补益肝胆之气，安神定志。两方合用，恰中病机，病可向愈。

心衰病辨治经验

心衰是以心悸、气短、肢体水肿为主症的一种病证。多继发于胸痹心痛、心悸、心痹等疾病，是各种心脏疾病的最终转归，亦见于其他脏腑疾病的危重阶段。《黄帝内经》无心衰病名，《金匮要略》提出了与心衰有关的"心水""支饮"疾病的概念，西晋王叔和《脉经》首先提出"心衰"病名："心衰则伏，肝微则沉，故令脉伏而沉。"1997年10月实施，由原国家技术监督局发布的国家标准"中医临床诊疗术语"中指出："心衰"因心病日久，阳气虚衰，运血无力，或气滞血瘀，心脉不畅，血瘀水停，以喘息心悸、不能平卧、咳吐痰涎、水肿少尿为主要表现的脱病类疾病，并肯定了"心衰"的病名。

心衰相当于西医的慢性心力衰竭，是心血管病最主要的死亡原因。它是由不同病因引起的心脏舒缩功能障碍，心脏排血量不足，致使组织血液灌注减少，难以维持组织正常代谢的需要，以肺循环和/或体循环瘀血为特征的一种心脏终末期的病理生理综合征。常表现为心悸、胸闷、气促、咳喘、乏力、浮肿、发绀、舌质黯或淡、脉沉细无力等症状。本病反复发作，治疗难度大，易反复，死亡率高。

经过多年的临床实践，面对错综复杂的病证，执简驭繁，刘玉洁主任将其分为 3 种证型辨证治疗，现总结如下。

一、心肾阳虚证

心主血脉的正常功能，靠心气心阳的温煦推动维持。而心病日久致气虚、阳虚，心气、心阳虚衰，温运推动血液无力，产生瘀血。心阳虚往往与肾阳的虚衰有关，张景岳谓"五脏之阳气，非此不能发"，肾阳不足，不能温煦心阳，则心阳无助。而且心力衰竭多起病缓慢，隐匿，根据中医"久病及肾""穷必及肾"的理论，心阳虚日久，心火不能下温肾水，亦必致肾虚。则心肾阳虚，心血瘀阻，水饮泛滥，发为心衰。临床表现：心悸、气喘或不得卧，咯吐泡沫痰、畏寒肢冷、面肢浮肿，颜面灰白、口唇青紫、尿少，舌黯淡或黯红，苔白滑，脉沉弱或沉迟。治宜温阳利水，方用《金匮要略》真武汤合苓桂术甘汤加味：炙附子 8g（先煎 1 个小时），茯苓 15g，桂枝 10g，白术 10g，炙甘草 6g，白芍 10g，丹参 30g，生姜 3 片。水肿明显，加白茅根 30g、玉米须 30g 利水消肿；气虚明显，加黄芪30g、党参 20g；喘息明显，加桑白皮 30g、葶苈子 15g；瘀血明显，加川牛膝 15g、川芎 10g。方中炙附子、桂枝、生姜温通心肾；茯苓、白术健脾利水；白芍既利小便以行水气，《本经》言其能"利小便"，又能防止附子燥热伤阴；丹参活血利水。《伤寒论》第 82 条："太阳病发汗，汗出不解，其人仍发热，心下悸，头眩，身𧮪动，振振欲擗地者，真武汤主之。"316 条亦云："少阴病，二三日不已，至四五日，腹痛，小便不利，四肢沉重疼痛，自下利者，此为有水气，其人或咳，或小便不利，或下利，或呕者，真武汤主之。"67条云："伤寒若吐若下后，心下逆满，气上冲胸，起则头眩，脉沉紧，发汗则动经，身为振振摇者，茯苓桂枝白术甘草汤主之。"本症病机为心肾阳虚，阳虚则不能制水，寒水上犯，水气凌心。根据病机用真武汤温肾阳利水，苓桂术甘汤健脾利水，脾肾同治，使肾阳充足，脾以健运，水饮得化，诸症缓解。

二、气阴两虚证

心病日久致心气虚，或本为阴虚体质，或长期应用利尿剂，致气阴两虚。气虚则不能推动血液的正常运行，阴虚则心脉失其濡润，均可使血行不畅，使心脉瘀阻，《金匮要略》云"血不利则为水"，瘀血阻滞心脉，使肺、脾、肾三脏的水液代谢失常，水饮内停，水湿泛滥发为心衰。临床表现：喘促憋气，动则加剧，心悸、气短、疲乏，自汗或盗汗，口干，面黯红，舌红，少苔，脉细数无力，或结代。治宜益气养阴，活血通脉。方用生脉散加味：西洋参8g，麦冬10g，五味子6g，当归10g，白芍10g，龙眼肉10g，丹参30g，郁金10g，山茱萸20g，炙甘草6g。水肿明显，加白茅根30g、玉米须30g；小便不利，合猪苓汤；喘息明显，加桑白皮30g、葶苈子15g；久病阴阳两虚，加黄芪30g、肉桂6g。生脉散出自《医学启源》，原用于治疗暑热汗多，耗气伤液，久咳肺虚，气阴两伤证。方中西洋参大补元气，麦门冬补肺胃之阴，五味子收敛耗散之气阴、敛肺气及心气，三药合用，补气益阴。在本方基础上酌加当归、白芍以补血养阴，龙眼肉、山茱萸、炙甘草补心气，益肾精；丹参、郁金活血利水。气血充盛，心脉通畅，诸症缓解。

三、气虚血虚兼气滞痰瘀证

心病日久，或心衰日久，心气不足，心血亦虚，无力推动血液正常运行，血行不利，瘀阻脉中，导致津液停滞成痰，痰瘀互结。《景岳全书》曰："津凝血败，皆化为痰。"《血证论》曰："瘀血积久，亦能化为痰水。"痰瘀又影响气血的运行，加之患者久病，肝气不畅，致气滞血瘀，进一步加重水湿痰饮内停，上凌心肺，发为心衰。其病机特点是虚实夹杂。临床表现：心悸、气短、咳喘不能平卧，胸脘痞闷，心情抑郁，痰白或黄黏稠、胁肋疼痛、颈部青筋暴露、下肢肿、面色晦黯、唇甲青紫，舌质紫黯或有瘀点瘀斑，苔白腻，脉沉弦。治宜益气活血，行气化痰。方用参芪丹鸡黄精汤原方：党参30g，黄芪30g，丹参30g，鸡血藤30g，黄精30g，三棱10g，莪术10g，苍术10g，白术10g，青皮6g，陈皮10g，柴胡10g，当归10g，生地黄10g，薄荷3g（后下），夜交藤40g。浮肿尿少，加白茅根30g，玉米须30g。本方为山西名老中医朱进忠先生经验方，本方治疗的病机为气虚血虚兼气滞痰瘀，根据病机用药，使气得复，气行瘀化痰消，心脉通畅，诸症缓解。

四、临床思辨特点

1. 辨病注重辨虚实

刘玉洁主任认为，心衰总的病机为本虚标实，本为心之气阴两虚或心肾阳虚，标为气滞、血瘀、痰饮。本虚是心衰的病理基础，贯穿整个病理过程的始终；标实是心衰主要的病理因素，为本病发展过程中某一阶段的兼证。心肾阴阳气血的不足可致血瘀痰饮的形成，而血瘀痰饮会进一步损伤心气心阳，两者互为因果，因此心衰的病人多表现为虚实夹杂。一般病变急性期以标实为主，缓解期以本虚为主，因此应首先辨清疾病的虚实，而采取相应的治疗法则。

根据邪正关系，或补或攻或攻补兼施。补虚重在益气养阴温阳，驱邪重在活血化瘀、行气化痰利水。以此为常，他法为变。

2. 治疗注重标本先后

心衰的病机为本虚标实，在疾病的不同时期，疾病的表现不同。缓解期以虚证为主，以心肾气血阴阳亏虚为主，兼以肺脾虚弱，临床表现为心悸、气短，胸闷，活动后喘息，口唇紫绀，轻度浮肿或不肿，纳少，舌质淡黯，苔白或腻，脉沉无力。急性期痰饮上泛为主，临床表现为喘息，呼吸困难，咳嗽，痰多，浮肿明显，小便少，舌质淡黯，苔白，脉沉或浮数。因此在治疗心衰病时，要注重标本先后缓急，缓解期以治本为主，急性期以治标为主。《黄帝内经》云"小大不利治其标"，尤其是患者表现为水肿明显、小便少时应采用急则治其标的原则，先利其水，待小便利而水肿消退后，病情缓解再图以缓治，以治其本。

3. 重后天之本脾胃

心衰病主要病位在心，五脏皆有受累，尤其与脾胃密切相关，在治疗心衰病的同时，要时时顾护脾胃，脾胃为气血生化之源，脾胃运化正常，气血充盛，才能助心气心血的化生。另外脾胃同属中焦，参与水液的代谢，《黄帝内经》云："饮入于胃，游溢精气，上输于脾，脾气散精，上归于肺，通调水道，下输膀胱，水精四布，五经并行。"脾胃的功能正常，饮入之水才可以正常的输布与排泄，体内的水湿亦可正常地运化。反之，则水湿停留体内而生湿生痰，故《黄帝内经》云："诸湿肿满，皆属于脾。"因此，治疗心衰病时刘玉洁主任尤其重视顾护脾胃，根据脾胃升降功能的生理特点，善用对药，如砂仁、白蔻仁，紫苏梗、生麦芽，枳壳、陈皮等一升一降，升降相因，脾胃升降功能正常，而杜绝生湿生痰之源。

4. 注重活血化瘀

心病日久，心肾阴阳气血俱不足，血脉不畅，瘀血内停，《金匮要略》云"血不利则为水"。水饮停聚，阻滞经络气血运行，血瘀与水饮又互相影响。因此，在治疗时刘玉洁主任重视活血化瘀药物的使用。轻症，用丹参、郁金、当归；偏重，用三棱、莪术、桃仁、红花；兼水肿明显的，加川牛膝、益母草、泽兰等活血利水。活血化瘀药始终贯穿于治疗的全过程。

【验案】

提要：本例心衰以浮肿为甚，虽心气虚衰，本《黄帝内经》"大小不利治其标"，故急则治其标，先利其水，待水肿消退，再治其本，可收良效。

李某，女，68 岁。2012 年 9 月 21 日就诊。

主诉：喘息，不能平卧 1 个月，加重伴周身浮肿，尿少 7 天。

患者主因胸闷，气短呼吸困难，心悸，偶有胸部闷痛，双下肢重度浮肿 1 个月，加重伴周身浮肿，尿少 7 天，由门诊以"心衰、肾衰、高血压"收入院。完善各种检查后诊断为：①冠心病，心功能Ⅳ级；②高血压Ⅲ级，极高危；③2 型糖尿病，糖尿病肾病，慢性肾衰竭；④陈旧性脑梗死。给予对症治疗，效果不著。近 1 周突发周身浮肿，尿少，给予大量利尿剂，浮肿更甚，尿少，24 小时尿量不足 600mL。医院通知病危，家属求治于中医。症见：胸闷，气短，心悸，呼吸困难，偶有胸部闷痛，不能平卧，胸脘满闷，恶心泛涎，四末不温，小便不利，颜面及周身浮肿，下肢按之没指。舌质淡胖，边有齿痕，脉沉细而弱。既往高血压病史 10 年，口服拜新同维持；糖尿病病史 2 年，口服达美康维持；陈旧性脑梗死病史 1 年。

辨证分析：本患者年过花甲，正气已虚，又因久病多虚，加之大量利尿药的应用，误伤心阳，损伤肾气，以致心肾阳虚。心失温养，则胸闷，气短，呼吸困难，周身乏力；肾阳虚衰，水失蒸化，上凌于心，则心悸，胸闷，胸脘满闷，恶心泛涎；心肾阳虚，不能温煦，则四末不温；肾阳虚衰，膀胱气化无力，则小便不利；阳虚水泛，故周身浮肿。舌质胖淡，边有齿痕，脉沉细而弱，皆为心肾阳虚之象。

中医诊断：心衰、水肿（心肾阳虚）。

西医诊断：①冠心病，心功能Ⅳ级；②高血压Ⅲ级，极高危；③2型糖尿病，糖尿病肾病，慢性肾衰竭；④陈旧性脑梗死。

治法：温阳利水。

方药：真武汤合春泽汤加减：制附子8g（先煎1小时），白术10g，白芍10g，茯苓30g，生姜3片，红参10g，猪苓10g，桂枝6g，泽泻15g，玉米须30g。7剂。每日1剂，水煎服，每日4次，6小时1次。

二诊（2012年9月28日）：服药7天，周身浮肿基本消退，24小时尿量2600mL，喘息大减，已能平卧，唯觉气短乏力，动则加重。舌质淡胖，边有齿痕，脉沉细而弱。调方治疗，自拟补心气方合保元汤，处方：红参10g，当归10g，白芍10g，龙眼肉10g，山茱萸20g，炙甘草6g，黄芪30g，肉桂6g，丹参30g，玉米须30g，茯苓30g，山药30g。7剂。每日1剂，水煎服，每日两次，饭后1.5个小时服用。

三诊（2012年10月8日）：周身浮肿已消，尿量正常，唯觉气短乏力，纳食尚可，二便调。舌质淡胖较前红润，边有齿痕，脉沉细。效不更方，上方加减，连服49剂，诸症缓解而停药。

按语：本患者年过花甲，正气已虚，又因久病多虚，加之大量利尿药的应用，误伤心阳，损伤肾气，以致心肾阳虚，心失温养，则胸闷，气短，呼吸困难，周身乏力；肾阳虚衰，水失蒸化，上凌于心，则心悸，胸闷，胸脘满闷，恶心泛涎；心肾阳虚，不能温煦，则四末不温；肾阳虚衰，膀胱气化无力，则小便不利；阳虚水泛，故周身浮肿。舌质胖淡，边有齿痕，脉沉细而弱，皆为心肾阳虚之象。方用真武汤合春泽汤加减。方中炙附子温肾壮阳，使水有所主；

白术燥湿健脾，使水有所制；生姜宜散，佐附子助阳，于主水中有散水之意；茯苓淡渗，佐白术健脾，于制水中有利水之用；白芍既敛阴和营，又制附子刚燥之性。全方温补肾阳利水。《伤寒论》第82条曰："太阳病发汗，汗出不解，其人仍发热，心下悸，头眩，身瞤动，振振欲擗地者，真武汤主之。"316条亦云："少阴病，二三日不已，至四五日，腹痛，小便不利，四肢沉重疼痛，自下利者，此为有水气，其人或咳，或小便不利，或下利，或呕者，真武汤主之。"春泽汤原方出自《医宗金鉴·杂病心法要诀》，由五苓散方加人参而成，功能助气化以生津，主治小便不利、诸虚饮渴、体弱饮浅、痰饮内停、泄泻等症。本证乃因心肾阳虚，阳虚则不能制水，寒水之邪得以上乘，水气凌心则发病。其病机为心肾阳虚，因此用真武汤温阳利水，以治其标；但脾主运化水湿，若脾运不健，水湿不化，单纯温肾，则难绝生水之源。因此，脾肾同治，使肾阳充足，脾以健运，水饮得化，而诸症自愈。本案本《黄帝内经》"急则治其标，缓则治其本"的原则，先以温阳利水以治其标，再以补气健脾以治其本。共服药40余剂，病情缓解而出院。

眩晕辨治经验

眩晕是临床常见症状，眩是指眼花或眼前发黑，晕是指头晕甚或感觉自身或外界景物旋转，二者常同时并见，故统称为"眩晕"。轻者闭目即止；重者如坐车船，旋转不定，不能站立，或伴有恶心、呕吐、汗出，甚则昏倒等症状。刘玉洁主任辨治眩晕有如下特点：

一、化痰定眩法

此法适用于痰浊中阻之眩晕。朱丹溪云"无痰不作眩"。肥胖气虚，嗜食肥甘，长期饮酒之人，阳明脉虚，运化无力，湿困脾土，中阳不申，再加愁烦之忧，则厥阴气逆，风痰上扰，阻遏清阳之路，清阳失位，发为眩晕。症见：眩晕，头重如蒙，面色晦暗，肢体倦怠重滞，夜卧不安，或少食多寐，心中懊恼，愠愠欲吐，食后作胀，口中黏腻，舌胖苔腻，脉弦滑。治以化痰息风，健脾和胃。方用半夏白术天麻汤加味：半夏、白术、陈皮各10g，天麻、茯苓、僵蚕、地龙、川牛膝、泽泻各15g，钩藤18g（后下），葛根24g，炙甘草6g。若痰湿较重，方用温胆汤合泽泻汤加天麻、僵蚕、葛根，地龙，化痰健脾，息风通络。

二、息风潜阳定眩法

此法适用于肝阳上扰之眩晕。《素问》有"风火皆属阳，多为兼化，阳主乎动，两动相搏，则为之旋转"。本型多见于情绪激动的高血压患者，病由肝阳上亢、上扰清空所致。症见：眩晕耳鸣，头痛且胀，心烦易怒，口干口苦，面红目赤，舌质红，苔黄，脉弦。治以平肝潜阳，滋养肝肾。主方天麻钩藤饮加减：天麻、菊花、川牛膝、僵蚕、益母草、桑寄生、地龙各15g，钩藤18g（后下），夜交藤、生龙骨、生牡蛎、石决明各30g，黄芩、焦山栀各10g。本证本虚标实居多，故治疗不宜过分滋腻峻补。本方为平肝降逆之剂，以天麻、钩藤、石决明平肝祛风降逆为主，辅以清降之焦山栀、黄芩，活血之牛膝、益母草、地龙、僵蚕，滋补肝肾之桑寄生等，滋肾平肝之逆；并辅以夜交藤、生龙骨、生牡蛎以镇静安神，缓其失眠，故为用于肝厥头痛、眩晕、失眠之良剂。

三、益气升阳定眩法

此法适用于中气不足、清阳不升之眩晕。《灵枢·口问》载"故上气不足，脑为之不满，耳为之苦鸣，头为之苦倾，目为之眩"。本型多见于久病或中老年患者，病由劳倦过度或病后体弱，中气亏虚，清阳不升，脑窍失养所致。症见：头晕，劳则加重，神疲乏力，气短，纳呆食少，舌淡，舌苔薄白，脉虚弱。治以补中益气，助升清阳。主方益气聪明汤加减：黄芪 30g，党参 20g，蔓荆子、川牛膝、僵蚕、地龙、天麻各 15g，升麻、炙甘草各 6g，葛根 24g，黄柏、白芍各 10g。益气聪明汤出自李东垣的《世医得效方》，用于中气不足、清阳不升并兼心火旺盛之眩晕，方中人参、黄芪、甘草甘温益气健脾；葛根、炙升麻轻扬升发以鼓舞胃气上行；白芍酸寒养阴柔肝，配黄柏既可泻火坚阴，又防葛根、升麻升发太过；蔓荆子清利头目，善治头沉昏闷。诸药合用则中气充足，清阳上升，浊阴得降，九窍通利，耳聪目明。

四、柔肝息风定眩法

此法适用于肝肾阴虚、风阳上扰之眩晕。肝藏血，主疏泄，体阴而用阳，肝之阳所以潜藏，肝风所以息宁，"全赖肾水以涵之，血液以濡之，肺金清肃下降之令以平之，中宫敦阜之气以培之，则刚劲之质，得为柔和之体，随其条达畅茂之性，何病之有？"（《临证指南医案·肝风门》）。若年老体衰，阴气自半，加之起居失宜，而致肝肾阴虚，水不涵木，木少滋荣，风阳上干，症见头晕，腰膝酸软，脑转耳鸣，头重脚轻，甚则舌强肢麻，时时欲仆，舌质红少苔，脉弦细，两尺脉虚弱或浮大无力。治以养血柔肝息风。自拟柔肝息风通络汤：当归 10g，白芍 10g，枸杞子 15g，菊花 30g，天麻 15g，钩藤 18g（后下），葛根 24g，川牛膝 15g，桑叶 30g，生龙骨 30g，生牡蛎 30g。方中当归、白芍、枸杞子、菊花养阴柔肝，天麻、桑叶、钩藤平肝祛风，葛根、川牛膝通络解痉、舒缓经脉，生龙骨、生牡蛎平肝潜阳。

五、和枢机定眩法

此法适用于少阳枢机不利之眩晕。《伤寒论·辨少阳病脉证并治》谓："三者能开能阖,开之可见,阖之不见,恰合为枢机之象。苦、干、眩者,皆相火上走空窍而为病,风寒杂病咸有之,所以为少阳一经总纲也"。忧郁恼怒太过,肝失条达,肝气郁结,气郁化火,厥阴与少阳互为表里,少阳枢机不利,肝胆郁火循经上扰清窍,发为眩晕。正如《类证治裁·眩晕》所言:"良由肝胆乃风木之脏,相火内寄,其性主动主升;或由身心过动,或由情志郁勃……以致目昏耳鸣,震眩不定。"症见:头晕,并见胸闷烦惊,心悸,逆气上冲,卧起不安,口苦,脉弦紧。治以和枢机,畅三焦。主方柴胡加龙骨牡蛎汤加减:柴胡10g,清半夏10g,黄芩10g,党参10g,茯苓15g,生龙骨30g,生牡蛎30g,熟大黄6g,桂枝6g,葛根24g,川牛膝15g,天麻15g,钩藤18g(后下)。柴胡加龙骨牡蛎汤出自张仲景《伤寒论》,此方方中有方,既有小柴胡汤的疏肝胆、调枢机,又有小建中汤助脾温阳,还有二陈汤的辛温散痰湿;方中有药,龙骨、牡蛎潜阳镇摄,大黄苦降通便,诸药合而用之,则清气得升,浊气得降,三焦通利。肝气得舒,眩晕自平。

六、临床思辨特点

1. 辨证的基础上标本兼治

眩晕的发生病因有饮食不节、情志不遂、体虚年高等多种因素,病变部位主要在清窍,病变脏腑与肝、脾、肾三脏有关。多属本虚或本虚标实之证,常见病证有肝阳上亢、痰浊中阻、中气不足、肝肾阴虚、肝胆火郁枢机不利五种辨证分型,各证候之间又常可出现转化,或不同证候相兼出现。如肝阳上亢可兼肝肾阴虚,气血亏虚可夹痰浊中阻等。针对各证候不同,治疗可根据标本缓急分别采取平肝、息风、潜阳、清火、化痰等法以治其标，补益气血、滋补肝肾等法以治其本。

2. 眩晕多从肝论治

经曰："诸风掉眩，皆属于肝。"肝木旺，风气甚，则头目眩晕，故眩晕与肝关系最密切。其病位主要在肝，但由于体质因素及病机演变的不同，可表现为肝阳上亢、内风上旋、水不涵木、虚阳上扰、阴血不足、血虚生风、肝郁化火、火性炎上等不同的证候。因此，临证之时，当根据病机的异同择用平肝、柔肝、养肝、疏肝、清肝诸法。治疗上多用天麻钩藤饮平肝，自拟柔肝息风汤柔肝，逍遥散养肝、疏肝，柴胡加龙骨牡蛎汤清肝利胆、和枢机。另外在临证中，多加天麻、钩藤、僵蚕、地龙、葛根、川牛膝，平肝息风，活血舒筋通络，体现了眩晕从肝论治的思想。

【验案1】

提要：本例眩晕患者经温胆汤加减治疗后短期内明显好转，证明了"无痰不作眩"理论的正确性，也体现了采用清热化痰、平肝息风法治疗痰热上扰型眩晕的巧妙之处。

李某，女，75岁。2014年3月10日就诊。

主诉：头晕时作20年，加重1天。

患者既往有高血压史20年，糖尿病史10年，口服降压、降糖药物（具体用药不详），病情尚稳定。昨日突发头晕，视物旋转，头痛，伴呕吐，耳鸣如风，二便调，纳呆，夜寐欠安，舌红苔黄腻，脉弦滑。测血压：160/100mmHg。

辨证分析：患者年过七旬，脾胃虚弱，运化失职，痰湿内生，积郁日久，痰湿化热生风，风痰上扰，故见眩晕耳鸣，头痛。痰热中阻，气机失调，胃气上逆，故见呕吐。舌红苔黄腻，脉弦滑，为痰热中阻的表现。所以，本病例为本虚标实证，治疗应化痰祛湿、平肝息风。

中医诊断：眩晕（痰热上扰）。

西医诊断：高血压病2级（极高危）。

治法：清热化痰，平肝息风。

方药：黄连温胆汤加减：黄连6g，清半夏10g，竹茹10g，枳壳10g，陈皮10g，茯苓15g，炙甘草6g，天麻15g，钩藤18g（后下），葛根30g，僵蚕10g，蝉蜕15g，丹参30g，郁金10g，合欢皮30g，石菖蒲10g，远志10g，茯神30g，生龙骨30g，生牡蛎30g，茵陈24g。7剂。每日1剂，水煎服，每日两次。

二诊（2014年3月17日）：头晕耳鸣好转，脘腹胀满，纳可，小便调，大便干燥，夜寐尚安。舌红苔黄腻，脉弦滑。效不更方，处方：黄连6g，清半夏10g，竹茹10g，枳壳10g，陈皮10g，茯苓15g，炙甘草6g，天麻15g，钩藤18g（后下），葛根30g，丹参30g，郁金10g，合欢皮30g，石菖蒲10g，远志10g，茯神30g，生龙骨30g，生牡蛎30g，茵陈24g，炒莱菔子30g。7剂。

按语：眩晕是以目眩、头晕为主要特征的一类疾病。本病的病因有饮食不节、情志不遂、体虚年高、跌仆损伤等多种因素。本病的病变部位在清窍，病变脏腑与肝、脾、肾三脏有关，多属本虚证或本虚标实证。早在《素问·至真要大论》就提出："诸风掉眩，皆属于肝。"汉代张仲景认为，痰饮是眩晕的重要致病因素之一，如《金匮要略·痰饮咳嗽病脉证并治》云："心下有支饮，其人苦冒眩，泽泻汤主之。"丹溪更强调"无痰不作眩"，并在《丹溪心法·头眩》中指出："头眩，痰夹气虚并火，治痰为主，夹补气药及降火药。无痰不作眩，痰因火动。"故治本丹溪之法，用黄连温胆汤加减，清热化痰，平肝息风，升清降浊，效果显著。

【验案2】

提要：本例眩晕经黄连温胆汤加减治疗，症状消除，体现了采用清热化痰、息风止眩法治疗痰热内蕴疾病的巧妙之处。

苗某，男，46 岁。2009 年 5 月 8 日就诊。

主诉：头晕、头沉重半年余。

患者平素应酬多，饮食不节，形体较胖。近半年多来头目眩晕，头重如蒙，伴胸闷泛恶，少食多寐，四肢困窘不舒，二便尚调。舌质淡胖，苔黄腻，脉弦滑。

辨证分析：患者平素饮食不节，嗜食肥甘厚味，久而积湿生痰，痰湿内生，日久化热，导致痰热内蕴，蒙蔽清阳，故见头晕、头沉、头重如蒙。痰浊中阻，浊阴不降，气机不利，故见胸闷泛恶。脾阳不振，故见少食多寐。湿性重浊黏腻，痰湿留滞肢节，故见四肢困窘不舒。舌质淡胖，苔黄腻，脉弦滑，为痰热内蕴的表现。

中医诊断：眩晕（痰热内蕴）。

西医诊断：椎基底动脉供血不足，高脂血症。

治法：清热化痰，息风止眩。

方药：黄连温胆汤加减：黄连 6g，清半夏 10g，陈皮 10g，茯苓 15g，甘草 6g，枳实 10g，竹茹 10g，天麻 15g，钩藤 18g，僵蚕 15g，全蝎 5g，石菖蒲 10g，郁金 10g，焦山楂 9g，焦神曲 9g。7 剂，每日 1 剂，水煎服，每日两次。

二诊（2009 年 5 月 15 日）：头晕、头沉减轻，胸闷、多寐诸症多有改善，但见头痛，纳可，二便调。舌质淡红，苔薄黄腻，脉弦滑。效不更方，处方：黄连 6g，清半夏 10g，陈皮 10g，茯苓 15g，甘草 6g，枳实 10g，竹茹 10g，天麻 15g，钩藤 18g，僵蚕 15g，石菖蒲 10g，郁金 10g，川芎 10g，白芷 10g，黄芩 8g，焦山楂 9g，焦神曲 9g。14 剂。

三诊（2009 年 5 月 29 日）：头晕、头沉诸症已不明显，纳可，二便调，夜寐安。临床痊愈，停服中药。嘱患者平素注意饮食清淡，适当运动，减轻体重。

按语：朱丹溪云"无痰不作眩"，李用粹又谓"眩为肝风"。本案患者头晕，头重如蒙，伴见胸闷泛恶，少食多寐，四肢困窘不舒，查其舌苔黄腻，脉弦滑，知为痰热内蕴，肝风内动之证。故治当从风、从痰论治，投以黄连温胆汤化其痰热，复加天麻、钩藤、僵蚕、全蝎平肝息风而止眩，加石菖蒲、郁金以增化痰醒脑之功。诸药合用，共奏清热化痰、息风止眩之效。

不寐辨治经验

不寐亦称失眠或"不得眠""不得卧""目不瞑"，是指经常不能获得正常睡眠为特征的一种病证。随着生活节奏的加快，生活压力的增大，本病发病率越来越高，成为一种常见病、多发病，且具有病程长、缠绵难愈之特性。主要表现为睡眠时间和深度的不足，以及睡眠后不能消除疲劳、恢复体力与精力等。轻者入寐困难，或寐而不酣，时寐时醒，或醒后不能再寐，重则彻夜不寐。刘玉洁主任将不寐总体分为虚实两类，虚证以心肝血虚、心脾两虚、心肾不交为主，实证以痰热内扰、肝郁气滞、肝郁兼痰浊为主。将临证辨治不寐的经验整理如下。

一、虚证

1. 心肝血虚证

此型多因情志所伤、劳逸失度、久病体虚等因素，导致肝阴不足、心血亏虚。肝阴不足则不能藏魂，魂不归肝则不得入寐；心血亏虚则不能藏神，神不守舍则更不能眠；阴血不足则生内热，虚热内扰则虚烦。清代张秉成《成方便读》载："夫肝藏魂，有相火内寄。烦由心生，心火动则相火随之，于是内火扰乱，则魂无所归。故凡有夜卧魂梦不安之证，无不皆以治肝为主。"《类证治裁·不寐》云："阳气自动而之静，则寐；阴气自静而之动，则寤；不寐者，病在阳不交阴也。"此型多症见：虚劳虚烦不得眠，心悸盗汗，头目眩晕，咽干口燥，舌质偏红，苔薄，脉弦细。治宜养血安神，清热除烦。代表方：酸枣仁汤加减。药物组成：炒酸枣仁30g，川芎6g，茯苓12g，知母10g，甘草6g，生龙骨、生牡蛎各30g（先煎），龙齿30g（先煎），夜交藤30g。方中炒酸枣仁甘酸性平，养肝阴，益心血而宁心安神，使阴血不虚，则阴能涵阳；川芎调养肝血，并能解郁，其性虽辛温，但与阴柔酸敛的酸枣仁配伍，可使其方润而不滞，动静结合；茯苓甘淡性平，用以宁心安神，健脾利湿，使三焦通利，则阳能入阴；知母苦甘寒质润，补不足之阴，清内炎之火，具滋清兼备之功；甘草酸甘化阴，以清热和药；生龙骨、生牡蛎、龙齿镇静安神；夜交藤养心安神。诸药配伍，俾心肝血旺，阴阳相和，则神志安宁矣。

2. 心脾两虚证

此型多因思虑过度，劳伤心脾导致心血不足，或吐泻、饮食等伤及脾胃，导致脾胃失和，气血生化之源不足，而使心脑神志不宁出现不寐。如《景岳全书·不寐》云："劳倦思虑太过者，必致血液耗亡，神魂无主，所以不眠。"《类证治裁·不寐》亦云："思虑伤脾，脾血亏损，经年不寐。"此型多症见：多梦易醒，心悸健忘，头晕目眩，肢倦神疲，饮食无味，面色少华，舌质淡，苔薄白，脉细弱。治宜益气补血，健脾养心。代表方：归脾汤化裁。药物组成：党参18g，黄芪30g，白术10g，当归10g，炙甘草6g，木香6g，龙眼肉20g，茯神30g，远志10g，炒酸枣仁30g，柏子仁10g，夜交藤30g，大枣5枚。方中党参、黄芪、白术、炙甘草、大枣甘温补脾益气；当归甘辛温养肝而生心血；茯神、炒酸枣仁、龙眼肉甘平养心安神；远志交通心肾而定志宁心；木香理气醒脾，以防益气补血药滋腻滞气，使补而不滞；柏子仁、夜交藤养心宁神。故本方为养心与益脾并进之方，亦即益气与养血相融之剂，诸药配伍，共奏益气补血、健脾养心、安神定志之功。化源足，心血充，心神得养，则睡眠酣畅。

3. 心肾不交证

此型多因素体虚弱，或久病之人，肾阴耗伤，不能上奉于心，水不济火，则心阳独亢；或五志过极，心火内炽，不能下交于肾，心肾失交，心火亢盛，热扰神明，神志不宁，因而不寐。正如《景岳全书·不寐》所说"真阴精血之不足，阴阳不交，而神有不安之室耳"。又《辨证录》云："盖目不能寐者，乃肾不交于心，夜不能寐者，乃心不交于肾也"。《伤寒论》"少阴病，得之二三日以上，心中烦，不得卧，黄连阿胶汤主之"。此型多症见：心烦不寐，心悸不安，头晕，耳鸣，健忘，腰酸梦遗，五心烦热，口干津少，舌红，少苔，脉细数。宗仲景之法，治宜滋阴降火，交通心肾。代表方：黄连阿胶汤加减。药物组成：黄连 8g，黄芩 10g，白芍 10g，阿胶（烊化）10g，当归 12g，炒酸枣仁 30g，夜交藤 30g，知母 10g，生龙骨 30g（先煎），生牡蛎 30g（先煎）。方中黄连泻心火，黄芩善泻里热，二者配合可泻心胸之郁热；白芍养阴收敛神明；当归、阿胶益血润燥；炒酸枣仁、夜交藤养心安神，敛阴止汗；知母苦甘寒，滋阴清热泻火；生龙骨、生牡蛎潜镇安神。诸药配伍，共奏滋肾阴、降心火、养血安神之功，甚合病情。

二、实证

1. 痰热内扰证

此型多因饮食不节，肠胃受伤，宿食停滞，酿为痰热，壅遏于中，痰热上扰，胃气不和，以致不得安寐。此即《素问·逆调论》所言之"胃不和则卧不安"。对此《张氏医通·不得卧》阐明了其中的原因："脉数滑有力不眠者，中有宿食痰火，此为胃不和则卧不安也。"《景岳全书》亦曰："痰火扰乱，心神不宁，思虑过伤，火炽痰郁而致不寐者多矣。"此型多症见：不寐，头重目眩，惊悸不安，心烦口苦，痰多胸闷，恶心纳呆，舌质红，苔黄腻，脉滑数。治宜清热化痰，和中安神。代表方：黄连温胆汤化裁。药物组成：清半夏 10g，陈皮 10g，茯苓 10g，炙甘草 6g，枳实 10g，竹茹 10g，黄连 6g，石菖蒲 10g，远志 10g，茯神 30g，炒酸枣仁 30g，夜交藤 30g，生龙骨、生牡蛎各 30g（先煎），珍珠母 30g（先煎）。方中清半夏为君，降逆和胃，燥湿化痰；竹茹为臣，清热化痰，止恶除烦；枳实行气消痰，使痰随气下；佐以陈皮理气燥湿，茯苓健脾渗湿，湿去痰消；黄连清心降火除烦；石菖蒲、远志、茯神化痰开窍宁神；炒酸枣仁、夜交藤养心安神；生龙骨、生牡蛎、珍珠母镇惊宁神；炙甘草益脾和胃而协调诸药。诸药合用，使痰热得清，中焦无滞，阳平阴秘，阳入于阴，诸症得解，纵可安眠。

2. 肝郁气滞证

此型多因情志所伤，郁怒不畅，使肝失调达，气失疏泄，而致肝郁气滞，伤及心脾，心失所养，神失所藏而不寐。《普济本事方》云："平人肝不受邪，故卧则魂归于肝，神静而寐。今肝有邪，魂不得归，是以卧则魂扬若离体也。"此型多症见：不寐，心情抑郁，情绪不宁，焦虑烦躁，胸胁胀满，脘闷嗳气，善太息，头晕乏力，食少纳呆，大便干稀不调，舌质淡暗，苔薄白，脉弦细。治宜疏肝解郁，健脾安神。代表方：逍遥散加减。药物组成：当归 10g，白芍 10g，柴胡 6g，茯苓 15g，白术 10g，炙甘草 6g，薄荷 3g（后下），丹参 30g，郁金 10g，合欢皮 30g，石菖蒲 10g，远志 10g，茯神 30g，龙齿 30g（先煎），珍珠母 30g（先煎）。方中柴胡疏肝解郁，又有当归、白芍养血柔肝，尤其当归之芳香可以行气，味甘可以缓急，更是肝郁血虚之要药。白术健脾益气，培土荣木；茯苓健脾利湿，还能补益心脾，使运化有权，气血有源。脾健以防肝伤，即"见肝之病，知肝传脾，当先实脾"之意。炙甘草益气补中，缓肝之急，虽为佐使之品，却有襄赞之功。薄荷少许可助柴胡疏肝郁而生之热。丹参、郁金、合欢皮除烦解郁安神；石菖蒲、远志、茯神化痰开窍宁神；龙齿、珍珠母重镇安神。如此配伍，既补肝体，又助肝用，肝脾并治，气血兼顾。如是则肝气得疏，肝郁得解，肝血得复，脾气得健，心神得养，睡眠功能可恢复正常。

3. 肝郁兼痰浊证

此型多因郁怒太过，影响肝胆疏泄及脾胃运化，以致肝胆不利，痰热内阻，痰火上扰，心神不安而不寐。《丹溪心法·六郁》曰："气血冲和，万病不生，一有拂郁，诸病生焉。"此型多症见：失眠心烦，心情抑郁，焦虑恐惧，胸闷、心慌、气短、头晕，坐卧不宁，注意力难以集中，舌质偏红，苔薄黄腻，脉弦。治宜和解枢机，通阳化痰，重镇安神。代表方：柴胡加龙骨牡蛎汤化裁。药物组成：柴胡10g，黄芩10g，清半夏10g，党参10g，茯苓15g，生龙骨、生牡蛎各30g（先煎），丹参30g，郁金10g，合欢皮30g，石菖蒲10g，远志10g，茯神30g，炒酸枣仁30g，夜交藤30g，龙齿30g（先煎）。方中柴胡、黄芩、半夏、党参、生姜、大枣，即小柴胡汤去甘草，可和解枢机，疏利三焦；加生龙骨、生牡蛎、龙齿镇惊安神；茯苓宁心安神；丹参、郁金、合欢皮除烦解郁安神；石菖蒲、远志、茯神化痰开窍宁神；炒酸枣仁、夜交藤养心安神。诸药配伍，协调共济，共奏和解枢机、通阳化痰、重镇安神之效。

临证之时，刘玉洁主任除善用上述治法辨证论治不寐证之外，还根据临床实际情况进行适当加减用药。如心情郁闷者，加用丹参、郁金、合欢皮以清心解郁安神；悲伤欲哭者，加用百合、浮小麦、大枣以清心安神；惊悸不寐者，加用炒酸枣仁、夜交藤、生龙骨、生牡蛎、龙齿以重镇养心安神；神志恍惚，记忆力减退者，加用石菖蒲、远志、炙龟板、龙骨以宁心益智，潜镇安神；更年期烘热汗出者，加用桑叶、浮小麦、糯稻根以清肝除热止汗；头晕较著者，加天麻、钩藤以平肝潜阳。

三、临床思辨特点

治疗不寐，刘玉洁主任立法用药切中肯綮，屡屡奏效。究其本质，临证思辨有以下三大特点。

1. 辨证与辨病相结合

刘玉洁主任深谙中医理论及中药四气五味，熟读中医经典著作和名家医案，经典段落、条文均能信口背诵，博采众长，潜心钻研，善用经方治疗各种不寐病证。尤其尊崇仲景，强调不寐的治疗注重辨证与辨病相结合，才能提高对疾病辨证诊断的准确性，克服处方用药的盲目性。尤其是不寐一证，临证之时，既要识病，又要辨证。只有在诊断上，病证俱名，治疗上病证结合，才能确保疗效卓著。因此对于单纯的不寐证，注重养心安神，而对于其他躯体性疾病并发的不寐，一定要结合病因，在养心安神的基础上治疗原发病。例如重证抑郁、焦虑所致的不寐，一定结合西医的抗抑郁、抗焦虑治疗，其他躯体性疾病导致的不寐，在治疗原发病的基础上再根据病情的标本缓急，"急则治其标，缓则治其本"。因而上述各型不寐病证，均是在辨证与辨病的的基础上施用对应的主治方剂，尤其是善用经方，或抓主证，或抓病机，临证时又结合患者的实际情况，灵活加减用药，不拘泥于一方一药，故遣方用药对证对病，相得益彰，效若桴鼓，此乃中医治病之最高境界。

2. 注重调理脏腑之气血阴阳

关于不寐的病因，刘玉洁主任推崇张景岳的论述，《景岳全书·不寐》指出："不寐证虽病有一，然惟知邪正二字则尽之矣。盖寐本乎阴，神其主也，神安则寐，神不安则不寐；其所以不安者，一由邪气之扰，一由营气之不足耳，有邪者多实，无邪者皆虚。"尽管导致不寐的原因很多，主要与心肝脾肾及阴血不足有关，其病理变化总属阳盛阴衰，阴阳失交。如《类证治裁·不寐》所云："阳气自动而之静，则寐；阴气自静而之动，则寤；不寐者，病在阳不交阴也。"故临证之时，注重调补心肝脾肾之不足以治其本。正如《灵枢·邪客》所言"补其不足，泻其有余，调其虚实"，使气血调和，阴阳平衡，心神得养而不寐自安。如治疗肝郁气滞型不寐，除疏泄泻火外，还治以养血柔肝，使"阴平阳秘，精神乃治"。

3. 根据体质不同，调整用药剂量

要取得好的临床疗效，就要根据患者的不同体质，适时调整用药剂量。按照临床病变的一般规律，身体弱、病程长者，对药的耐受性差，药量宜小，量大则与病体有害；而身体强壮、病程较短者，药量宜大，量小则与病无益。例如炒酸枣仁是临床常用的养心安神药，其用量根据个体差异而各有不同。患者体质稍好者，用量可稍大，以18~24g为宜；体质较好，病程较长者，以30g为宜，还要配合紫贝齿、牡蛎等介类潜阳镇静药；体质好，病程短，失眠甚者，宜加大药量至40~60g，同样也常配伍重镇潜阳之龙骨、磁石等；反之，身体瘦弱，长期失眠者，需注意调补虚弱之机体，同时炒酸枣仁少与之，以15~18g为宜；脾虚便溏者，炒酸枣仁予10g即可；便秘者，炒酸枣仁可用至30g，既安神又通便。如此治疗，每使药物发挥最大药效，疗效自然不可小觑。

4. 注重患者的心理疏导和自我精神调摄作用

不寐的病人，常有各种诱发因素，因此除药物治疗以外，刘玉洁主任注重用心理疏导疗法，去除患者的发病诱因。《灵枢·师传》指出："人之情，莫不恶死而乐生，告之以其败，语之以其善，导之以其所便，开之以其所苦，虽有无道之人，恶有不听者乎？"故临证时，治疗因情志刺激而致病者，既疗人之疾，又疗人之心，每积极劝导患者陶冶情操，保持心情乐观畅达，消除顾虑及紧张焦虑情绪，激发患者的主观能动性，强化病人战胜疾病的信心，同时鼓励患者

适当进行体力劳动和体育锻炼，养成良好生活习惯，从而对提高临床疗效起到裨益作用。

【验案1】

提要：本例不寐治以清热化痰、安神定志法，是采用黄连温胆汤、逍遥散为主方治疗的典型病案。

李某，女，45岁。2013年11月26日就诊。

主诉：不寐反复发作3年。

患者于3年前出现夜寐不安，每晚靠口服安定2片入睡2~3小时，严重时彻夜不寐，曾多方求医，口服多种安神镇静药物，均不见好转，伴精神萎靡抑郁，兴趣低下，困倦乏力，头目不清，记忆力下降，遇事易惊，烦躁不安，纳呆，小便调，大便不爽。患者平素嗜食肥甘，形体偏胖。舌质淡红，苔黄厚腻，脉弦滑。

辨证分析：患者年过四旬，脏腑已虚，又平素嗜食肥甘，痰湿内生，加之情志不遂，肝气不舒，郁久化热，痰热互结，上扰心神，故见夜不能寐，心烦，心悸，易惊。中困脾胃，故见纳呆，大便不爽。脾胃升降失常，清阳不升，浊阴不降，故见精神萎靡抑郁，头目不清，记忆力下降。舌质淡红，苔黄厚腻，脉弦滑，为痰热互结之证。

中医诊断：不寐（痰热互结，肝郁气滞）。

西医诊断：失眠症。

治法：清热化痰，理气化滞。

方药：黄连温胆汤加减：黄连6g，清半夏10g，陈皮10g，茯苓15g，炙甘草6g，竹茹10g，枳壳10g，丹参30g，郁金10g，合欢皮30g，石菖蒲10g，远志10g，茯神30g，龙齿40g，生龙骨30g，生牡蛎30g，炒酸枣仁30g，夜交藤40g。14剂。每日1剂，水煎服，每日两次。

二诊（2013年12月9日）：服上方后，睡眠明显好转，每晚能睡 4～5 小时，安定已减至 1 片，性格较前开朗，郁闷情绪好转，纳食增加，二便调。舌质红，苔略腻，脉弦。效不更方，14 剂。

三诊（2014 年 12 月 23 日）：每晚已能睡 5～6 小时，安定已停，诸症已除，纳可，二便调。舌质淡胖，苔薄白，脉虚弦。痰浊已化，现肝郁脾虚之象，改为逍遥散加减，处方：柴胡 6g，当归 10g，白芍 10g，茯苓 15g，白术 10g，炙甘草 6g，薄荷 3g（后下），丹参 30g，郁金 10g，合欢皮 30g，石菖蒲 10g，远志 10g，茯神 30g，龙齿 40g，生龙骨 30g，生牡蛎 30g，炒酸枣仁 30g，夜交藤 40g。14 剂。

后在此方基础上加减前后共两月。半年后随访，睡眠良好，未见复发。

按语：历代医家对失眠的病因病机有不同的认识和理解，随着生活水平的提高，人们过多地摄入肥甘厚味，烟酒过度，以及工作压力增加，夜生活延迟都导致脾胃运化受损，脾胃运化失司，水液精微输布失常，聚而成痰，加之精神紧张，肝气不舒，郁久化热，痰热互结，阻于心窍则心神不宁，"寐本乎阴，神其主也，神安则寐，神不安则不寐"。治疗以黄连温胆汤清热化痰，丹参、郁金、合欢皮疏肝理气、清心安神；石菖蒲、远志化痰开窍，宁神；炒酸枣仁、夜交藤养血安神；生龙骨、生牡蛎镇静安神。全方共奏清热化痰、理气化滞之效。服药后患者痰热已除，表现脾虚肝郁之象，故以逍遥散加减以收全功。

【验案 2】

提要：本例不寐患者，经黄连温胆汤加减治疗后短期内明显好转，体现了采用清热化痰、和中安神并用法治疗老年失眠的巧妙之处。

梁某，男，50 岁。2009 年 12 月 8 日就诊。

主诉：不寐反复发作两年余。

患者自述于某西医院出院 1 周，出院诊断：①脑梗死，②2 型糖尿病，③胆囊结石，④肝硬化。口服拜糖平、格华止维持。现夜不能寐，间断服用安定类药物维持至今。伴心烦易怒，多梦易惊，纳可，小便调，大便干。舌体胖大边有齿痕，苔黄腻，脉滑数。

辨证分析：本病辨证首分虚实。虚者，多属阴血不足、心失所养；实证为邪热扰心，病位均在心。患者平时心烦易怒，肝气不舒，肝气郁结，肝气横逆犯脾，脾失健运，痰湿内生，湿久化热，痰热扰心，心神不安，故见夜不能寐，心烦易怒。舌体胖大苔黄腻，为痰浊阻滞，郁而化热，热扰心神的表现。

中医诊断：不寐（痰热扰心）。

西医诊断：失眠症。

治法：清化痰热，和中安神。

方药：黄连温胆汤加减：黄连6g，茯苓15g，清半夏10g，炙甘草6g，枳壳10g，竹茹10g，陈皮10g，苏梗10g，生麦芽30g，炒酸枣仁40g，茯神30g，生龙骨30g，生牡蛎30g，龙齿30g。7剂。每日1剂，水煎服，每日两次。

二诊（2009年12月15日）：夜寐较前好转，心烦易怒减轻，纳可，小便调，大便干。舌体胖大苔白，脉弦。改为丹栀逍遥散加减，处方：当归10g，白芍10g，柴胡6g，茯苓15g，白术10g，薄荷3g（后下），丹皮10g，焦栀子6g，生麦芽30g，炒酸枣仁40g，茯神30g，鸡内金10g。7剂。

三诊（2009年12月22日）：夜寐不宁较前明显好转，纳可，二便调。舌转嫩红少苔，脉弦。改为一贯煎加减，处方：生地黄10g，沙参10g，当归10g，枸杞子15g，麦冬10g，川楝子6g，生麦芽30g，炙鳖甲10g（先煎30分钟），柴胡10g，白芍10g，生龙骨30g，生牡蛎30g。7剂。

按语：失眠是一反复发作的经常不能获得正常睡眠为特征的疾病。多由于情志不遂、肝火扰动所致，病机多为肝郁不舒，郁而化火，肝火扰动心神。黄连温胆汤专治虚烦不眠，痰热上扰。方中黄连、半夏、茯苓化痰利水，枳壳、陈皮理气降气，柴胡、川楝子疏泄肝气，生龙骨、生牡蛎重镇安神。诸药共用清化痰热，和中安神。

【验案3】

提要：本例不寐经温胆汤、柴胡加龙骨牡蛎汤、酸枣仁汤加减治疗后短期内明显好转，体现了"法随证立、方从法出"，随证施治而不拘泥于一方一法治疗顽固性失眠的妙处。

陈某，女，63岁。2014年3月5日就诊。

主诉：不寐反复发作20余年。

患者自诉不寐反复发作20余年，间断口服褪黑素、右佐匹克隆片维持至今。刻下症：夜间难以入睡，甚则彻夜难眠。就诊时心情郁闷，兴趣低落，悲伤欲哭，心烦急躁，不欲饮食，大便干燥，小便调。舌质淡，苔白腻，脉弦滑。

辨证分析：不寐的病因虽多，但其病理变化，总属阳盛阴衰，阴阳失交。其病位主要在心，而与肝、脾、肾密切相关。阴阳气血之来源，由水谷精微之所化，患者不欲饮食，中焦虚衰，运化不及，痰湿内生，不能使精微奉于心、藏于肝、贮于肾，痰邪内扰，神不安宅，故见不寐。病程日久，导致情绪抑郁，肝木克土，加重脾胃病变。且"中气不足，溲便为之变"，大便不通畅。

中医诊断：不寐（痰邪扰心）。

西医诊断：抑郁症。

治法：理气化痰，安神定志。

方药：温胆汤加减：清半夏10g，竹茹10g，枳壳10g，陈皮10g，茯苓15g，炙甘草6g，丹参30g，郁金10g，合欢皮30g，石菖蒲10g，远志10g，茯神30g，焦山楂9g，焦神曲9g，焦麦芽9g，鸡内金10g，炒酸枣仁30g，柏子仁30g，火麻仁30g，生龙骨30g，生牡蛎 30g。7 剂。每日 1 剂，水煎服，每日两次。

西药：黛力新（氟哌噻吨美利曲辛片）1 片口服，每日 1 次，早饭后服用；律康（枸橼酸坦度螺酮胶囊）1 粒口服，每日 3 次。

二诊（2014 年 3 月 12 日）：睡眠好转，纳可，小便调，大便干。舌质淡，苔转薄白，脉沉弦。改为柴胡加龙骨牡蛎汤加减，处方：清半夏 10g，黄芩 10g，党参 10g，柴胡 10g，生龙骨 30g，生牡蛎 30g，茯苓 15g，丹参 30g，郁金 10g，合欢皮 30g，石菖蒲 10g，远志 10g，茯神 30g，焦山楂 9g，焦神曲 9g，焦麦芽 9g，鸡内金 10g，炒酸枣仁 30g，柏子仁 30g，火麻仁 30g，生地黄 10g，郁李仁 30g。7 剂。

三诊（2014 年 3 月 19 日）：睡眠好转，纳可，小便调，大便基本正常，头晕。舌红少苔，脉沉弦。改为酸枣仁汤加减，处方：川芎 6g，炒酸枣仁 40g，知母 10g，茯苓 15g，炙甘草 6g，百合 30g，浮小麦 30g，天麻 15g，钩藤 18g（后下），炙龟板 10g（先煎），龙齿 40g，茯神 30g，夜交藤 40g。7 剂。

按语：不寐在《黄帝内经》中称为"不得卧""目不瞑"，认为是邪气客于脏腑，卫气行于阳，不能入于阴所得。《素问·逆调论》记载有"胃不和则卧不安"，其实质就是影响了营卫之气的正常运行，不能达到昼精而夜瞑的状态。因为根据《灵枢·营卫生会》篇的描述，卫气从阳入阴，关键部位在手足阳明经。只有通过阳明，才能再通过阳跷脉，进入于阴，才能够睡眠。尽管各种原因都可以导致睡眠障碍，但是，就失眠而言，最关键的部位则是在阳明肠胃。故首诊主用温胆汤理气化痰、安神定志，以调节营卫之气的正常运行。

痞满胃痛辨治经验

痞满是由于中焦气机阻滞，脾胃升降失职，出现以脘腹满闷不舒为主症的病证，以自觉胀满，触之无形，按之柔软，压之无痛为临床特点。西医学的慢性胃炎、功能性消化不良等，若以脘腹满闷不舒为主症时，则属于中医"痞满"范畴；若以上腹胃脘部近心窝处发生疼痛为主症的病证，则属于中医"胃痛"的范畴。随着人们生活水平的提高，饮食不节，嗜食肥甘厚味，饮酒过度，加之社会节奏的加快，压力越来越大，脾胃病的发病率越来越高。刘玉洁主任临床数十年，治疗脾胃病的经验相当丰富，现将辨治痞满、胃痛的特点总结如下。

一、痞满

感受外邪、内伤饮食、情志失调等可引起中焦气机不利，脾胃升降失职而发生痞满。中焦气机不畅，脾胃升降失职为导致本病发生的病机关键，而情志致病最易导致人体气机失常，因此情志因素是导致胃痞的重要病因。由于情志失调所导致的胃痞，多因抑郁恼怒，情志不遂，肝气郁滞，失于疏泄，横逆乘脾犯胃，脾胃升降失常，或忧思伤脾，脾气受损，运化不力，胃腑失和，气机不畅而发病。如《景岳全书·痞满》言："怒气暴伤，肝气未平而痞。"

（一）实证

1. 肝胃不和证

患者忧思恼怒，思则气结，怒则气逆，伤肝损脾，肝失疏泄，横逆犯胃，脾失健运，胃气阻滞，均导致中焦气机阻滞，脾胃升降失常而发为痞满。症见：脘腹痞闷不舒，胸胁胀满，心烦易怒，嗳气，大便不爽，舌质淡红，苔薄白，脉弦。以疏肝解郁、和胃消痞为基本治法，方用四逆散加减。药物组成：柴胡 10g，白芍 10g，枳实 10g，炙甘草 6g，紫苏梗 10g，生麦芽 30g，砂仁 6g，炒莱菔子 15g。方中柴胡疏肝解郁，透邪升阳，使肝气条达，郁热外达；白芍敛阴泄热，补血养肝，使肝体得养；枳实行气散结而畅脾滞，合柴胡肝脾并调；炙甘草健脾和中，合白芍缓急止痛，调和诸药；紫苏梗行气宽中，生麦芽疏肝健胃，二药合用，能消积除胀满，性偏温和；炒莱菔子消食下气化痰；砂仁化湿行气。诸药合用，共奏疏肝理脾之效。

2. 痰湿中阻证

患者饥饱失常或恣食生冷，或过食肥甘厚味，或茶酒无度，损伤脾胃，纳运无力，食滞内停，痰湿中阻，胃气壅塞，升降失司则成痞满。症见：脘腹痞塞不舒，胸膈满闷，身重困倦，头昏纳呆，嗳气，呕恶，苔白厚腻，脉弦滑。以除湿化痰、理气和中为基本治法，方用二陈汤加减。药物组成：清半夏 10g，陈皮 10g，茯苓 10g，炙甘草 10g，藿香 10g，苍术 10g。方中清半夏既可燥湿化痰，又可和胃降逆止呕，使胃气和降则生痰无源；陈皮理气燥湿，和胃化痰，使气顺则痰消；茯苓利湿健脾，使脾健则湿除，湿去则痰消；炙甘草调和诸药，以缓和祛痰药辛燥之性，又益气健脾，杜绝生痰之源；藿香辛温芳香化湿；苍术辛温苦燥祛湿。诸药合用，共奏燥湿化痰、理气和中之效。二陈汤方出《太平惠民和剂局方》，由陈皮、半夏、茯苓、甘草四药组成，功专燥湿化痰、理气和中，是治疗痰证的基础方，在临床上应用颇广。

3. 肝气郁滞证

患者情志不遂，肝气郁滞，失于疏泄，乘脾犯胃，脾胃升降失常，则发为痞满。症见：脘腹痞满不舒，两胁胀痛，攻冲上逆，善太息，呕恶嗳气，舌质紫暗有瘀斑，苔薄白脉弦。以疏肝解郁、理气和中为基本治法，方用四逆香佛二花汤加减。药物组成：柴胡 10g，白芍 10g，枳实 10g，炙甘草 6g，香橼 10g，佛手 10g，玫瑰花 15g，代代花 15g，黄芩 10g，丝瓜络 15g。方中四逆散透邪解郁，疏肝理脾；香橼、佛手疏肝解郁，理气和中；玫瑰花疏肝解郁，活血止痛；代代花行气宽中，消食化痰；黄芩清热燥湿；丝瓜络活血通络。诸药合用，共奏疏肝解郁、理气通络之效。

（二）虚证

1. 脾胃虚弱证

患者素体虚弱，或饮食不节，损伤脾胃，脾胃虚弱，运化失职，气机不畅；或误用药物，损伤脾胃；或久病大病之后，脾胃受损，均可导致中焦气机阻塞，升降失司，而致痞满。症见：脘腹满闷，时轻时重，喜温喜按，纳呆便溏，神疲乏力，少气懒言，舌质淡，苔薄白，脉细弱。以温中补虚、和里缓急为基本治法，方用小建中汤加减。药物组成：饴糖 30g，桂枝 6g，白芍 10g，炙甘草 6g，生姜 3 片。方中重用甘温质润之饴糖为君，温补中焦，缓急止痛。臣以辛温之桂枝温阳气，祛寒邪；酸甘之白芍养营阴，缓肝急，止腹痛。佐以生姜温胃散寒。炙甘草益气和中，调和诸药。其中饴糖配桂枝，辛甘化阳；芍药配甘草，酸甘化阴，缓肝急而止腹痛。诸药合用，温中补虚缓急之中，蕴有柔肝理脾、益阴和阳之意，用之可使中气强健，阴阳气血生化有源。

2. 肝郁脾虚证

患者平素情志不遂，肝气郁滞，乘脾犯胃，导致肝郁脾虚证。症见：脘腹痞满不舒，两胁胀痛，善太息，呕恶嗳气，苔薄白，脉弦滑。以疏肝解郁、补脾益气为基本治法，可选用逍遥散加减。方药组成：柴胡 10g，当归 10g，白芍 10g，茯苓 15g，白术 10g，炙甘草 6g，薄荷 3g（后下）。纵观全方，此方由四君子汤合四物汤加减而成。方中柴胡疏肝解郁，以顺肝性；当归、白芍养肝血，柔肝体，帮助柴胡恢复肝的正常顺达之性；白术、茯苓益气健脾，促进气血生化；甘草配合茯苓、白术以益气健脾，配白芍以缓急止痛；薄荷辛凉，助柴胡以疏肝气、解郁热。诸药相配，共奏疏肝养血、补脾益气之效。对于肝旺而克脾土导致的脾虚患者疗效甚佳。

（三）虚实夹杂证

汉代张仲景《伤寒论·辨太阳病脉证并治》中明确指出："若心下满而硬痛者，此为结胸也，大陷胸汤主之。但满而不痛者，此为痞，柴胡不中与之，半夏泻心汤。"早在《伤寒论》中就有关于虚实夹杂之痞满的记载。患者常见心下痞，但满而不痛，或呕吐，肠鸣下利，舌苔薄黄而腻。以寒热平调、消痞散结为基本治法，方用半夏泻心汤加减。药物组成：清半夏10g，黄连6g，黄芩10g，干姜6g，炙甘草6g，党参10g，陈皮10g，白术10g，白芍10g，防风10g。方中半夏散结消痞，和胃降逆；黄连、黄芩苦寒清降；党参、炙甘草健脾益气，补虚和中；干姜温中散寒；白芍柔肝缓急止痛，与白术相配，于土中泻木；陈皮理气燥湿，醒脾和胃；配伍少量防风，与白术、白芍相伍，辛能散肝郁，香能舒脾气，且有燥湿以助止泻之功。诸药相合，使寒热得除，气机得畅，升降复常。诸药并用具有辛开苦降、寒热平调、消痞散结之效，用于脾胃虚弱、寒热错杂、升降失调之证。其组方泻而不伤正，补而不滞中，最能体现仲景组方用药的精妙，为辛开苦降法的代表，是治疗脾胃病的常用之方。

二、胃痛

胃痛的发生，主要由外邪犯胃、饮食伤胃、情志不畅、脾胃素虚等，导致胃气郁滞，胃失和降，不通则痛。情志因素是导致胃痛的重要病因。如《三因极一病证方论·九痛叙论》所言"若五脏内动，汩以七情，则其气瘀结，聚于中脘，气与血搏，发为疼痛，属内所因"，又如《医学正传·胃脘痛》曰"胃脘当心而痛……未有不由痰涎食积郁于中，七情九气触于内之所致焉"。由于情志不畅所导致的胃痛，多因忧思恼怒，伤肝损脾，肝失疏泄，横逆犯胃，脾失健运，胃气阻滞，致胃失和降而发病。如《沈氏尊生书·胃痛》所说："胃痛，邪干胃脘病也……唯肝气相乘为尤甚，以木性暴，且正克也。"气滞日久或久病入络，可致胃络血瘀，如《临证指南医案·胃脘痛》说："胃痛久而屡发，必有凝痰聚瘀。"

胃痛与痞满都在胃脘部，在慢性胃病中常相兼出现，病机都为本虚标实、虚实夹杂。临床痞满的患者中，多数常兼见胃脘疼痛不舒。根据临床情况，刘玉洁主任在痞满辨证论治的基础上运用对药，效果显著。伴有胃脘疼痛的患者，辨证属寒痛和瘀血痛的最为多见。证属寒邪客胃引起的胃痛，症见脘腹怕凉，疼痛拘急，遇寒则痛，得温则减，大便溏薄，四肢不温，舌淡不渴，常加元胡、川楝子行气止痛；木香、白芷行气散寒止痛。证属瘀血阻络引起的疼痛，症见胃脘胀满，刺痛，疼痛部位固定，拒按，舌质暗有瘀斑，苔白腻，脉弦滑，常加生蒲黄、五灵脂、砂仁、檀香。正所谓"气行则血行，气滞则血瘀"，中焦气机不利必然导致血瘀，所以治疗时不忘理气活血，以生蒲黄、五灵脂活血散瘀止痛，檀香、砂仁行气和胃。

三、临床思辨特点

1. 注重脾胃升降

脾胃相表里，两者的关系很密切，脾病可以影响到胃，胃病可以影响到脾。李东垣在《脾胃论》中说："脾既病，则胃不能独行津液，故亦从而病焉。胃既病则脾无所禀受，故亦从而病焉。"脾主运化，胃主受纳；脾主升清，胃主降浊。脾为太阴湿土，喜燥而恶湿；胃为阳明燥土，喜湿而恶燥。脾与胃相表里，升降相因，燥湿相济，成为气机升降的枢纽，也成为整个消化系统的核心脏器。这一脏一腑，互相依存，互相制约，燥湿相济，升降相因，对立统一，这样保持了脾胃之间的动态平衡。如果不按时进食，或饮食的凉热不适当，或疲劳困倦过度，或内伤七情，或外感六淫，或其他脏腑病变的影响，损伤了脾胃，破坏了动态平衡，使脾胃的升降失调，就会酿成脾胃疾病。

刘玉洁主任熟读经典，注重脾胃升降，推崇李东垣脾胃升降理论。李东垣在《脾胃论·天地阴阳生杀之理在升降沉浮之间论》中曰："盖胃为水谷之海，饮食入胃，而精气先输脾归肺，上行春夏之令，以滋养周身，乃清气为天者也；升已而下输膀胱，行秋冬之令，为传化糟粕，转味而出，乃浊阴为地者也。"由此可见，脾胃健运，升则上输心肺，降则下归肝肾，才能维持"清阳出上窍，浊阴出下窍；清阳发腠理，浊阴走五脏；清阳实四肢，浊阴归六腑"的正常升降运动。脾胃升降失常，则内而五脏六腑，外而四肢九窍，都会发生种种病症。脾胃疾病的治法，《吴医汇讲》说"治脾胃之法，莫精于升降"，叶天士提出"脾宜升则健，胃宜降则和"。脾胃是气机升降之枢纽，脾气升清，胃气降浊。生理状态下，脾胃脏腑之气升已而降，降已而升，升中有降，降中有升，始终保持协调通畅，故而人体能够升清降浊，摄取精微，排泄废物，完成机体的新陈代谢。若气机失调，升已不降，降已无升，升降混乱，则易致人体发病。故治疗脾胃疾病重在调理脾胃气机，使脾气得运，胃气得降，气血生化有源，则疾病自愈。

2. 注重对药应用

刘玉洁主任治疗脾胃病，注重对药的应用。例如：紫苏梗与生麦芽，紫苏梗行气宽中，生麦芽消食健胃，二药合用，能消积除胀满，性偏温和，治疗脘腹胀满效果显著。炒莱菔子与砂仁，炒莱菔子消食下气化痰，砂仁化湿行气、温中止泻，对于脘腹胀满兼有湿浊患者疗效显著。藿香与苍术，藿香辛温芳香化湿，苍术辛温苦燥祛湿，二药合用，对于湿浊中阻之痞满疗效显著，符合"湿为阴邪，非温不化"之古训。

3. 注重寒热并用

胃喜润而恶燥，脾喜燥而恶湿，临床单纯寒热证并不多见，寒热错杂者最为多见。其成因复杂，临床常见为寒证日久不愈，郁而化热；热证过用寒凉药，或恣食冷饮，寒热互结。"寒热错杂"一词出自《伤寒论》，主要是以方测证归纳而来。《伤寒论·辨太阳病脉证并治》中明确指出："若心下满而硬痛者，此为结胸也，大陷胸汤主之。但满而不痛者，此为痞，柴胡不中与之，半夏泻心汤。"说明痞满病机既有寒热错杂，又有虚实相兼，治宜辛开苦降、寒热并用，多以半夏泻心汤加减，疗效显著。辛开苦降法是将辛温和苦寒两种截然不同性味药物配伍使用，从而达到辛以宣散开通、苦以沉降通泄作用的一种治疗方法。其一，辛者宣散开通，苦者沉降通泄，两者合用，宣散之中寓通泄，通泄之中亦寓宣散，使清阳上升，浊阴下降，气机升降正常；其二，寒热并用，热可散寒，寒可清热，使辛温散寒不动阴，苦寒清热不碍阳，从而平衡阴阳，调理脾胃，起到开结消痞之作用。《金匮要略·呕吐哕下利病》云："呕而肠鸣，心下痞者，半夏泻心汤主之。"热邪上冲，胃失和降则呕；脾失健运，气机不畅则肠鸣；寒热错杂，并于中焦，气机升降受阻则痞满。主方以半夏泻心汤辛开苦降，使阴寒得散，寒热协调，气机升降有序而病愈。可见仲景运用本方，是针对太阳病误下损伤中阳，致外邪乘虚而入，寒热互结而成的心下痞，以及由于脾胃气机不畅，升降失常所致的心下痞及肠鸣而呕等证。脾主运化，喜燥恶湿，其气主升；胃主受纳，喜润恶燥，其气主降。二者同居中焦，为气机升降之枢纽，极易相互影响。

4. 注重滋脾阴

《脾胃论》集脾胃学术之大成，其论述详于温补而少于清滋，往往忽略脾阴治疗。然而临床脾阴不足患者也很常见，正所谓"胃不得脾气之阴则无运转，而不能输与五脏"。对于脾阴的生理功能，《养生四要》明言："受水谷之入而变化者，脾之阳也，散水谷之气，以成营卫者，脾胃之阴也。"《慎斋遗书》亦云："胃不得脾气之阴，则无运转，而不能输于五脏。"唐容川《血证论》更直言："脾阳不足，水谷不化，脾阴不足，水谷仍不化也。譬如釜中煮饭，釜底无火固不熟，釜中无水也不熟。"可见水谷入胃，将其腐熟、蒸化、输布五脏六腑，除脾阳的作用外，必须依赖脾阴的资助，脾之阴阳缺一不可。故《医学衷中参西录》云："脾为太阴，乃三阴之长，故治阴虚者，当以滋脾阴为主，脾阴足自能灌溉脏腑也。"

导致脾阴虚弱的原因很多，常见有燥湿暑热，医药误治，汗吐下利，饮食偏嗜，积滞生热，忧思劳倦，情志所伤，以及五脏虚损等，皆可致脾阴亏损。脾阴可滋养五脏，然五脏津液亦通乎脾，脏气虚损，阴液不足，诸如肾阳不足，肝血亏虚，心营血少，肺津不布，皆可致脾阴虚。此外，过用温燥辛热之品也可伤及脾阴。脾阴不足当治以甘平，《素问·五脏生成》说"脾欲甘"，然甘有甘寒、甘凉及甘温、甘平之别，脾阴不足治以甘平育阴，使受伤之脾阴有休养生息之机，甘平育阴补而不燥，滋而不腻最为合适。《素问·刺法论》亦云"欲令脾实……宜甘淡也"。

刘玉洁主任重视滋脾阴，临床痞满患者兼有脾阴不足者，常用药物有山药、白扁豆、莲子肉、木瓜、麦冬、沙参、生地黄、黄精、炙甘草、芡实、玉竹、太子参、石斛、竹叶等，以滋脾阴。

5. 升降出入无其不有

脾主升，胃主降，为全身气机升降的枢纽。气是构成人体的基本物质，气机是气在人体内的正常活动及变化。导致脾胃病最重要的病机就是气机失常。因此，由于情志异常而导致的气机失常必将影响脾胃的正常生理功能，从而出现一系列的脾胃症状。如气逆而导致的呕吐、呃逆，气滞导致的胃痞、腹痛，气陷导致的泄泻等。故在临证中刘玉洁主任非常注重气机的升降出入，认为人的生命存在在于气机的运动，气机运动的形式表现为升降出入，正如《素问·六微旨大论》曰："出入废，则神机化灭；升降息则气立孤危。故非出入，则无以生长壮老矣，非升降，则无以生长化收藏，是以升降出入，无其不有。"脾胃同为"后天之本"，共主受纳、运化，是人体清气的发源地，且又位居中焦，通连上下，实为人体气机升降出入的枢纽。脾胃受纳，运化功能正常，水谷精微物质充盛，营卫方能协调，五脏始得安和。故清阳上升则耳目聪明、腠理固密、筋骨劲强，浊阴下降则湿浊渗泄、下窍通利、脏腑调和。至于肝之升发、肺之肃降、心火下降、肾水上腾、肺主呼气、肾主纳气等，也无不配合脾胃以完成其升降运动。若脾胃的升降出入失常，则清阳之气不能输布，后天之精不能归藏，饮食水谷无法摄入，废浊糟粕无法排出，继而可变生多种病证。

6. 注重调肝气

肝主疏泄，这在脾胃消化系统中是一个主要的环节，关系着脾的升清与胃的降浊之间是否协调平衡；肝的疏泄功能正常，是脾胃消化功能正常运行的一个重要条件。肝的疏泄有助于脾胃的运化，同时对胆汁的化生和排泄起着控制和调节作用。胆与肝相表里，胆汁是肝的精气所化生，胆汁注入小肠，以助食物消化，是脾胃运化能够正常进行的重要条件。肝的疏泄功能正常，则胆汁排泄畅达，脾胃运化功能也健旺；反之胆汁排泄不利，影响脾胃的消化功能，还可能出现胆汁外溢而导致黄疸。正如《血证论·阴阳水火气血论》所言："食气入胃，全赖肝木之气以疏泄之，而水谷乃化。"肝主疏泄，调畅气机，脾胃主升清降浊，乃气机升降之枢纽，因此气机调畅对维持消化系统正常的生理功能有着重要的作用。

情志不节导致气机失常，主要是因为情志的异常变化可直接影响脏腑之气，致使气滞不行，气机紊乱，或气机升降反作。在情志致病的过程中，由于导致各种情志变化的刺激不同，机体内部的变化也不一样，多表现出与各种情志相关的特殊的气机变化。《素问·举痛论》曰："百病生于气也。怒则气上，喜则气缓，悲则气消，恐则气下，寒则气收，炅则气泄，惊则气乱，劳则气耗，思则气结。"情志变动所致的气机失常，既可直接致病，也往往可由气机失常进而气郁化火；或气机紊乱，水液代谢失常，水湿内聚而生痰；或由气机郁结不畅导致气滞血瘀，从而出现一系列的实热证、痰湿证和血瘀证。

足少阳胆经与肝互为表里，而肝脾（胃）关系密切，肝旺易克脾土，胆热易犯胃腑，因此治疗脾胃病时刘玉洁主任注重调肝气。肝属木，藏血，主疏泄条达；脾胃属土，主受纳运化。肝与脾胃木土相克，其疏泄条达正常既可助脾运化使清阳之气升发；又可助胃受纳腐熟，使浊阴之气下降。正如《素问·宝命全形论》所谓"土得木而达"。七情郁结最易伤肝，一旦肝有病变，则易影响脾胃。反之，中焦受病也会导致土壅木郁或土虚木贼而出现病情加重、肝气失调之证。因肝主疏泄，调畅气机，"百病皆生于气也"，若郁怒伤肝，肝郁气滞，乘脾犯胃，脾胃升降失常，则发为痞满。肝为五脏之贼，木克土是五行之常理。若情志不遂，肝失疏泄，可致胃呆滞不化，胃气壅滞；若饮食不节，伤胃致虚，则肝木易横逆犯胃。可见肝胆失疏，不论虚实，必横逆克犯脾胃，导致肝胃不和、胃腑气机不通而发病作痛。故叶天士云："肝为起病之源，胃为传病之所。"说明肝胃之间有不可分割的病理联系，胃脘痛从肝论治符合其病因病机。胃和的关键在于肝胃和谐，才能保证其润降。若肝失疏泄，致胃气壅滞，则水反为湿，谷反为滞，形成气滞、湿阻、热郁、食积等种种胃痛。《素问·六元纪大论》云"木郁之发……故民病胃脘当心而痛",就是说肝气郁结是引起胃脘气机不通而痛的缘由。所以治疗胃脘痛,以疏通为要,以肝胃同治为基本原则,以疏肝和胃为其常法。若肝气疏泄,胃得和降,何痛之有?疏肝包括抑肝、平肝、泻肝、清肝、柔肝、养肝等,和胃包括清胃、养胃、益胃等。

【验案1】

提要:本例经柴胡疏肝散加味治疗病愈,体现了采用疏肝理气、和胃降逆之法治疗肝胃不和之胃脘痛,效若桴鼓。

张某,女,58 岁。2011 年 10 月 10 日就诊。

主诉:胃脘隐痛、胀满时作 1 月。

1 个月来,患者胃脘隐痛、胀满时作,得嗳气则舒,喜叹息,无反酸,大便质可,每日 1 次,小便调,纳呆,夜寐安。舌质淡,苔薄白,脉弦细。查胃镜提示:浅表性胃炎。

辨证分析:肝主疏泄而喜条达。患者平时情志不舒,肝气郁结不得疏泄,横逆犯胃,肝胃不和,故见胃脘隐痛、胀满。气机不利,胃气上逆,故见嗳气。舌质淡,苔薄白,脉弦细,为肝胃不和的表现。

中医诊断:胃脘痛(肝胃不和)。

西医诊断:浅表性胃炎。

治法:疏肝理气,和胃降逆。

方药:柴胡疏肝散加减:柴胡 10g,白芍 10g,枳壳 10g,炙甘草 8g,川芎 10g,香附 10g,陈皮 10g,代代花 10g,焦神曲 10g,炒麦芽 10g。7 剂。每日 1 剂,水煎服,每日两次。

二诊(2011 年 10 月 17 日):胃脘隐痛、胀满、嗳气好转,但觉疲乏无力,大便不成形,小便调,纳可,夜寐安。舌质淡,苔薄,脉细。上方减川芎、代代花,加党参 10g、茯苓 10g、炒白术 10g 以健脾益气。处方:党参 10g,茯苓 10g,炒白术 10g,柴胡 10g,白芍

10g，枳壳 10g，炙甘草 8g，香附 10g，陈皮 10g，焦神曲 10g，炒麦芽 10g。10 剂。

三诊（2011 年 10 月 27 日）：服药后，患者诸症消失，病愈。停服中药。

按语：患者胃脘隐痛、胀满，得嗳气则舒，喜叹息，脉弦细，为肝气郁结、胃气不降之证。《沈氏尊生书·胃痛》云："胃痛，邪干胃脘病也……唯肝气相乘为尤甚，以木性暴，且正克也。"《素问·宝命全形论》曰"土得木则达"。脾胃的受纳运化功能，有赖于肝之疏泄。土虚木乘，脾胃虚弱则肝气乘之。故治以疏肝理气、和胃降逆之法，后加用健脾益气之品而痊愈。

【验案 2】

提要：本例经二陈汤合逍遥散加减治疗 7 天疼痛缓解，体现了采用健脾化湿、疏肝解郁法，可有效治疗胃痛泛酸脾虚肝郁兼有湿邪阻滞证。

赵某，女，48 岁。2012 年 8 月 13 日就诊。

主诉：胃脘部胀痛，伴反酸反复发作 5 年，加重 1 周。

患者胃脘部胀痛伴反酸反复发作 5 年，曾在某院查胃镜提示：慢性浅表性胃炎。给予对症治疗，稍有缓解。近 1 周因情志不遂上症又作，伴右上腹胀满，烧心，反酸，怕凉，四肢冰冷，大便干，小便调，纳可，夜寐安。舌淡红，苔白腻，脉弦滑。

辨证分析：患者平时嗜食肥甘厚味，损伤脾胃，导致脾胃虚弱；又因性情急躁，导致肝气郁结，肝气犯胃，胃气壅滞，不通则痛，故见胃脘胀痛。肝胃不和，胃气上逆，故见反酸。湿邪郁久生热伤阴，故见大便干燥。四肢冰冷，为肝郁脾虚，湿邪阻滞，气机不畅，阳气不得外达所致。舌淡红，苔白腻，脉弦滑，为湿邪阻滞的表现。所以，本病例为虚实夹杂证。

中医诊断：胃痛（肝郁脾虚）。

西医诊断：慢性浅表性胃炎。

治法：健脾化湿，疏肝解郁。

方药：逍遥散合二陈汤加减：陈皮 10g，清半夏 10g，茯苓 12g，柴胡 10g，当归 10g，白芍 10g，白术 10g，薄荷 3g（后下），紫苏梗 10g，生麦芽 30g，砂仁 6g，炒莱菔子 15g，木香 6g，白芷 10g，火麻仁 30g。7 剂。每日 1 剂，水煎服，每日两次。

二诊（2012 年 8 月 20 日）：患者胃脘部胀痛已除，右上腹胀满，烧心，反酸，怕凉，四肢冰冷等症明显减轻，大便质可，每日 1 次，小便调，纳可，夜寐安。舌淡红，苔白腻，脉弦滑。效不更方。7 剂。

三诊（2012 年 8 月 27 日）：患者药尽病愈，诸症全消，停用中药，丸药调理善后。

按语：本案胃痛，是由于胃气阻滞，失于和降，胃络瘀阻，胃失所养，不通则痛导致的以上腹胃脘部疼痛为主症的一种病证。《医学真传》指出："夫通则不痛，理也，但通之之法，各有不同。调气以和血，调血以和气，通也；下逆者使之上行，中结者使之旁达，亦通也；虚者助之使通，寒者温之使通，无非通之之法也。若必以下泄为通，则妄矣！"本例患者属肝郁脾虚之胃痛，处方逍遥散加苏梗、生麦芽、木香疏肝健脾理气；陈皮、半夏、砂仁理气化湿；炒莱菔子、火麻仁下气导滞，润肠通便。全方健脾化湿，疏肝解郁，理气止痛，可谓标本兼治，是善用"通法"的典范。

泄泻辨治经验

泄泻是以排便次数增多，粪质稀薄或完谷不化，甚至泻出如水样为主症的病证。古代将大便溏薄而势缓者为泄，大便清稀如水而势缓者称泻，现临床一般统称泄泻。本病发病缓慢，以大便稀薄频繁为主，多伴有脘腹胀满，不思饮食，口淡无味。在现代医学中，泄泻可见于各种疾病，凡属于消化器官发生功能或器质性病变导致的腹泻，如慢性结肠炎、肠易激综合征、溃疡性结肠炎等，均可参照此证治疗。刘玉洁主任治疗泄泻积累了丰富的临床经验，有自己的独特见解，现将其临床经验总结如下。

一、实证

1. 肠道湿热证

溃疡性结肠炎，以腹痛、里急后重、脓血便为主症，在中医学中属于"痢疾""泄泻"范畴。病因与六淫邪袭（尤其是湿热之邪）、饮食所伤、情志郁结有关。病机初发以邪实为主，反复发作期则为邪实夹脾虚为主。本病活动期，主要以脾虚为本，湿热为标，因此治疗要以健脾化湿、清热解毒为治疗大法。开始以清化湿热治标为主，治拟清化肠道湿热、调和气血，常用芍药汤加减进行治疗。组方为：白芍 15g，当归 10g，黄芩 10g，败酱草 15g，丹参 15g，白头翁 15g，槟榔 10g，木香 6g，黄连 6g，大黄 10g，肉桂 6g，炙甘草 6g。芍药汤中芍药、当归、甘草和营行血，以治脓血；槟榔、木香行气，解除里急后重；黄芩、黄连、大黄清化湿热，配败酱草清热解毒，肉桂温通，同时减轻黄芩、黄连、大黄苦寒之性。如白冻黏液多者，加苍术、薏苡仁；血多者，加地榆炭、槐花。腹痛、脓血便、里急后重症状缓解后，调整以健脾止泻治本为主，所以去掉大黄、槟榔，加白术、山药健脾化湿，生黄芪托毒生肌。

2. 肝气乘脾证

随着社会发展节奏的加快，生活工作压力不断加大，患者精神压力增大，忧郁恼怒，导致肝气郁结，横犯脾土，使得脾失健运，气机升降失常，而致泄泻。《素问·至真要大论》谓"厥阴之胜……肠鸣飧泄，少腹痛"。泄泻有每因抑郁恼怒、情志不和而发，其证腹痛肠鸣，泻后痛减，须臾复痛者，中医谓之"肝气乘脾泻"。正如《医方考·泄泻门》在痛泻要方中说："泻责之脾，痛责之肝，肝责之实，脾责之虚，脾虚肝实，故令痛泻。"此类泄泻，当重在疏调肝气，以协助脾胃之气的升降。《景岳全书·泄泻》曰："凡遇怒气便做泄泻者，必先以怒时夹杂，致伤脾胃。"患者常以泄泻肠鸣、腹痛攻窜、腹痛则泻、泻后痛减为主症，伴有胸胁胀满，脘腹痞满，矢气频做，嗳气食少，心烦急躁。发病常与情绪有关，舌淡红，舌苔黄腻，脉弦。以抑肝扶脾、消痞止泻为治则，以痛泻要方合二陈汤加减进行治疗。处方：陈皮 10g，炒白术 15g，白芍 10g，防风 10g，半夏 10g，茯苓 30g，炙甘草 10g，炒山药 30g，柴胡 10g，藿香 10g，苍术 10g。痛泻要方出自《丹溪心法》，方中炒白术苦甘而温，补脾燥湿健运，实土以御木乘为君；白芍酸寒益阴养血，滋脾柔肝，和里缓急而止腹痛为臣；陈皮辛苦而温，理气醒脾以调中为佐；防风辛以散肝，香以舒脾而胜湿为使。四药相配，泻肝补脾，使肝脾和调，运健湿除，自然痛泻俱止。二陈汤用陈皮疏理肝脾之气，兼能健脾；半夏行气向下而行，散结消痞；茯苓有先升后降的特点，还可补益心脾之气。处方既能疏肝又能健脾，痛泻要方调肝理脾，二陈汤燥湿化痰，二方合用共凑止泻之功。

二、虚证

1. 脾虚湿盛证

患者平素脾胃虚弱，脾胃运化水湿、水谷功能减退，水谷不化，积谷为滞，湿滞内生，遂成泄泻。如《素问·阴阳应象大论》"湿盛则濡泻"。《黄帝内经》中提到"诸湿肿满，皆属于脾"，脾虚运化无力，化生湿邪，湿邪阻滞，清阳不升，则生飧泄。本类病人多泄泻反复发作，食少，食后脘腹胀满，稍进油腻食物，则大便次数增多，伴有神疲乏力，面色萎黄，倦怠懒言，恶心呕吐，舌质淡，脉细弱。治疗以健脾益气、化湿止泻为主。以缪氏资生汤加减进行治疗。处方：党参10g，炒白术15g，茯苓30g，炙甘草6g，砂仁6g，焦山楂30g，炒山药30g，黄连6g，薏苡仁30g，白扁豆30g，肉豆蔻15g，莲子肉15g，桔梗10g，藿香10g，炒麦芽30g，芡实30g，泽泻15g。缪氏资生汤是缪仲醇在《太平惠民和剂局方》参苓白术散基础上加味而成。参苓白术散益气健脾，渗湿止泻；陈皮、肉豆蔻、藿香、泽泻理气醒脾，祛湿化浊；焦山楂，炒麦芽消食和胃化滞；芡实健脾化湿；黄连和胃清湿热。本方益气健脾，渗湿止泻，清热化湿以止泻。方中党参、茯苓、白术、炙甘草、白扁豆、薏苡仁，甘温益脾阳；芡实、莲子肉、山药甘平滋脾阴，扶阳多于护阴，用以补脾元升清气。并以陈皮、山楂、神曲、麦芽、砂仁、桔梗、藿香调理脾胃。如有湿热则以小量黄连清之燥之，能起苦味健胃作用。重在补而辅以调，配伍合度，补通得当。罗谦甫称此方："既无参苓白术散之补滞，又无香砂枳术丸之燥消，能补能运，臻于至和，用以固胎，永无滑堕，平人服之亦有调中养胃之益。"药虽平淡，用于临床，每起沉疴。

2. 肝郁脾虚证

患者平素情绪失调，肝气郁结，肝失疏泄，肝木横逆犯土，脾失健运，而成泄泻。临床表现为胸胁胀满窜痛，善太息，情怀抑郁，或急躁易怒，纳呆腹胀，便溏不爽，肠鸣矢气，或腹痛欲泻，泻后痛减，舌淡红，脉弦而虚等。常用逍遥散加减治疗。逍遥散主治病机包括三个方面，即肝郁、血虚、脾虚。刘玉洁主任在应用此方治疗泄泻时，不论是脾虚导致血虚进而引起肝郁，还是由肝郁导致血虚，肝病乘脾，只要泄泻并出现肝气郁结和脾虚的症状，就可以用它治疗。方药组成：柴胡10g，当归10g，白芍10g，炒白术10g，茯苓30g，炙甘草6g，薄荷3g（后下）。若肝气郁久化热，可加丹皮、焦山栀等。方中柴胡疏肝解郁，以调达肝气；白芍滋阴柔肝，当归养血活血，二药养肝体而助肝用，又制柴胡截肝阴之弊；白术、茯苓、甘草健脾益气，助脾运化，营血化生有源；薄荷少量助柴胡疏肝散郁热。此方既补脾气，又理肝气，又养肝血，以达到疏肝理气、健脾和营以止泻的功用。

三、寒热夹杂证

随着生活水平的提高，人们饮食不节，过食肥甘厚腻，嗜食烟酒，脾胃损伤，痰湿内生。而慢性泄泻多病程较长，痰湿郁久化热，湿热久留，损伤阳气形成上热下寒，或者寒热错杂之证。患者多数伴有口渴心烦急躁，口苦，脘腹痞满，畏寒肢冷，小腹怕冷，下肢无力，舌苔黄腻，脉沉弦。口干苦、心烦急躁为上热，畏寒肢冷、下肢无力等为下寒。以清上温下、祛湿止泻为基本法则，选用乌梅丸合生姜泻心汤加减进行治疗。组方：乌梅10g，肉桂6g，细辛3g，黄连6g，黄柏10g，当归10g，党参10g，干姜6g，制附子6g，川椒6g，黄芩10g，炙甘草6g。乌梅丸能寒热并用，清上温下，坚阴止泻，散寒通阳，既能酸甘化阴，又能辛温通阳，补而不腻，涩而不滞；生姜泻心汤消痞散结、清热。人参、大枣甘温益气，补脾之虚，复阴阳升降之枢；半夏配生姜，和胃降逆止呕；黄芩、黄连苦寒泻热，厚肠止痢，配伍辛温之干姜，温振中阳，苦寒药与辛热药同用，无损阳助热之弊，此乃去其性而取其用之理；生姜配大枣调和营卫，炙甘草补脾胃调和诸药。全方共奏升清降浊、调和脾胃之功，以达到止泻之用。二方合用共凑清上温下、祛湿止泻之功。

四、临床思辨特点

1. 调理脾胃贯穿始终

脾胃为后天之本，人身气血生化之源，主运化水谷和水湿，正如《素问·经脉别论》所示："饮入于胃，游溢精气，上输于脾，脾气散精，上归于肺，通调水道，下输膀胱，水精四布，五经并行。"
而泄泻之为病，因湿邪所致者居多，湿困脾土，脾失健运，肠道功
能失司，泄泻作矣，即所谓"脾虚湿困"之证。如《医宗必读》中
李中梓所论："脾土强者，自能胜湿，无湿则不泄……若土虚不能制
湿，则风寒与热皆得干之而为病。"《素问·阴阳应象大论》曰"湿
胜则濡泄"，《医宗必读》有"无湿不成泻"，《景岳全书》有"泄泻
之本，无不由于脾胃"。在《黄帝内经》的基础上，刘玉洁主任认为
泄泻的病变脏腑主要在脾，病理因素主要为湿邪。脾虚湿盛是泄泻
的基本病机，脾虚为本，湿盛为标，始终把调理脾胃功能作为治泻
的首要任务。脾胃运化水谷和水湿，脾胃功能受损后，运化水湿和
水谷功能减退，水谷不化，积谷为滞，湿滞内生，遂成泄泻。如张
景岳《景岳全书·杂证谟·泄泻》曰："泄泻之本，无不由于脾胃。
盖胃为水谷之海，而脾主运化，使脾健胃和，则水谷腐熟，而化气
化血以行营卫，若饮食失节，起居不时，以致脾胃受伤，则水反为
湿，谷反为滞，精华之气不能输化，乃致合污下降，而泻痢作矣。"
所以在治疗泄泻过程中，选用芳香化湿、理气宽中、健脾和胃、消
食导滞之品，总以"运脾祛湿"为原则。

2. 注重健脾与燥湿的关系

泄泻的发生与脾胃的关系密切，历代医家多有阐述，《素问·举
痛论》曰："脾病者，虚则腹满肠鸣，飧泄食不化。"《脾胃论》曰：
"形体劳役则脾病，病脾则怠惰嗜卧，四肢不收，大便泄泻。"张景
岳云："泄泻之本，无不由于脾胃。"刘玉洁主任认为，在以调理脾
胃为主线的基础上，还要灵活运用健脾与燥湿。湿是泄泻的主要病
理因素，湿盛则濡泻，湿邪易困脾胃，脾为湿困，则气化遏阻，清
浊不分。湿邪为主导致的泄泻，治疗中常用苍术、白豆蔻、厚朴等
燥湿健脾之品，燥能胜湿。以脾虚为主的泄泻，常用党参、白术、
茯苓、山药等健脾胃以化湿的药物。主方则用二陈汤和平胃散加减。

二陈汤燥湿化痰，理气和中；平胃散燥湿运脾，行气和胃。苍术、厚朴、陈皮苦辛温燥而治湿行气，陈皮燥湿健脾，甘草调和诸药。临床上根据脾虚与湿邪的主次偏盛，调整药物的剂量。以脾虚为主，痰湿为辅，治疗以健脾益气为主，兼顾燥湿化痰；以痰湿为主，脾虚为辅，治疗以燥湿化痰为主，兼顾健脾益气。

3. 注重调理肝气

《景岳全书·泄泻》指出："泄泻之本，无不由于脾胃……凡遇怒气而作泄泻者，必先以怒时挟食，致伤脾胃，故但有所犯，即随触而发，此肝脾二脏之病也。益以肝木克土，脾气受伤使然。"肝主疏泄，脾主运化；肝主藏血，脾主生血统血。肝的疏泄功能正常，则气机条畅，脾胃升降得以协调，并能疏利胆汁，输于肠道，促进脾胃对饮食物的消化及对精微的吸收和转输功能；而脾气健旺，运化功能正常，气血生化有源，则肝体得以濡养而使肝气充和条达，有利于疏泄功能的发挥。总之，肝的疏泄失常最易影响脾胃的气机升降，故刘玉洁主任将治肝放在脾胃病治疗的重要位置，认为在治疗泄泻的时候也要从肝脏进行治疗。五行中肝脏属木，喜条达恶抑郁；脾脏属土，主运化，肝脾之间木土相克。《金匮要略》谓"上工治未病，见肝之病，知肝传脾"。肝脾之关系十分密切，肝木主疏泄，喜条达；脾土主运化，其气主升，得肝木条达、疏泄之性，脾气才不致呆滞，而使饮食、水湿得以运化。肝脏主疏泄，喜条达，肝气郁结，横逆犯脾，影响脾胃运化，造成泄泻。因此《临证指南医案》称"木能疏土而脾滞以行"。与之相对，肝木赖脾土之濡养，才能保持其条达之性。故《名医方论》云："肝为木气，全赖土以滋培，水以灌溉。"由此可见，木土相克，相辅相成。如肝脾之协调被打破，便易出现泄泻之证。一则由情志失常，郁怒伤肝，肝失条达，横逆侮脾，脾失健运而致泄泻，如《类经》所云："土强则侮土，故善泄也"。二则饮食劳倦，损伤脾土，脾运不健，土反侮木，肝失条达、疏泄而引起泄泻，如《王旭高医案》所述："夫肝胆属木而喜升达，寄根于土。今脾胃为生冷忧思伤其阳和之气，布化运转失职，肝胆无湿润升达之机，郁久而肆其横逆，侮其所胜脾胃受克。"此类证候以肝旺脾虚者为多，其以抑肝扶脾为法，吴鹤皋云："泻责之脾，痛责之肝，肝责之实，脾责之虚，脾虚肝实，故令痛泻。"多取痛泻要方化裁治之。所以在选方用药时，刘玉洁主任注重调理肝气，如患者平素急躁易怒，常配伍柴胡、郁金疏肝理气，天麻、钩藤平肝潜阳，焦山栀、丹皮清肝泻热；胸胁胀满者，加入玫瑰花、香橼、佛手、代代花等以疏肝解郁。

4. 重视补肾在泄泻中的应用

泄泻之为病，与肾亦关系密切。肾者寓元阴元阳，乃五脏阴阳之本，脾之运化水谷精微，全赖肾之阳气温煦。肾藏五脏六腑之精，亦靠脾所运化水谷精微的滋养、化生。生理上，二者分属先天与后天，是互相资助、互相促进的关系；病理上，二者同样互相影响，互为因果。一则肾阳不足，火不暖土，脾失温煦，则可致脾虚泄泻；二则脾阳困乏，累及肾阳，命火衰微，可致脾肾阳虚而见下利清谷之洞泄、滑泄、五更泄等证候。正如张景岳所云："盖肾为胃关，开窍于二阴，所以二便之开闭，皆肾脏之所主。今肾中阳气不足，则命门火衰而阴寒独盛，故于子丑五更之后，当则阳气未复，阴气盛极之时，即令人洞泄不止也。"人或年老体衰，肾气不足；或久病之后，肾阳受损；或房事过度，命门火衰，脾失温煦，运化失职，水谷不化而成泄泻。且肾为胃之关，主司二便，若肾气不足，关门不利，则大便下泄。与严用和《重订严氏济生方·五脏门》明确指出的："古人云：补肾不如补脾，余谓补脾不如肾，肾气若壮，丹田火经上蒸脾土，脾土温和，中焦自治。"临床上对于久泻的病人，刘玉洁主任在关注补脾的同时，亦注重补肾。临证之时，不一定出现四肢不温、五更即泻等肾阳不足、命门火衰之时，再用温肾助阳之品，而在补脾的基础上，适当的加用一些补肾阳之品，脾肾同补，疗效更佳。临床应用如下：

（1）脾虚为主者，用参苓白术散，加补骨脂、肉豆蔻。

（2）寒热错杂者，用乌梅丸，加益智仁、肉豆蔻。

（3）久泻滑脱者，用真人养脏汤，加芡实、补骨脂。

（4）脾肾两虚者，用理中丸合四神丸。

（5）脾肾阳虚者，用附子理中丸合四神丸。

【验案1】

提要：本例湿热痢经芍药汤加减治疗，7剂即愈，效若桴鼓，体现了"行血则便脓自愈，调气则后重自除"和通因通用两大治痢法则。

郭某，男，70岁。2013年6月27日来诊。

主诉：腹痛，里急后重，下痢脓血3天。

患者3天前因食用不洁食物，而致腹中绞痛，里急后重，便中可见脓血，血多脓少，小便略黄，大便日行3~4次，纳少，夜寐安，身体消瘦。舌质红，苔黄薄腻，脉滑。

辨证分析：夏秋季节内外湿热交蒸之时，正是痢疾的多发时节，再加患者饮食不洁，湿热毒邪直犯肠道脂膜，毒邪与气血搏结，腐败化为脓血而成湿热痢疾。湿热毒邪阻滞于肠中，致使气机不畅，传导失司，故见腹痛、里急后重。正如《医学入门·痢》中所云："火性急速下传，或化或不化，食物瘀秽欲出，而气反滞住，所以欲便不便，腹痛窘迫，拘急大肠，重而下坠。"苔腻为湿，色黄为热。

中医诊断：痢疾（湿热痢）。

西医诊断：急性肠炎。

治法：清热利湿解毒，调气行血。

方药：芍药汤加减：白芍30g，当归10g，黄连6g，焦槟榔6g，木香6g，炙甘草6g，熟大黄6g，黄芩10g，肉桂6g，白及15g，生蒲黄 10g（包煎），五灵脂 10g（包煎）。7 剂。每日 1 剂，水煎服，每日两次。

二诊（2013 年 7 月 4 日）：诸症明显好转，便中脓血减少，腹痛减轻，里急后重感已除，小便调，纳可，眠可。舌质红，苔黄薄腻，脉滑。效不更方，7 剂而愈。

按语：《证治汇补·痢疾》曰："无积不成痢……痢起夏秋，湿热交蒸，本乎天也……湿土寄旺四时，或从火化，则阳土有余，而湿热为病。"本病一年四季均可发生，夏、秋两季尤为多见。多由外感湿热、疫毒之气，内伤饮食，损及脾胃、大肠而致发病。本病例为饮食不洁之湿热痢，方用芍药汤，行气调血与清热燥湿并用，兼行下导滞，通因通用。重用治痢要药白芍，安中止痛，敛阴养血。加白及收敛止血，消肿生肌。

【验案 2】

提要：本例泄泻经缪氏资生汤加减治疗，短期内明显好转，证明了"脾虚湿盛"理论的正确性，为我们治疗泄泻提供了思路。

董某，男，62 岁。2014 年 1 月 7 日就诊。

主诉：大便稀溏 1 月余。

患者大便稀溏，1 月有余，日行 2 ~ 6 次。伴形体消瘦，肠鸣，遇凉则加重，小便调，纳可，入睡困难，夜寐欠安。舌红、苔白略腻，脉虚缓。肠镜提示：直、结肠未见异常。

辨证分析：患者年过六旬，脾胃虚弱，纳运乏力，水谷不化，清浊不分，故见肠鸣泄泻。气血生化不足，肢体肌肤失于濡养，故见形体消瘦。舌红、苔白腻，脉虚缓，为脾虚湿盛的表现。

中医诊断：泄泻（脾胃虚弱证）。

西医诊断：肠易激综合征。

治法：益气健脾，渗湿止泻。

方药：缪氏资生汤加减：党参 10g，炒白术 15g，砂仁 6g，桔梗 10g，藿香 10g，焦山楂 30g，白豆蔻 15g，炙甘草 6g，黄连 6g，茯苓 30g，炒扁豆 30g，炒山药 30g，莲子肉 10g，炒麦芽 30g，芡实 30g，泽泻 15g，茯神 30g，生龙骨 30g，生牡蛎 30g。7 剂。每日 1 剂，水煎服，每日两次。

二诊（2014 年 1 月 15 日）：腹泻次数减少，每日 2～3 次，不成形，纳可，小便调，夜寐欠安。舌红、苔白腻，脉虚缓。效不更方，加神曲 10g、薏苡仁 30g、厚朴 6g、乌梅 10g、夜交藤 40g。7 剂。

按语：泄泻是临床常见病证，其病因较多，外感寒热湿邪、内伤饮食情志、脏腑功能失调，均可导致泄泻，且病机复杂多变，常有兼夹或转化，但脾病湿盛是泄泻发生的关键病机。正如《景岳全书》所云：“若饮食不节，起居不时，以致脾胃受伤，则水反为湿，谷反为滞，精华之气不能输化，乃至合污下降而泻痢作矣。”故治宜健脾利湿，处方以四君子补脾益胃，合之山药、莲子肉、扁豆、芡实之属以协助之。但脾喜燥而恶湿，善运而不停，故以陈皮、白豆蔻香燥以舒之，茯苓、泽泻、薏苡仁淡渗以利之，山楂、神曲、麦芽助其消导，藿香、厚朴假以温中，桔梗引清气上行，黄连使湿热下降。如是则脾复其常，可以资助生气矣。

【验案 3】

提要：本例泄泻为久泻不愈慢性结肠炎，经缪氏滋生汤加减益气健脾、渗湿固肠治疗后短期内症状明显好转。

李某，男，26 岁。2013 年 12 月 8 日就诊。

主诉：腹泻反复发作 3 年，加重 1 个月。

患者 3 年前因饮食不节而出现腹泻，大便日行 4～5 次，为不成形稀便，经某医院肠镜检查提示：慢性结肠炎，给予对症治疗，症状缓解。近 1 个月复因饮食不节而上症又作，伴形体消瘦，面色萎黄，脘腹怕凉，纳可，夜寐尚安，小便调。平素三餐饮食不规律，舌质淡嫩，舌体胖大，苔薄腻，脉沉。

辨证分析：患者平素饮食不节，导致脾胃运化失调，迁延日久则脾胃虚弱，中焦生湿。脾胃虚弱，水谷不化，清浊不分，故见泄泻。脾失健运，则气血生化不足，肢体肌肤失于濡养，故见形体消瘦，面色萎黄。久病导致脾阳虚弱，故见喜热怕凉。舌质淡嫩，舌体胖大，苔薄腻，为脾虚有湿的表现。

中医诊断：泄泻（脾虚湿盛）。

西医诊断：慢性结肠炎。

治法：益气健脾，渗湿止泻，固肠止泻。

方药：缪氏资生汤加减：党参 10g，茯苓 30g，炒白术 15g，炒山药 30g，薏苡仁 30g，莲子肉 10g，芡实 30g，炙甘草 6g，陈皮 10g，炒麦芽 30g，桔梗 10g，白豆蔻 15g，藿香 10g，黄连 6g，砂仁 6g，炒扁豆 30g，泽泻 15g，焦山楂 30g，炮姜 8g。7 剂。每日 1 剂，水煎服，每日两次。

二诊（2014 年 1 月 4 日）：大便较前成形，大便日行 2～3 次，纳可，小便调，夜寐安。舌质淡嫩，苔转薄白苔，脉沉。处方：党参 10g，茯苓 30g，炒白术 15g，炒山药 30g，薏苡仁 30g，莲子肉 10g，芡实 30g，炙甘草 6g，陈皮 10g，炒麦芽 30g，桔梗 10g，白豆蔻 15g，藿香 10g，黄连 6g，砂仁 6g，炒扁豆 30g，泽泻 15g，焦山楂 30g，乌梅 10g。7 剂。

三诊（2014 年 1 月 11 日）：大便基本成形，日行 1～2 次，纳可，小便调，夜寐安。舌质淡嫩，苔薄白，脉沉。处方：党参 10g，茯苓 30g，炒白术 15g，炒山药 30g，薏苡仁 30g，莲子肉 10g，芡实 30g，炙甘草 6g，陈皮 10g，炒麦芽 30g，桔梗 10g，白豆蔻 15g，藿香 10g，黄连 6g，砂仁 6g，炒扁豆 30g，泽泻 15g，焦山楂 30g，乌梅 10g，吴茱萸 6g，肉豆蔻 10g。7 剂。

四诊（2014 年 1 月 18 日）：大便已成形，每日 1 次，纳可，小便调，夜寐安。舌质淡红，苔薄白，脉沉。处方：党参 10g，茯苓 30g，炒白术 15g，炒山药 30g，薏苡仁 30g，莲子肉 10g，芡实 30g，炙甘草 6g，陈皮 10g，炒麦芽 30g，桔梗 10g，白豆蔻 15g，藿香 10g，黄连 6g，砂仁 6g，炒扁豆 30g，泽泻 15g，焦山楂 30g，乌梅 10g，吴茱萸 6g，肉豆蔻 10g。7 剂。后以丸药调理。

按语： 慢性结肠炎是一种反复发作的难治性疾病，可因饮食无规律、进食过多、进食不易消化的食物导致，影响脾胃运化，迁延日久导致脾胃虚弱，中焦生湿。治疗时注重益气健脾，渗湿止泻，固肠止泻。处方中以明代大家缪希雍的资生丸为主方，该方原是治疗妊娠脾虚及滑胎，遵其病机均为脾胃虚衰，故用该方治疗泄泻每收奇效。方中以党参，白术、茯苓、炙甘草、芡实、炒山药、炒扁豆、薏苡仁之甘以补脾元，陈皮、砂仁、白豆蔻、桔梗之辛香走窜以调胃气，黄连清之燥之，焦山楂、炒麦芽健脾消食。此案灵活运用，去神曲加泽泻，以增强渗湿止泻之力。患者脘腹怕凉，故加炮姜。二诊有好转，但仍有大便次数多的症状，故加乌梅酸涩止泻。三诊大便大有好转，次数减少，加肉豆蔻温中涩肠、吴茱萸温脾暖胃以散阴寒。四诊大便成形，日行 1 次，两日 1 剂巩固治疗。

经断前后诸症辨治经验

妇女在绝经前后，出现烘然而热，面赤汗出，烦躁易怒，失眠健忘，精神倦怠，头晕目眩，耳鸣心悸，腰酸背痛，手足心热，或伴有月经紊乱等与绝经有关的症状，称"经断前后诸症"。属于西医学中"围绝经期综合征"。刘玉洁主任辨证治疗经断前后诸症经验总结如下。

一、虚证

1. 阴阳俱虚证

经断前后，肾气渐衰。肾主骨生髓，腰为肾之府，肾虚髓海、外府失养，冲任失司，精关不固。症见：月经周期紊乱，量或多或少，或已断经，伴头晕耳鸣，腰酸腿软，烘热汗出，五心烦热，失眠多梦，小便频数或失禁，舌淡，苔薄，脉沉细。代表方：二仙汤加减。组成：仙茅10g，仙灵脾10g，当归10g，巴戟天10g，黄柏10g，知母10g，桑叶30g，浮小麦30g。方中仙茅、仙灵脾、巴戟天补肾扶阳，当归滋肾养血，黄柏、知母滋肾阴而泻相火，桑叶、浮小麦固涩止汗。诸药相合，阴阳并补，使阴阳平衡，诸症自愈。精神抑郁，喜悲伤者，合甘麦大枣汤，或加合欢皮；夜不能寐者，加炒酸枣仁、夜交藤；心悸不安者加桑寄生、炙龟板、龙齿。

2. 心肝血虚证

"女子七七任脉虚，太冲脉衰少，天癸竭，地道不通，故形坏而无子也"，女子以血为本，冲任二脉隶属于肝，冲为血海主月经，随着年龄的增长，肝藏血不足，直接导致冲任血亏不充；肝阴不足，虚热内生，上扰神明。症见：月经量少，或已断经，伴见虚烦不眠，头晕目眩、心烦急躁、口渴咽干、烘热汗出，舌红少苔，脉细数。代表方：酸枣仁汤加减。组成：酸枣仁30g，川芎6g，知母10g，炙甘草6g，茯苓15g，夜交藤40g，浮小麦30g，桑叶30g。方中重用酸枣仁养肝血以安神明，配知母清热养阴，伍川芎调理血疏肝，茯苓宁心安神，甘草清热缓急，桑叶、浮小麦固涩止汗、调和诸药。本方酸收辛散并用，具有养血调肝之妙。精神抑郁，喜悲伤者，合甘麦大枣汤，或加合欢皮；心悸不安者加桑寄生、炙龟板、龙齿。

二、实证

1. 痰热内蕴证

随着时代的发展，人们饮食结构、生活习惯的改变，过度饮酒及嗜食肥甘厚味的人日渐增多，导致形体肥胖，损伤脾胃，生湿生痰；另一方面，日趋加重的生活、工作压力，加之七情内伤的相互影响，郁久化热，生痰生热，痰热郁阻，气机不畅。症见：月经紊乱或月经已断，心烦不寐，急躁易怒，或口苦目眩，大便干结，舌质红，苔黄腻，脉滑数。代表方：黄连温胆汤加减。组成：黄连6g，清半夏10g，陈皮10g，茯苓15g，竹茹10g，枳实6g，炙甘草6g，石菖蒲10g，远志10g，茯神30g，合欢皮30g。方中黄连清热燥湿，泻心中之火；半夏、竹茹化痰降逆，清热和胃，止呕除烦；枳实、陈皮理气化痰，使气顺痰消；茯苓健脾利湿，宁心安神；石菖蒲、远志、茯神化浊开窍安神，合欢皮解郁安神。烘热汗出者，加桑叶、浮小麦；悲伤欲哭者，合甘麦大枣汤；夜不能寐者，加炒酸枣仁、夜交藤；心悸不安者加桑寄生、炙龟板、龙齿。

2. 热郁少阳证

此型多因忧思恼怒太过，情志不舒，以致肝失条达，肝气郁结，疏泄不利，日久化火，枢机不利所致。症见：月经已断或月经紊乱，心情郁闷，焦虑不安，伴心悸、气短、胸闷，失眠心烦，坐卧不宁，舌质红，舌苔薄腻，脉弦细。代表方：柴胡加龙骨牡蛎汤加减。组成：柴胡10g，黄芩10g，清半夏10g，党参10g，茯苓15g，生龙骨30g，生牡蛎30g，丹参30g，郁金10g，合欢皮30g，石菖蒲10g，远志10g，茯神30g，炒枣仁30g，夜交藤40g，炙龟板10g（先煎），龙齿30g。方中以小柴胡汤和解少阳，清肝利胆，调畅气机；炒酸枣仁、夜交藤养心安神；丹参、郁金、合欢皮解郁安神；石菖蒲、远志、茯神化浊开窍安神；再加炙龟板、龙齿，重镇安神定志。诸药相合，共奏和枢机、利肝胆之功。烘热汗出者，加桑叶、浮小麦；悲伤欲哭者，合甘麦大枣汤；心悸不安者，加桑寄生、炙龟板、龙齿。

3. 肝郁血虚证

"肝体阴而用阳"，藏血，主疏泄，性喜条达而恶抑郁。本证正是由长期情志不遂，暗耗阴血导致化源不足，肝体失养，使肝气横逆而致。症见：月经已断，或紊乱，月经量少，色淡，两胁作痛，乳房胀痛，伴心情抑郁，急躁易怒，舌淡，脉弦而虚。代表方：逍遥散加减。组成：柴胡 10g，当归 10g，白芍 10g，薄荷 3g（后下），茯苓 15g，白术 10g，炮姜 6g，炙甘草 6g，丹参 30g，郁金 10g，合欢皮 30g，龙骨 30g，牡蛎 30g。方中柴胡疏肝解郁，白芍滋阴柔肝，配伍当归养血活血，共同养肝体以助肝用，兼制柴胡疏泄太过；白术、茯苓、甘草健脾益气，使运化有权，营血生化有源；炮姜温中和胃，加少量薄荷助柴胡舒肝，而散郁热；丹参、郁金、合欢皮解郁安神，龙骨、牡蛎潜镇安神。诸药合用养肝阴，复肝用，健脾运，使肝脾协调。乳房胀痛有肿块者，加青皮、浙贝母、橘叶；乳房疼痛甚者，加川楝子、元胡；烘热汗出者，加桑叶、浮小麦；悲伤欲哭者，合甘麦大枣汤；心悸不安者，加桑寄生、炙龟板、龙齿。

三、临床思辨特点

1. 注重调补肝肾

经断前后，女性正值 45～60 岁，处于一个特殊时期，《素问·上古天真论》有云："女子……六七阳气衰于上，面皆焦，发始白。七七任脉虚，太冲脉衰少，天癸竭，地道不通，故形坏而无子也。"随着年龄的增长，开始逐渐衰老，天癸竭后，女性的身体也随之发生变化，此时任脉和冲脉气血虚弱衰少，天癸枯竭，月经断绝，形体衰老，肾气逐渐衰败，激素水平发生变化。在 49 岁前后会自然绝经，其身体出现阴阳气血失调的症状。此时肝肾不足为其基本病机，在临证时，注重调补肝肾，治病求本。

2. 疏肝解郁贯穿始终

因郁致病很多，如《丹溪心法》有"气血冲和，万病不生，一有怫郁，诸病生焉，故人身诸病，多生于郁"之说。正如张景岳《类经·疾病类》所云："气之在人，和则为正气，不和则为邪气。凡表里虚实，逆顺缓急，无不因气而生，故百病皆生于气。"若气机逆乱，郁怒伤肝，肝郁气滞，甚则气郁化火，灼津成痰，引起脏腑经脉功能的紊乱，从而引发诸多病证。更年期女性，情绪波动较大，情感脆弱，肝气郁结、肝失条达者居多，多表现为不可自控的心烦急躁，烦躁易怒。根据上述症状，在治疗本病时，无论虚实寒热，认为肝气不调始终贯穿于整个病理过程，因此特别注意疏肝解郁，作为贯穿整个治疗过程的重要方法。

3. 从痰论治的重要性

隋代巢元方曾提出"百病皆由痰作祟"的观点，明代龚信父子随后又提出"百病中多有兼痰者"之说，说明痰浊致病具有广泛性。近年来，随着人民生活水平提高以及生活习惯的改变，来诊病人中过度饮酒、嗜食肥甘厚味，不健康的生活及饮食方式，导致痰湿阻滞型患者人数不断上升。根据这种病理变化，刘玉洁主任强调从痰论治的重要性，多以温胆汤加减化裁治疗，以求理气化痰、利胆和胃之效。《医方集解》谓之"不寒不燥而胆常温矣"。是以清而不寒，温而不燥，攻而不强，虚人亦可加减运用，遂选用本方加减，临床疗效满意。

4. 注重安神定志

临床上，更年期女性最早出现的症状以失眠、烘热汗出为主，其中又以失眠为最大困扰，多以失眠来就医。清代医家李渔曾指出："养生之诀，当以睡眠居先。睡能还精，睡能养气，睡能健脾益胃，睡能坚骨强筋。"因而长期失眠会使脏腑阴阳气血失衡，而诱发各种疾病的发生。因此在本病的治疗过程中，强调安神定志为第一要务，虚者养心安神，多用炒酸枣仁、远志、山茱萸等；实者清心安神，用丹参、郁金、黄连等；郁者解郁安神，多用合欢皮、合欢花、玫瑰花等；重者加用重镇安神之法，多用珍珠母、生龙骨、生牡蛎、龙齿等，从而获得更好的疗效。

5. 注重身心共治

更年期女性，由于所处特殊生理病理状态和年龄阶段，情感比较脆弱，易心情郁闷。加之当今社会快节奏的生活方式，以及与日俱增的竞争压力，使人们承受着巨大的心理压力。身体本身的因素与外界的压力导致本病的发生越来越多，同时伴有抑郁焦虑者多见。因此，对于不同病人，除给予药物治疗外，要结合心理疏导，使患者心情舒畅，增加治疗信心。身心共治，可收到事半功倍的效果。

【验案】

提要：本例不寐经丹栀逍遥散化裁治疗，使肝气得调，肝火得降，心神得安，效果显著。体现了疏肝解郁、清热安神法治疗女性更年期肝郁化热之不寐药证合拍，药到病除。

王某，女，49岁。2010年9月1日就诊。

主诉：心烦不寐，烘热汗出反复发作1年，加重1个月。

患者近1年未来月经，渐出现心烦不寐诸症，曾服用"刺五加胶囊"效果不著。现心烦不寐，多梦易醒，伴烘热汗出，易怒。平素精神抑郁，胸闷善太息，悲伤欲哭，口苦，纳可，二便尚调，夜寐欠安。舌质红，苔薄黄，脉弦略数。

辨证分析：患者年近半百，肝肾已虚，脏腑功能渐失调和，加之平素易于急躁，肝气郁结，气郁化火之证。郁火上扰心神，心神不宁，故见心烦不寐，多梦易醒。肝热内扰，迫津外泄，故见烘热汗出。肝气郁结，失于条达，故见精神抑郁，胸闷善太息。心气虚，肝气郁，心神失于奉养，故见悲伤欲哭。口苦，舌质红，苔薄黄，脉弦略数，为肝郁化热之征。

中医诊断：不寐（肝郁化热）。

西医诊断：更年期综合征。

治法：疏肝解郁，清热安神。

方药：丹栀逍遥散加减：丹皮6g，炒栀子6g，当归10g，白芍10g，柴胡6g，茯苓15g，白术10g，炙甘草6g，薄荷3g（后下），丹参30g，郁金10g，合欢皮30g，炒酸枣仁30g，夜交藤30g，桑叶30g，浮小麦30g，生龙骨30g，生牡蛎30g。7剂。每日1剂，水煎服，每日两次。

二诊（2010年9月8日）：心烦不寐、多梦易醒、胸闷抑郁诸症好转，唯感汗出仍多，纳可，二便调。舌质偏红，脉弦。上方加糯稻根30g，以清肝疏郁，生津止汗。14剂。

三诊（2010年9月22日）：汗出不显，夜寐好转，诸症告愈。停服中药。

按语：经断前后诸症，往往症状纷杂，病因难辨，临证时必须在复杂而又多变的情况下抓主症，根据主症分析病因，根据病因进行辨证，才能取得好的疗效。此案据患者平素精神抑郁，胸闷善太息及舌脉表现，辨证为肝气不舒，郁而化热，热扰心神而不寐，治疗用丹栀逍遥散化裁，使肝气得调，肝火得降，心神得安而不寐得愈。

郁证辨治经验

郁证是由于情志不舒，气机郁滞所引起的一类病证。临床表现为心情抑郁、情绪不宁，胸胁胀痛，或易怒善哭，以及咽中有异物梗阻，失眠等各种复杂症状。西医学的神经衰弱、癔症、精神抑郁症及更年期综合征等，有以上表现者，可参照本证辨证论治。当前我国郁证的发病率呈逐年上升趋势，刘玉洁主任临证辨治经验总结如下。

一、肝气郁结证

此型多因情志所伤，郁怒不畅，使肝失条达，气失疏泄，而致肝气郁结。症见：精神抑郁，情绪不宁，焦虑烦躁，胸满胁痛，痛无定处，脘闷嗳气，腹胀纳呆，大便不畅，女子月经失调，舌质淡暗，苔薄腻，脉弦。治宜疏肝理气解郁，代表方：柴胡疏肝散合四逆香佛二花汤加减。药物组成：柴胡 10g，白芍 10g，枳壳 10g，川芎 10g，香附 10g，陈皮 10g，炙甘草 6g，香橼 10g，佛手 10g，玫瑰花 15g，代代花 15g，黄芩 10g，丝瓜络 10g。方中柴胡疏肝解郁；枳壳、香附、陈皮、川芎加强疏肝行气，和血止痛之效；白芍、炙甘草缓急止痛；香橼、佛手其性平和，理气而不伤阴；玫瑰花、代代花行气解郁，疏肝和胃；黄芩、丝瓜络清肝通络，助柴胡畅达气机。诸药相配，肝郁得解，气机得畅。

二、痰热内蕴证

随着人们生活水平的提高，越来越多的人嗜食肥甘厚味，过度饮酒，损伤脾胃，滋生痰浊，加之生活、工作压力大，情绪紧张忧郁，郁久化火，致痰热胶着，气机不畅，心神被扰而发病。症见：精神抑郁，兴趣低下，精力减退，惶恐不安，头晕头重如裹，心烦呕恶，夜不能寐，纳差脘闷，口干苦，舌质偏红，舌苔白腻或黄厚，脉弦滑。治宜清热化痰、安神定志，代表方：黄连温胆汤加减。药物组成：黄连 6g，清半夏 10g，竹茹 10g，陈皮 10g，茯苓 15g，枳壳 10g，炙甘草 6g，石菖蒲 10g，远志 10g，茯神 30g，炒酸枣仁 30g，夜交藤 40g，生龙骨 30g，生牡蛎 30g，龙齿 40g。方中黄连清心火；清半夏降逆和胃，燥湿化痰；竹茹清热化痰，止呕除烦；枳壳行气消痰，使痰随气下；陈皮理气燥湿，茯苓健脾渗湿，俾湿祛痰消；炙甘草益脾和胃，调和诸药；石菖蒲、远志、茯神化浊开窍安神；炒酸枣仁、夜交藤养心安神；生龙骨、生牡蛎、龙齿镇肝安神。综合全方，共奏清热化痰、安神定志之效。

三、热郁少阳证

此乃忧郁恼怒太过，肝失条达，气失疏泄，肝气郁结，气郁化火，枢机不利所致。症见：心情抑郁，焦虑恐惧，伴见心慌、气短、胸闷、失眠心烦、头晕、坐卧不宁，注意力难以集中，舌质稍红，苔薄黄腻，脉弦细。治宜和解少阳、通阳泻热、重镇安神，代表方：柴胡加龙骨牡蛎汤加减。药物组成：柴胡 10g，黄芩 10g，清半夏 10g，党参 10g，茯苓 15g，生龙骨 30g，生牡蛎 30g，丹参 30g，郁金 10g，合欢皮 30g，炒酸枣仁 30g，夜交藤 40g，炙龟板（先煎）10g，龙齿 40g。方中小柴胡汤和解少阳，清胆热，调气机；生龙骨、生牡蛎、炙龟板、龙齿潜镇安神；茯苓宁心安神；丹参、郁金、合欢皮活血解郁安神；炒酸枣仁、夜交藤养心安神。诸药配合，共奏和解少阳、通阳泻热、重镇安神之功。

四、气滞血瘀证

本证由于肝郁气滞，气滞血行不畅，脉络瘀阻而成。症见：精神抑郁，性情急躁，头痛失眠，胸胁疼痛，心悸怔忡，月经失调，舌质紫暗，或有瘀点、瘀斑，脉弦或涩。治宜活血化瘀、行气解郁，代表方：血府逐瘀汤加减。药物组成：桃仁 10g，红花 10g，当归 10g，生地黄 10g，赤芍 10g，川芎 10g，牛膝 15g，柴胡 6g，桔梗 6g，枳壳 10g，甘草 6g，丹参 30g，郁金 10g，合欢皮 30g，炒酸枣仁 30g，夜交藤 30g。血府逐瘀汤是由桃红四物汤合四逆散加桔梗、牛膝而成，方中桃红四物汤活血化瘀而养血；四逆散行气和血而舒肝；桔梗为舟楫，载药上行；牛膝通利血脉，引血下行；丹参、郁金、合欢皮清心解郁安神；炒酸枣仁、夜交藤可宁心安神。互相配合，使血活气行、瘀化热消而肝郁亦解，诸症自愈。

五、心脾两虚证

患病日久，肝郁抑脾，耗伤心气，营血不足，或素体虚弱，思虑不解，劳伤心脾，使心脾两虚，心失所养而致此证。症见：自卑，心悸胆怯，多思善疑，惶惶然如将捕之，神疲乏力，头晕健忘，失眠纳差，便溏，面色无华或萎黄，舌淡，苔薄白，脉细弱。治宜健脾养心、益气补血，代表方：归脾汤加减。药物组成：党参18g，黄芪30g，白术10g，当归10g，炙甘草6g，木香6g，龙眼肉20g，茯神30g，远志10g，炒酸枣仁30g，大枣5枚，郁金10g，合欢花30g。本方是四君子汤和当归补血汤加味组成。四君子汤补气健脾培补后天生化之源；当归、黄芪补气生血；龙眼肉、茯神、远志、炒酸枣仁补益心脾，安神定志；木香理气醒脾，使之补而不滞；大枣补益脾气，缓肝急并治心虚；郁金、合欢花开郁安神。诸药配伍，共奏健脾养心安神、益气补血开郁之效。

六、肝肾阴虚证

患者久郁化火伤阴，肾阴不足，水不涵木，肝肾阴虚，虚热内扰而发病。症见：情绪低沉，精神疲惫，少寐多梦，眩晕心悸，心烦易惊，盗汗，腰膝酸软，男子遗精，女子月事不调，舌红，少苔，脉弦细而数。治宜疏肝解郁、滋养阴精，代表方：滋水清肝饮化裁。药物组成：柴胡6g，当归10g，白芍10g，栀子6g，生地黄10g，熟地黄10g，山药10g，丹皮10g，泽泻10g，茯苓15g，山茱萸10g，炒酸枣仁24g，女贞子15g，旱莲草15g，生龙骨30g，生牡蛎30g。方中六味地黄丸滋补肝肾为主药；柴胡、当归、白芍既疏肝气，又柔肝阴；柴胡、栀子、丹皮相配清泄肝火；炒酸枣仁养心安神；女贞子、旱莲草滋补肝肾之阴；生龙骨、生牡蛎善于敛戢肝火，镇心安神。诸药合用，可滋肾柔肝，解郁清热，镇心安神，标本同治。

治疗郁证以理气开郁为基本法则，提倡调畅气机为第一要法。故在临床用药时多以逍遥散、柴胡疏肝散、柴胡加龙骨牡蛎汤、四逆香佛二花汤及黄连温胆汤加减化裁。临证之时，除上述治法外，还注重随证加减用药：以心情郁闷为主者，加丹参、郁金、合欢皮以清心解郁安神；以悲伤欲哭为甚者，加百合、浮小麦、大枣以清心安神；以不寐为主者，加炒酸枣仁、夜交藤、生龙骨、生牡蛎、龙齿以养心重镇安神；以神志恍惚、记忆力减退明显者，加石菖蒲、远志、茯神、炙龟板、龙齿以清心开窍化浊，重镇安神；更年期烘热汗出较多者，加桑叶、浮小麦、糯稻根以平肝敛汗；伴头晕较重者，加天麻、钩藤以平肝潜阳；苔黄厚而腻者，加茵陈、泽泻、天竺黄以清热化浊利湿；夜寐早醒者，加生龙骨、生牡蛎、龙齿、珍珠母以重镇安神。

刘玉洁主任强调，郁证用药治疗的同时，要积极配合心理治疗。《素问·汤液醪醴论》曰："精神不进，志意不治，故病不可愈。"《临证指南医案·郁证》亦曰"郁症全在病者能移情易性"。心理活动会直接影响郁证患者的病程和预后。由于郁证的病因病机复杂多样，故心理治疗也要适乎其变，因人而异。临床常采用移精变气法、言语开导法、情志相胜法，对患者进行心理治疗，效果显著。

七、临床思辨特点

1. 疏肝解郁是贯彻整个治疗过程的基本方法

郁证患者每每承受着来自工作、学习、家庭、婚姻以及社会各方面的压力，在心理上发生着明显的变化，情绪抑郁，情感脆弱，因而肝气易于郁滞，加之肝肾同源，肝血暗耗，易于出现情绪急躁、心烦易怒等肝郁表现。所以在治疗过程中，不论哪种类型，疏肝解郁是贯彻整个治疗过程中的基本方法。

2. 安神定志是必要的治疗方法

在郁证的整个发生发展过程中，伴有不寐的病人占绝大多数。临证之时，不论肝气郁滞还是肝肾不足，均可影响到心，以致出现肝火扰心、心肾不交、心神失养等因素而导致不寐。因此，刘玉洁主任关注养心安神，解决患者痛苦的症状。养心安神常用炒酸枣仁、柏子仁、浮小麦；解郁安神常用合欢花、合欢皮；心肾不交常用交泰丸、夜交藤；滋阴安神常用五味子；清心安神常用百合、丹参；重镇安神常用生龙骨、生牡蛎、龙齿。

3. 注重温胆汤、柴牡汤的应用

当今人们生活水平提高，节奏加快，竞争压力与日俱增，临床所见郁证每以实证为主，尤其是痰热内蕴和热郁少阳、三焦气机不利者多见，虚证则相对少见。前者每以温胆汤化裁治之，后者多以柴胡加龙骨牡蛎汤化裁治疗，只要抓住病机，辨证施治，加减用药无不桴鼓相应。

4. 强调用药时间是很重要的环节

郁证患者往往情感脆弱、生性疑虑、信心丧失，易受各种环境因素的影响，在治疗过程中，病情容易反复发作。因此刘玉洁主任强调病人要坚持服药治疗，切忌断续用药，向患者讲清利弊，使其有很好的依从性，从而获得较好的疗效，不至于反复发作，以达预期效果。

【验案1】

提要：本例郁证患者经柴胡加龙骨牡蛎汤化裁治疗后，心情舒畅，恢复正常工作和生活，疗效满意，体现了采用疏肝解郁、清热化湿、安神定志之法治疗肝郁气滞、湿热内蕴之郁证功效卓著。

李某，女，40 岁。2010 年 9 月 17 日就诊。

主诉：夜寐不安，心情郁闷 4 个月，加重 3 天。

患者平素工作压力较大，近 4 个月来渐渐出现夜寐不安，心情抑郁，困倦乏力，曾在某院心理科就诊，考虑"抑郁症"，予以心理治疗，效果不著，3 天前复因情志不遂，症状加重，入睡困难，睡后多梦易醒，难以再睡，翌日头晕目胀，昏昏沉沉，不能坚持正常工作，前来就诊。刻下症：失眠多梦，心情烦闷，意志消沉，兴趣低下，头晕沉重，四肢困倦，周身乏力，不思饮食，二便调。舌质暗红，苔薄黄略腻，脉弦滑。

辨证分析：患者平素心情抑郁，肝气不舒，气失调达，气郁化火，上扰心神，故见失眠多梦。肝气乘脾，致脾失健运，水湿不化，清阳不升，故见心情烦闷，意志消沉，兴趣低下，头晕沉重，四肢困倦，周身乏力，不思饮食等。舌质暗红，苔薄黄略腻，脉弦滑均为肝郁气滞、湿热内蕴的表现。

中医诊断：郁证（肝郁气滞，湿热内蕴）。

西医诊断：抑郁症。

治法：疏肝解郁，清热化湿，安神定志。

方药：柴胡加龙骨牡蛎汤加减：柴胡 10g，黄芩 10g，清半夏 10g，党参 10g，茯苓 15g，生龙骨 30g，生牡蛎 30g，丹参 30g，郁金 10g，合欢皮 30g，石菖蒲 10g，远志 10g，茯神 30g，炒酸枣仁 30g，夜交藤 40g，龙齿 40g。7 剂。每日 1 剂，水煎服，每日两次。并在用药时配合心理疗法。

二诊（2010 年 9 月 24 日）：诸症明显好转，睡眠改善，心情较前舒畅，周身乏力减轻，纳可，二便调。舌质暗红，苔薄略腻，脉弦滑。效不更方，14 剂。

三诊（2010 年 10 月 8 日）：诸症明显好转，睡眠明显改善，心情较前明显舒畅，周身乏力明显减轻，纳可，二便调。舌质暗红，苔薄略腻，脉弦滑。效不更方，14 剂。每天服药 1 次，隔日 1 剂，维持治疗 1 个月告愈。随访 6 个月未复发。

按语：本案属肝郁气滞，湿热内蕴之郁证。肝主疏泄，藏血，其神为魂。肝郁及脾，脾失健运，气血生化乏源，心失所养，神失所藏，及肝郁日久化火，火扰心神，均可导致夜寐不安，多梦易醒。脾虚水湿不化，湿与热相结聚于内，又可加重气机郁滞。治宜疏肝解郁，清热化湿，安神定志。方中柴胡、黄芩、清半夏清解肝郁；党参、茯苓健脾利湿，养心安神；丹参、郁金、合欢皮活血解郁安神；石菖蒲、远志、茯神开窍安神定志；炒酸枣仁、夜交藤养心安神；生龙骨、生牡蛎、龙齿镇肝安神。诸药配伍，肝郁得解，湿热得除，神魂内藏，诸症可却。

【验案 2】

提要：本例郁证经温胆汤加减治疗后短期内明显好转，体现了采用理气化痰、和胃利胆、安神定志法治疗气郁痰凝疾病的巧妙之处。

金某，男，59 岁。2013 年 11 月 18 日就诊。

主诉：头痛伴嗜睡 1 月余。

患者既往有"再生障碍性贫血"史，目前病情缓解。现头痛，嗜睡，醒后自觉疲劳，心情郁闷，心烦易怒，兴趣低落，心烦急躁，坐卧不安，纳可，二便调。舌淡红，苔厚腻中间有裂纹，脉沉弦。

辨证分析：患者平时忧郁不畅，情绪不宁，郁怒伤肝，致肝气郁结为病，肝失疏泄，五脏气血失调，忧思伤脾，思则气结，导致气郁痰生，气郁则湿不化，湿郁则生痰，痰气郁结，上蒙清窍，故见头痛，嗜睡。肝气郁结，故见心情郁闷，心烦易怒，兴趣低落；胆为清净之府，性喜宁谧而恶烦扰，若胆为邪扰，失其宁谧，则心烦急躁，坐卧不安。舌淡红，苔厚腻中间有裂纹，脉沉弦，为肝气郁结、痰湿内蕴的表现。

中医诊断：郁证（痰气郁结）。

西医诊断：抑郁症。

治法：行气开郁，化痰散结。

方药：温胆汤加减：茯苓 15g，清半夏 10g，炙甘草 6g，枳壳 10g，竹茹 10g，陈皮 10g，石菖蒲 10g，远志 10g，茯神 30g，丹参 10g，郁金 10g，合欢皮 30g，天麻 15g，钩藤 18g（后下），葛根 30g，合欢花 30g，浮小麦 30g，生龙骨 30g，生牡蛎 30g。7 剂。每日 1 剂，水煎服，每日两次。

二诊（2013 年 11 月 25 日）：头痛、嗜睡、醒后疲劳、心情郁闷、心烦易怒、兴趣低落、心烦急躁、坐卧不安等症均明显减轻，纳可，二便调。舌质暗淡，苔转薄，脉弦滑。改为柴胡加龙骨牡蛎汤加减。处方：柴胡 10g，黄芩 10g，清半夏 10g，党参 18g，茯苓 15g，炙龟板 10g（先煎），石菖蒲 10g，远志 10g，茯神 30g，丹参 10g，郁金 10g，合欢皮 30g，天麻 15g，钩藤 18g（后下），葛根 30g，浮小麦 30g，生龙骨 30g，生牡蛎 30g。7 剂。

三诊（2013 年 12 月 2 日）：坐卧不安已除，心情郁闷、心烦易怒、兴趣低落、心烦急躁等症均明显减轻，纳可，二便调，舌质转淡暗，苔薄白，脉沉弦。改为逍遥散加减。处方：当归 10g，白芍 10g，柴胡 6g，茯苓 15g，白术 10g，炙甘草 6g，薄荷 3g（后下），石菖蒲 10g，远志 10g，茯神 30g，丹参 10g，郁金 10g，合欢皮 30g，生麦芽 30g，鸡血藤 30g，仙鹤草 20g，浮小麦 30g，天麻 15g，钩藤 18g（后下），生龙骨 30g，生牡蛎 30g。7 剂。

四诊（2013 年 12 月 9 日）：心情郁闷，心烦焦虑已除，夜寐可，纳可，二便调。舌暗淡苔薄白，脉沉弦。诸症好转，停用中药，改服成药刺五加片、解郁安神颗粒。

按语：郁证是一种以情志不遂为主要临床表现的疾病，多由于七情过极、体质素弱所致，病机多为肝气郁、气郁化火、痰气郁结等。治疗时注重以理气开郁、调畅气机、移情易性为治则。方中半夏辛温燥湿化痰为君，臣以竹茹清热化痰除烦，陈皮理气行滞，枳壳降气导滞，佐以茯苓健脾渗湿，生龙骨、生牡蛎重镇安神，甘草调和诸药。诸药共用，理气化痰，肝郁得舒，痰浊去则无邪扰，如是则复其宁谧，诸症自愈。

下篇 跟名师

名老中医临证数十载，对经典理解的深刻，以及对疑难杂症认识的精道，都使后辈临床有径可循。此篇收录刘玉洁主任系统总结名老中医王国三、郝万山的主要学术思想和临床经验以及实践应用举例。

恩师促我展岐黄

——记王国三教授治学从医之道

王国三教授出身于书香门第，自幼在父兄严格教育下，习诵诸子之学，早年师从乡里老中医皇甫万选先生学医，同时继续随父兄研读古文诗词。1950 年拜于著名中医学家岳美中先生门下，仍然坚持边学传统医著，边诵读诗词古文。更兼岳美中先生学识渊博，医术精湛，使他获益尤深。几十年来，王老用功甚勤，从不稍息，孜孜苦诵每至黄夜，一有意会随时笔录。不仅大量药性、方剂开口成诵，而且四部经典及历代名家著作、各家医论、医案也烂熟于胸，运用自如，以致临证之际信手拈来，左右逢源。刘玉洁主任有幸于1991 年师从于王老门下，十几个春秋耳濡目染，树立了做"铁杆中医"的信心，并从一个普通的医生成长为一名国家中医药管理局"国家优才"培养对象。王冰注《黄帝内经》时曾经说过："将升岱岳，非径奚为，欲诣扶桑，无舟莫适。"大凡古人治学，皆强调治学门径及方法，选择良师，练就人格及素质，是成功的重要一环。今就随师数年有感，采撷成文，与同道共享。

一、德与技并重

他带徒不仅教医术，更教如何做人。老师尝谓，如果想成为一个好的医生，首先要有高尚的医德，德高技才高。他经常教导学生，以岐黄济世，以仁爱救人；治学做事要品端学正，不为名利所惑；对同行要虚心求教，不耻下问，博采众长。老师特别推崇唐代名医孙思邈的《大医精诚》："凡大医治病，必当安神定志，无欲无求，先发大慈恻隐之心，誓愿普救含灵之苦。若有疾厄来求救者，不得问其贵贱贫富，长幼妍蚩，怨亲善友，华夷愚智，普通一等，皆如至亲之想，亦不得瞻前顾后，自虑吉凶，护惜身命。见彼苦恼，若己有之，深心凄怆，勿避险戏，昼夜寒暑，饥渴疲劳，一心赴救，无作功夫形迹之心，如此可为苍生大医，反此则为含灵巨贼。"老师经常用此语教导我们，并身体力行，不管是做行政领导还是行医诊病，面对众多的设备、药品回扣，老师无动于衷。对患者的红包、宴请他更是婉言谢绝。老师的一言一行深深地感染我们，他用其行医的实践证实着自己的诺言，德高技才高。因而其名望誉满燕赵大地。

时值科学昌盛，中医事业发展前景广阔，必将以更绚丽的身姿挺立于世界科学之林。王老常说"道可道，非常道；名可名，非常名；大道无术"。正是因为中医科学的复杂性，其教育传承也就难上加难，以至中医薪火日渐衰微。中医学之兴衰，以普及与提高教育为关键。王老行医数十载，培养中医人才上百人，可谓桃李满天下，为中医事业后继有人做出了卓越的贡献。岁月荏苒，王老如今已是古稀之年了，但仍愿燃尽余焰，为中医事业呕心沥血。他常教导学生要把中医当作孜孜以求的事业，而不仅仅是一种谋生的手段和职业，他不仅这样要求学生，自己也是这样做的。王老尊重同仁，提掖后学，尤其重视对中医人才的培养，并把积累了几十年的丰富经验毫无保留地传授给了后人。

二、扎实的古典文学功底

工欲善其事，必先利其器。要想学好中医学，必须有良好的古典文学基础。王老生长在知识家庭，对学习文化知识，有较好的条件。幼年父兄管教较严，不让随意外出逗留。因此，他接触文化知识较早。王老 1930 年生于唐山丰南（今河北省唐山市的丰南区），5岁开始在家学习，初为朱子治家格言，继则《孟子》《论语》《诗经》、唐诗等。当时虽不甚解其意，但背诵很熟。现在看来是颇有用处的，因为学习中医专业，没有一定古文修养，是难于学好的。随着年龄增长，他后来考入国立学校，学习现代文化知识。辍学后，遵父命拜在当地老中医皇甫先生的门下，开始了中医专业的学习。因为中医书籍文字古奥，又在父兄身旁，就更加强了古典著作的学习。这段时间主要学习了《古文观止》的文章和古诗。通过古典著作的学习，减少了许多文字上的障碍，同时也学到了古人的治学精神和治学方法。韩愈在"进学解"一文中说："纪事者必提其要，纂言者必钩其玄。"指出学习要讲究方法，否则会不得其门而入，不入其门就很难登堂奥了。还指出："焚膏油以继晷，恒兀兀以穷年"。要夜以继日地学习，终年不息。总之，业精于勤，要搞好自己的专业，要勤奋刻苦。

1950年王老受父命又拜近代著名中医学家岳美中先生为师。岳老学识渊博，医术精湛，有深厚的文史基础。岳老治学严谨，对学生从不稍加宽容，重视文学修养，强调背诵。当时一面讲医学，一面讲古文诗词。几年间，讲述《史记》《项羽本纪》等纪、传、世家等许多文章，及《汉书》的一些文章，还有歌、词、诗，如"长恨歌""琵琶行"等。常谓："没有一定的古文化、文字知识，中医的经典著作就不易读懂，即使读懂了，也难于读深。理解上，或浮于约略，或止于沿演，可以逐浪而难于探源。"

几十年的中医从业经历，王老之所以学有所得，与自幼学习古典文学，以及进入中医大门之后又在岳老的教导下不断学习古文学知识，打下了较好的古典文学基础，有着极为重要的关系。

三、积极的探索精神

老师尝谓，博大精深的中医理论和良好的临床疗效，是我们中医这棵常青树永不衰败的历史见证。每当有人诋毁中医时，王老都非常气愤。总是告诫我们，不是中医不治病，而是某些中医未很好地掌握中医理论，或是被西化，因而没有疗效。两千多年的医疗实践证明中医是科学的，尤其是 2003 年的 SARS 时期，中医发挥了世人瞩目的作用，更有力地说明了这一点。因此，提高疗效是中医生存之本。提高疗效，不是一朝一夕的事情，而是平时学习总结和大量临床实践的积累。老师经常用清代名医吴鞠通自序中的一句话来鼓励我们："生民何辜，不死于病而死于医，是有医不若无医也，学医不精，不若不学医也。"医生面对的是病人，是生命，既然病人把生命交给了你，你就要负责，怎样负责，就要像孙思邈《大医精诚》所云："故学者必博及医源，精勤不倦，不得道听途说，而言医道已了，深自误哉。"正因为如此，老师在临床当中提出了自己独特的见解：自然界的一切事物，都有自己的规律，规律是事物发展过程本身所固有的本质的必然的联系。都是按照自己的固有规律向前发展的，医学也不例外。作为医生，就必须探索规律，掌握规律。然后才能临阵不慌，应手取效。急性病的特点和规律，起病急、病程短、病情重、变化快，古有"走马看伤寒，回头看痘疹"的说法。治必有胆有识，大剂频服，才能挽救于危殆之倾。一上行性脊髓炎，两天之间，自主呼吸消失，靠人工呼吸维持。临床呈现阳明腑实证，急用大承气汤大剂频服，两剂后，自主呼吸恢复。慢性病也有其特点和规律，病程较久，病情复杂，正气已虚，变化缓慢，量变已久，难收速效。同是虚证，有的虚则受补，有的虚极反不受补，则宜缓缓调理。一罹患慢性肠胃炎 30 年患者，骨瘦如柴，日食不足二两。饮食尚且如此，重补药亦难吸收，后用小剂资生汤调理而愈。急、慢性病如此，方药的加减使用同样也有规律。比如桂枝汤，是治疗太阳中风营卫不和之方，加大黄则变为表里双解的方剂，加附子则变为温经扶阳的方剂，加葛根则变为治疗"项背强几几"的方剂，若芍药加量则变为治太阴腹痛的方剂，若芍药倍量加饴糖则转而为缓中补虚的方剂。剂量的应用也有规律，《伤寒论》中 5 个泻心汤中之黄连，因均用以健胃消痞，其用量均为一两。而葛根黄芩黄连汤、干姜黄芩黄连人参汤、黄连汤中之黄连，因用以清泻实火而解毒，故其用量均为三两。急慢性病和方药加减剂量应用的规律如此，其他规律也莫不如是，只是为医者当细心探究而已。

在中医学发展的长河中，探索规律，掌握规律，每一代中医，都有不容推卸的责任。只有掌握了疾病的规律，临证之时，才能得心应手而收良效。人生的道路虽然漫长，但关键之处却只有几步，能够从师于王老门下，我们深感荣幸，作为师承的徒弟，跟师十几年，老师的严谨治学之风和执着的探索精神，将会鼓励我一生在中医的王国里求索，我们也深为有这样一位不断鞭策自己的恩师而感到幸运。

四、书山有路勤学多问

王老自 1946 年跨入医学大门，先在皇甫先生的指导下学习中医，先生授其《汤头歌诀》《药性赋》，继而授其《医宗金鉴》《黄帝内经·素问》。皇甫先生谓，书要背熟，要出口成诵，既要背熟条文、方药，又要背熟剂量、服法。否则临证之际，知其证而不知其方药，知其方药而不知其剂量、服法，都不能正确及时地治疗疾病，获得满意效果。4 年之间，所授课程，王老悉能背诵。1950 年拜读于岳老门下，是个很好的学习环境，谈笑有鸿儒，往来无白丁。耳濡目染，他的知识面的深度和广度有很大开阔和提高。岳老先教授《伤寒论》，继而教授《金匮要略》《温病条辨》《黄帝内经》等。岳老强调熟读理解，强调实践。几年之间，白天侍诊，晚上听课，而后自己读书，每天必至深夜。几十年治医生涯，稍可慰藉者，唯有勤和问。

勤学习。岳老指出，一个好的医生，要知本、知变，既博且巧。又指出，四部经典是背诵的书。经者，道之常也；常者，规律也。

换句话说，经典就是记载规律与大法的书。医经则是为医者制定的规律与大法，是历经长期实践检验而为医家所公认的准则。各家著作是浏览的书，各家医案是经常翻阅的书。因而在经典著作的基础上，勤奋阅读《备急千金要方》《外台秘要》、金元四大家和张路玉、张景岳、叶天士、程钟龄、何廉臣等的著作和《名医类案》《柳选四家医案》《临证指南医案》等各家医案。以求在知本知变的基础上，达到博和巧。

勤背诵。经典著作要熟读背诵。因为"书读百遍，其义自见"。这样临证之时，不但能触机即发，左右逢源，还会熟能生巧，别有会心。否则书到用时又记不起，就难于得心应手了。

勤记录。记录是帮助学习，帮助记忆，积累资料的好方法。但记录的形式，应据情而定，精华段落，可整段摘抄；散漫于各篇者，可贯以条理；领悟的可作出分析或附以己见。分门别类，日久可收著效。

勤思考。思考是治学的重要方法。发挥独立思考的过程，是消化吸收的过程。读书不思考，等于吃饭不消化，就要食谷不化。不思考就没有分析归纳和综合。医学就难于入细，难于求得规律，难于创新。《伤寒论》之柴胡加龙骨牡蛎汤、桂枝甘草龙骨牡蛎汤、桂枝去芍药加蜀漆龙骨牡蛎救逆汤三方之证，都因下之、火逆下之、火迫劫之所致，因而都有津液损伤之证。但仲景都不用养阴增液之品治疗，久思不得其解。后经反复思考，悟出误汗、误下、误治、表里阴阳之气俱已乖逆，此时若误用阴柔之药，必致郁滞不和，反生他变。所以仲景配用不同剂量之龙骨、牡蛎，先收散乱之阳气，调和而镇摄之，气和则津液自生的道理。后来在临床上得到证实，果然如此。读书中类此者多矣！足见勤思考之可贵。

在老师的影响下，刘玉洁主任每每读书到深夜，一有不懂，随时请教，老师总是耐心解释，倾囊而出，从不保守。王老看到学生开出的处方，从药物的配伍到剂量的大小，根据病情及时提出建议，使学生的临床水平很快得到提高，并及时总结经验教训。对于学生撰写的论文，老师总是一字一段的批改，反复推敲，方允许投稿。孔子曾说"学而不思则罔，思而不学则殆"，这句话自己非常熟悉，但真正懂其含义，却是随师之后，特别是当自己经过考试，被遴选为国家中医药管理局"国家优才"培养对象以后，回忆老师对我们的教诲，才更深深地理解了其中的含义。老师常说，学习要灵活，要学会思考，不但要思考，还要学会思变，真正在临床上主要是看思变能力，以不变应万变，才能达到最高的境界，才能有好的疗效。

勤请教。要有学问，就要不耻下问。"三人行，必有我师""道之所存，师之所存"。这是老师经常教导我们的话语，平时除向书本和师长学习外，要随时随地向周围的人请教。30年前，一位农村医生，谓有治妇女白带频下的药方，王老当即躬身下问，乃煅龙骨、煅牡蛎、海螵蛸、芡实、炒白术各1两，研细末，每服10g，每日服3次。他后用此方治疗两例子宫颈癌，均获得良好效果。在北京"全国中医研究班"学习时，王老就腹水的治疗，问询于方药中教授，教之苍牛防己汤，后临床证实，疗效颇佳。总之，要搞好自己的学业，就必须坚持勤学好问。无论中医、西医、辈分大小，凡优于己者，皆不耻下问。老师谦虚的学风，豁达的胸怀，严谨的治学态度以及对我们的严格要求，为我们在今后的临床工作和学习中树立了光辉的榜样。

王国三教授学术思想研究

一、《黄帝内经》"治未病"思想在胸痹中的应用

恩师王国三，最为推崇《黄帝内经》一书中"治未病"的理论。根据《黄帝内经》的论述，临床从胸痹患者的发病特点出发，老师提出了"一防二传三变"的思维模式。有幸侍诊在侧，有言必录，现整理如下。

1. 防

关于防的问题，最早见于《素问·四气调神大论》云："夫四时阴阳者，万物之根本也。所以圣人春夏养阳，秋冬养阴，以从其根，故与万物沉浮于生长之门。逆其根，则伐其本，坏其真矣。故阴阳四时者，万物之终始也，死生之本也，逆之则灾害生，从之则苛疾不起，是谓得道。道者，圣人行之，愚者佩之。从阴阳则生，逆之则死，从之则治，逆之则乱。反顺为逆，是为内格。是故圣人不治已病治未病，不治已乱治未乱，此之谓也。夫病已成而后药之，乱已成而后治之，譬犹渴而穿井，斗而铸锥，不亦晚乎！"

由此可见，防即防患于未然，无病先防，有病早治，是预防胸痹的关键问题。在这个问题上，老师提出了五步预防法。即合理饮食、坚持运动、调节情志、减轻体重、适当用药。根据患者的体质情况，配伍了系列小药方，例如：调脂茶、降压茶、减肥茶等。以药代茶，长期饮用，既经济又方便。经大量的临床实例观察，无毒副作用。中药多途径、多环节、多靶点的预防作用是西药不可替代的，避免了西药的单一预防作用，对胸痹确有一定的防治作用。除此以外，老师融会新知，对 PIC（冠心病支架）术后再狭窄的预防

问题有一定的研究。老师认为，PIC 术后即刻应用中药参与，不但对治疗有协同作用，而且对术后防治再狭窄有更好临床疗效。治疗上多从气阴两虚兼有血瘀论治，用《止园医话》的补心气汤加减，每获良效。

2. 传

讲的是即病防传，《难经》第七十七难云："经言上工治未病，中工治已病者，何谓也？然。所谓治未病者，见肝之病，则知肝当传之于脾，故先实其脾气，无令得受肝之邪，故曰治未病焉。中工者见肝之病，不晓相传，但一心治肝，故曰治已病也。"

《金匮要略·脏腑经络先后病脉证》云："问曰：上工治未病，何也？师曰：夫治未病者，见肝之病，知肝传脾，当先实脾。四季脾旺不受邪，即勿补之。中工不晓相传，见肝之病，不解实脾，惟治肝也。"

老师深解古人之旨，关于"传"的问题从四个方面去理解。一是脏腑之间的传变，胸痹病位虽然在心，但与肾的关系非常密切。肾为脏腑阴阳之根本，《黄帝内经》谓："心之合脉也，其荣色也，其主肾也。"可见，心的功能受肾约束。心主血脉、主神志的功能都需要肾的资助。由于五脏之伤，穷必及肾，临证之时，老师在治心的基础上加入熟地黄、山茱萸以补肾气，达心肾互济、阴阳平衡。二是五行之间的传变，心主火，为肝之子，脾之母，与金、水互为相克。故临证之时，时时注意相生相克的关系，在治心病时，提出了以下几法：虚则补子，母子同治，心肾兼顾。用五行生克制化的规律指导用药，以防疾病传到他脏而加重病情。三是由浅入深的传变，关于深浅的认识，老师根据胸痹的发展变化特点，从病机上分为三期，早期以心气虚弱为主，中期以阴血损伤为主，后期则属阴阳气血俱伤为主。因此对于早期的胸痹，老师认为是最佳治疗时期，不受任何理化检查的影响，此时治疗得当，可防止发展到中期或后期。四是由轻到重的传变，关于轻重的理解，老师把握辨证与辨病相结合的原则，除注重症状表现外，还结合心电图以及心肌酶学的改变，在辨证施治的基础上，加入一些经现代药理研究证实确有疗效的药物，如生山楂、丹参、葛根、毛冬青等。把握住这四个方面，对胸痹的治疗就可以运筹帷幄了。

3. 变

变是由量变到质变的过程，在疾病的发生和发展过程中，是否变化，取决于医生的治疗措施是否得当。所以，老师经常教导我们，胸痹之病大多发病急、变化快、死亡率高。要在"既病防变"上下功夫，这才是上工。对于变的认识，老师关注以下几点。一是症状的轻重，二是病程的长短，三是病机的深浅，四是舌、脉的虚实，五是理化检查及心电图的表现。除此以外，还要做到"胆欲大而心欲小，智欲圆而行欲方"，才能以不变应万变。

《素问·刺热》云："肝热病者，左颊先赤；心热病者，颜先赤；脾热病者，鼻先赤；肺热病者，右颊先赤；肾热病，颐先赤。病虽未发，见赤色者刺之，名曰治未病。"《灵枢·逆顺》云："上工，刺其未生者也。其次，刺其未盛者也。其次，刺其已衰者也。下工，刺其方袭者也，与其形之盛者也，与其病之与脉相逆者也。故曰：方其盛也，勿敢毁伤；刺其已衰，事必大昌。故曰：上工治未病，不治已病，此之谓也。"由此可见，老师的"治未病"思想，来源于《黄帝内经》，发展于《难经》及仲景，并有自己独特的见解。

二、王国三教授尊叶氏治疗杂病的体会

王老尝谓，清代温病大家叶天士不但是温病创始人之一，也是治疗杂病的典范。老师最为推崇叶氏治疗杂病的理论，尤其是久病入络的理论，被老师运用于疑难杂症，每收良效，现举例如下。

1. 辛润通络化喉瘤

辛润通络即是以辛味药与润燥通络药相合而成。叶氏多用于治疗胁痛、胃痛、郁证等病。老师善发古人之旨,用其法治一喉瘤而愈。

【验案1】

刘某,女,36 岁,工人。1989 年 6 月 27 日就诊。

主诉:呼吸困难,吞咽不利 1 年,渐进性加重。

患者 1 年前因情志不遂,出现咽中有物堵塞,但未加注意,后呼吸困难,吞咽不利,重时颜面青紫,大汗淋漓。北京某院诊断为咽后壁囊肿,气管切开手术切除,术后症状缓解。但每隔 2 ~ 3 周发作一次,每次均呼吸困难,咽中堵塞,甚则颜面青紫,复去医院就诊,仍予手术切除。如此 1 年余,反复 10 余次,囊肿越长越快,体积亦越大,患者不堪手术痛苦,求治于中医。刻下症:呼吸困难,面色青紫,大汗出,咽中堵塞,吞咽困难,胸闷气短,纳少,二便调。舌质淡红、苔白腻,脉弦滑。请喉科会诊,用压舌板观察咽后壁可见一囊性肿物,约 1.7cm×5.0cm 大小。老师建议取组织病理切片,结果报告:炎性囊肿。

西医诊断:咽后壁囊肿。

中医诊断:喉瘤。

此痰气瘀积于喉络,日久而成瘤。治宜化痰软坚,辛润通络。方用半夏厚朴汤加减,处方:半夏、苏子各 10g,厚朴 6g,杏仁、川贝母、橘红、枇杷叶各 10g,海藻、昆布各 24g,瓜蒌 15g,青皮 8g,党参 18g。

上方连服 7 剂,症状减轻,呼吸较前稍畅,仍觉吞咽困难,胸闷气短。上方去杏仁、枇杷叶,加香附 8g、枳壳 6g,连服 20 剂。患者呼吸平稳,他症著减。请喉科会诊,查囊肿未再生长。上方又服 40 剂,自觉症状消失,压舌板检查:仍可见 0.5cm×1.0cm 之肿物。

上方党参易人参服两个月，已无不适，囊肿平复如初。随访 3 年未复发。

按语：器质性疾病，源于痰者多。患者术后反复发作，在于痰之未除，加之患者平素忧愁思虑过度，思则气结，气滞则痰郁，痰气瘀积于咽喉，日久则成喉瘤。正如《太平圣惠方》所论："夫咽者胃之系，喉咙者肺气之所通，若阴阳和平，荣卫调适，则气道宣畅也。若脏腑不和，肺脾壅滞，风邪热气，搏于经络，蕴蓄不散，上攻于咽喉，故令咽喉中如有物妨闷也。亦有忧愁思虑，五脏气逆，胸膈痰结则喉中如梗，甚则咽喉肿痹也。"本证的治疗，古人多从理气化痰散结为主，用半夏厚朴汤加减。老师遵《金匮要略》之旨，用半夏厚朴汤加减理气化痰散结。喉咙者，肺气之所通，单纯理气化痰难奏效，故加川贝母、枇杷叶润燥之品宣肺散结；青皮、橘红散结化滞而兼疏肝理气，使气行而痰瘀得散；海藻、昆布咸寒软坚散结而兼化瘀；加入党参以益气健脾绝生痰之源。

2. 辛温通络疗胃痛

胃痛多由禀赋不足、脾胃虚弱、饮食不节、脾胃损伤，郁怒伤肝、肝气犯胃或寒邪内袭、中阳被戕致使中气虚弱，纳运不健、胃失温煦、中寒内生等，因而发胃痛。《素问·异法方宜论》曰"脏寒生满病"，因而老师认为胃痛多见于中阳不足、寒凝络脉。故而在临证之时，常用黄芪建中汤、良附丸、失笑散化裁，每收良效。

【验案 2】

某男，58 岁，胃痛反复发作 10 余年，曾服用多种药物效显一时，停药即发，痛苦难忍，几次胃镜提示：萎缩性胃炎。邀师诊治。刻下症：胃痛隐隐，遇寒则加重，纳食不香，面色萎黄，体倦乏力，二便可，舌质黯淡，脉沉细。西医诊断为慢性萎缩性胃炎伴肠上皮化生。老师认为，此患病程日久，中阳不足，虚寒内生，日久则阴邪聚络，气滞血瘀。拟补中辛温散寒、活血化瘀通络之法，用上方加减化裁，处方如下：黄芪30g，桂枝8g，白芍10g，炙甘草6g，吴茱萸6g，良姜10g，香附10g，元胡10g，蒲黄10g，五灵脂10g，莪术10g，白及15g。上方化裁共服药120余剂，患者诸症消失，胃镜提示：慢性萎缩性胃炎。10年顽疾获愈。

按语：本例病程长，虚实夹杂，因而用黄芪建中汤补中益气以治其本，但因久病，虚寒内生，寒凝络脉，加之久病入络。此时治疗，非温则寒邪不散，非通则血瘀不化，因而采用叶氏辛温通络之法以治其标，加入良附丸辛温通络，失笑散加元胡、莪术、白及化瘀通络。因而10年顽疾获愈。

3. 搜剔通络驱顽痹

痹证中的顽痹是慢性全身性自身免疫性疾病，病情顽固，迁延难愈，目前国内外尚无特效疗法。王老对顽痹者，采用叶氏搜剔通络之法，每收良效。老师尝谓，肝主筋，痹在筋则屈不伸，本病病邪为痰瘀，病位在肝，治疗用药选用善入肝经化痰通络消瘀之品。自拟类风湿散（白花蛇、蜈蚣、全蝎、地龙、僵蚕等加工成细粉后装胶囊，每粒装0.4g），每服5粒，每日3次。功效：消瘀化痰、通痹止痛、搜剔通络。既有入经络之虫类，又有蛇类血肉有情善于走窜之品。方中白花蛇其性如风之数变，性窜尤急，内走脏腑，外彻皮毛透骨搜风、祛风湿通经络；蜈蚣性燥而力猛，走窜通达，故瘟疫鬼疰得此则疗。《本草求真》云："僵蚕，大率多属祛风散寒、燥湿化痰，温行血脉之品；地龙专入经络，处湿而以入湿为功。故于湿热之病，湿热之药，遇之即化。本有钻土之能，化血之力，血瘀经络，又安能任其停蓄而不为之消化乎？全蝎亦有通络之功。"诸药均入肝经经络，肝主筋脉，诸药相合，疏肝经之气血，通达内外筋脉，痰瘀则化。筋脉得养，络脉得通，顽痹自除。

【验案3】

任某，男，45岁，主因双下肢膝踝关节肿胀，疼痛，屈伸不利

20 年，加重 1 周而入院。入院时症见：双下肢膝踝关节肿胀、疼痛，屈伸不利，步履艰难，夜不能寐，纳食欠佳，二便调，舌质淡暗，脉细。查体：形体羸瘦，面色少华，步履艰难，双下肢膝关节、踝关节、跖趾关节呈梭状变形，类风湿因子阳性，血沉 110mm/h，X 线片示：下肢关节骨质疏松明显改变，跖趾关节间隙变窄。

中医诊断：痹证（痰瘀痹阻，气血两虚）。

西医诊断：类风湿性关节炎。

治疗：予类风湿散胶囊 5 粒，每日 3 次口服。

服药 30 天，关节疼痛缓解，肿胀减轻，血沉降至 103mm/h，两个月为 62mm/h，3 个月关节疼痛消失，关节肿胀已除。活动受限缓解已能行走活动，类风湿因子转阴，血沉为 14mm/h，全身情况好转出院，追访半年病情稳定。

按语：本例患者病程日久，本虚标实，痰瘀痹阻，交结不解，阻滞脉络而发顽痹。治疗上非搜剔通络不能达于筋脉，因而用老师自拟类风湿散消瘀化痰、通痹止痛、搜剔通络。20 年顽疾而好转。

4. 辛香通络治胸痹

胸痹之病，为本虚标实，临证之时，寒凝胸阳者亦不少见。此类治疗上非辛不能散，非香不能窜，再配伍活血通络之品，每每收到良好的效果。

【验案 4】

何某，女，60 岁。2004 年 12 月 5 日就诊。

主因胸闷、憋气，伴心悸反复发作 5 年，加重 10 天来就诊。

患者 5 年前无明显诱因而发胸闷憋气，持续发作无缓解，伴胸痛时作，心悸气短，无晕厥。曾在某西医院诊治，查心电图心率 48 次/分，收住院治疗，诊断为病态窦房结综合征。经 1 个月的住院（具体用药不详）症状缓解而出院。近 10 天，因劳累上症加重。为求中医诊治来我院门诊。刻下症：胸闷憋气，夜间时有憋醒，胸痛阵作，心悸气短，纳可，夜寐尚安，二便调。精神欠佳，面色少华，手足冰凉，舌质暗淡，脉沉而迟。心电图提示心率 46 次/分，24 小时动态分析：总心率 78653 次，最大心率 68 次/分，最小心率 38 次/分。

中医诊断：胸痹、心悸（心肾阳虚，寒凝脉络）。

西医诊断：病态窦房结综合征。

治疗：治宜温通心肾、辛香通络，用桂枝甘草汤合麻黄附子细辛汤化裁，处方：桂枝 10g，炙甘草 15g，麻黄 6g，炙附子 8g（先煎 40 分钟），细辛 6g，补骨脂 10g，降香 10g，荜茇 10g，当归 10g，白芍 10g，元胡 10g，片姜黄 15g。7 剂。水煎服，分早、晚饭后 1 小时后服用。

上方加减共服用 80 余剂，诸症皆除，心电图恢复正常。随访 1 年未再复发。

按语：本例以胸闷憋气，胸痛时作，伴心悸气短为特点。观其面色少华，舌质暗淡，触其手足冷凉，脉沉迟。患者年已六旬，心肾皆虚，阴阳互损。肾阳不足，不能鼓动五脏之阳致心阳不振；心阳内耗，虚寒内生，寒凝血脉，心脉痹阻故而发为胸痹。方中用桂枝甘草汤温通心阳；麻黄附子细辛汤温肾助阳以治其本；补骨脂、降香、荜茇辛香入络温散，又芳香走窜，当归、白芍、元胡、片姜黄活血通脉、宣通络中瘀痹。全方标本兼治，故收良效。

5. 滋润通络消胃痞

胃主降浊主纳，阳明燥土，得阴始安。若胃阴不足，则胃气不得下降，反逆于上而为病痞。对于此类患者，单补胃阴则效果不佳，必用叶氏滋润通络之法方可奏效。叶天士谓"所谓胃宜降则和者，非辛开苦降，亦非苦寒下夺，以损胃气，不过甘平或甘凉濡润，以养胃阴则津液来复"。

【验案 5】

曾治一慢性胃窦炎患者，胃脘痞满，纳食不香 5 年余。近 1 年来，虽经反复治疗，症状不减，伴气短无力，不思饮食，恶心呕吐，口渴喜冷饮，舌暗红无苔，脉沉细无力稍数。予益胃汤加竹茹、芦根，连服 15 剂，呕吐明显减轻，食欲渐增、口渴基本消失，舌质转为淡红，渐生白苔，脉较有力。但仍有食后腹胀，原方加莪术 10g。连服 20 剂，诸症消失而愈。

按语：此患因胃阴亏损，浊气不降，反逆于上而发痞证。应用益胃汤加味治疗，滋润养胃，虽津液来复，浊气下降，胃气自和。但在用药上，应分清阴阳升降，恰当选用。胃虽喜柔润，恶刚燥，但久病入络，故加入莪术一味活血化瘀，立收良效。

三、浅谈"大病还需大药医"

岳美中先生曾谓"为医者，要治大病起沉疴，总要研究仲景对大药的配伍应用规律"，提出"大病宜大药"。对此，王国三教授深有感悟且颇有研究，指出"大病还需大药医"。所谓"大病"，系指病情复杂之疑难危急重症。所谓"大药"，则根据药物的药性及药量两方面而论："大药"之药性，即指药性峻猛或大寒、大热、大辛、大苦或有毒之药；"大药"之药量，是指药物之剂量超出常量，以突出其药物功效。究其学术思想，确有其渊源。

1. 理论源于《黄帝内经》

《黄帝内经》一书中，虽未提"大病"一词，但是对"大病"之危急重病的命名均冠以"暴""卒""厥"等，如"卒中""卒心病""暴厥""暴胀"，以区别其他疾病。《素问·通评虚实论》指出"邪气盛则实，精气夺则虚"，可见《黄帝内经》已经形成了重要的"虚实"病机学说。《黄帝内经》的"病机十九条"，所列的病证有 20 多种，其中大半为危急重症和疑难杂症，创造性地把风、寒、暑、湿、燥、火六淫病邪和心、肝、脾、肺、肾五脏病机同危急重症表现相结合。同时《黄帝内经》还专题讨论了热病、狂病、厥病等"大病"的症状、病机及治疗，为后世的发展和辨证救治"大病"提供了依据。

2. 辨证救治理论形成于《伤寒杂病论》

《伤寒杂病论》一书，是我国第一部理论联系实际的重要医学著作，同时又是研究中医"大病"之危急重症、疑难杂症的专著。在《伤寒杂病论》中，张仲景根据《素问·热论》六经分证的基本理论创造性地把外感疾病错综复杂的证候及演变规律加以总结，首次提出"六经辨证"学说。"六经辨证"体系不仅体现了六种不同疾病的危急重状态之间的相互关联，而且各自相互独立存在。即所谓的传变、合病、并病、直中等，是一种高层次的辨证救治体系。张仲景救治高热、昏迷时，创立清热解毒和通里攻下两法，对气分大热者投以白虎汤类；对热结里实者投以承气汤；对热喘用麻杏石甘汤；对暴利投以葛根芩连汤；热毒下利采用白头翁汤；阳虚下利急投四逆汤回阳救逆等。《金匮要略》以脏腑经络学说为依据，提出结合八纲进行病与证的辨证方法。对厥证、胸痹、血证、中风、高热、昏迷、谵妄、暴喘、急性腹痛、暴吐、暴利、急黄等疑难危急重症之"大病"，从辨证、诊断、立法到处方、用药都提出了一套切实可行的救治方法，为"大病用大药"树立了典范。

岳老云："仲景姜附多与甘草配，如治中寒阳微不能外达之四逆汤，中外俱寒阳气虚甚之附子汤，阴盛于内格阳于外之通脉四逆汤皆是。"且指出："四逆辈均为治病之大药，为医者，不可因其性猛而置之不用。若亡阳四逆之证见，便可大胆投之，无须多所顾忌，纵然尚有残留余热，不妨略加反佐，因一旦阳虚证见，则有急转直下之可能，故回阳救逆刻不容缓。应用回阳剂后，时有口干，小剂生脉，即可化为乌有。若阳复太过，数剂清凉就可收功。"王老认为，中药是临床医学家的治病之武器，取其性味一偏，调病阴阳、寒热、虚实之偏。若辨治得当，可收桴鼓之效，若辨治有误必将毒害机体。伤寒中麻、桂、柴、葛、膏、母、硝、黄、乌头、附子等均为大药、毒药，具有冲墙倒壁、起死回生之功效。用之得当，能救危于顷刻，用之不当，即祸不旋踵。

3. 病案举例

（1）取药性峻猛治大病：峻猛之大药，是攻逐实邪之良剂，常应用于危急重症中邪气较盛而正气未虚者。但是此类大药不可久服，因为此类药物药性峻猛易伤正气，一旦邪去，得效便止，慎勿过量。

【验案6】

李某，男，28岁。1992年3月21日初诊。

患者4天前突然出现下肢瘫痪，遂至我市某大医院就诊，经检查诊断为"急性上行性脊髓炎"。病情进展极快，1天时间，全身瘫痪，不能自主呼吸而行气管切开，靠人工呼吸机维持呼吸。予以多种西药治疗，病情仍未得以控制。请王老会诊。刻下症：患者高热不退，体温40℃，神志恍惚，腹胀难忍，大便4日未行，舌质红、苔黄燥，脉数疾。此为邪毒内燔、阳明燥热之证，治以攻逐实热燥结之法。方药选用大承气汤加味。处方：生大黄（后下）20g，芒硝（冲服）10g，枳实10g，厚朴15g，蒲公英30g，连翘15g。水煎至300mL，小量频服，每日1剂。

2剂后，患者排出燥屎，热势渐退，自主呼吸恢复，又服原方5剂，病情趋于稳定，而后随证加减，2月后病情好转出院。

按语：患者因感受疫毒热邪，其变化快，危害大，迅速导致毒热炽盛，实热内结之危急证候，此乃大病无疑，只有药性峻猛，荡涤邪毒内燔和阳明燥热，才能争得一线生机。以常药而论治，势必因药力不足而延误病情。故急投以大药，大承气汤攻逐邪热燥结。方中大黄苦寒泻热，荡涤肠胃邪热积滞；芒硝咸寒泻热，润燥通便，与大黄相须为用，峻下逐结之力增强；厚朴、枳实二药行气导滞，助大黄、芒硝两药荡涤肠胃邪热积滞；蒲公英、连翘清热解毒。诸药合用热毒得清，燥结得除。盖肺与大肠相表里，大肠腑实得清，则肺气宣降有度，气机升降出入通畅，呼吸功能亦会改善。

（2）取药量之大治大病：王老认为，有些大病，因为病情复杂严重，非一般药力所能取效，故需加大药量。

【验案 7】

巴某，男，62 岁。1989 年 4 月 16 日初诊。

以腹满胀大，尿少短涩两个月来我院就诊。曾经患肝硬化 20 年。两个月前感觉周身乏力，纳呆食少，继之腹胀，肝区隐痛，尿少短赤，双下肢水肿。在当地医务室就诊：给予口服双氢克尿噻 25mg，每日 3 次。症状无缓解，日渐沉重。同时伴有气短乏力，自汗，舌胖质淡红、苔薄白、脉沉滑。查：血压 110/70mmHg，体重 64kg，巩膜无黄染，心肺未见异常，肝脏大，于右锁骨中线肋下缘 2cm，质稍硬，有压痛，腹围 78cm，腹水征阳性。肝功能谷丙转氨酶 110U/L，谷草转氨酶 80U/L，总蛋白 50g/L，白蛋白 30g/L，球蛋白 38g/L。中医辨证为脾肾阳虚型鼓胀。治以健脾益肾、利水消肿之法。方药选用自拟消水方。处方：汉防己 60g，苍术 30g，川牛膝 30g，白术 30g，女贞子 30g，旱莲草 60g。水煎至 300mL，分 2 次温服，每日 1 剂。

服药 10 剂，患者腹胀减轻，双下肢水肿消退，体重 63kg，腹围 76cm。又服原方 20 剂，腹胀病除，纳食增加，体重 58kg，腹围 74cm。原方去汉防己、苍术，加龟板 20g、鳖甲 20g、柴胡 15g、郁金 10g、川楝子 15g、白芍 15g、丹参 15g、五味子 6g，以养肝柔肝之法治之。共住院治疗两个月，病情好转出院，回家以原方加减巩固治疗。随访 1 年，病情稳定未见复发。

按语：肝硬化腹水属中医"鼓胀""水鼓"范畴，鼓胀为临床疑难重症之一，初期多为气滞湿阻致使腹水形成，日久脾肾亦虚，肝肾阴虚，肝、脾、肾三脏功能失调，气滞血瘀，水饮停留于腹中，本虚而标实。治法当以健脾益肾、利水消肿。"消水方"中汉防己苦寒，入膀胱经、肺经，有利水消肿之功效，为君药。王老认为汉防己有很好的利水消肿的功效，不仅对肝硬化腹水有很好的疗效，同时对肾性水肿、心源性水肿都有很好的消肿作用。汉防己用量宜大，至少30g，最大可以到120g，视病情而定，这样才可获奇效。苍术、白术健脾利湿，川牛膝益肾活血通络，佐女贞子、旱莲草补肾养肝，以奏阴阳共济、除湿而不伤正之效，达到消除水鼓的目的。此病日久属顽疾，使用一般的常用剂量难以获效，故投以大剂量汉防己为君药，以增加利水消肿之力，此乃取药之大剂治大病之寓意也。

（3）取大剂补法治大病：大病宜攻者如是，大病宜补者亦当如此，宗"大实宜大攻、大虚宜大补"的原则治虚证。

【验案8】

王某，男，42岁。1993年10月12日初诊。

因咯血3周来我院就诊。患者3周前因劳而咯血盈碗，每日1~2次，经CT检查诊为"支气管扩张咯血"。予以静脉点滴垂体后叶素及西药止血药治疗，效果欠佳。刻下症：面色苍白，时有咳嗽，咯血不止，气短乏力，舌质淡胖、苔薄白、脉沉细无力。辨证为肺脾气虚、气不统血之咯血。治以补气摄血之法，方以补中益气汤加减。处方：黄芪30g，白术10g，陈皮6g，当归10g，茜草10g，藕节炭10g，西洋参6g，五味子6g。常法煎服。服药10剂后未效，将原方剂量加大，处方：黄芪90g，西洋参15g，白术30g，陈皮6g，当归10g，茜草10g，藕节炭20g，五味子10g，二七粉（冲服）3g。常法煎服。服药2剂后咯血止，又服药5剂巩固治疗，患者咯血未作，面色渐红，又守原方加减治疗1月余，痊愈出院。

按语：肺者，气之本，此因过劳，中气暴伤，气伤则不摄血，而血出不止。当以补气摄血之法治之，故投以补中益气汤加减。10剂未效，观其脉证并非辨证不准，亦非用药不当。王老后悟及气暴伤者小剂药力非所达，此药力不足所致，宜投以大剂治之。大实宜大攻，大虚宜大补。用原方加大剂量再服，2剂药下获效。方中黄芪味甘微温，入脾、肺经，补脾、肺之气；西洋参益气养阴；白术补气健脾；当归补血养血，与参、芪、术同用使脾气健，气血生化有源，中气充盛，则气能摄血；陈皮理气和胃，使诸药补而不滞；茜草、藕节炭、三七粉有止血之功；五味子敛肺止咳。诸药合用，使元气得复，气能摄血，咯血得止。

所谓"大病"多指临床的疑难危急重症，是临床医生经常面对的问题，疑难危急重症往往病情复杂，发病急，病情重，稍有不当，便酿成大祸。常规处理和用药往往难以取效。碰到这样的病症，一般中医初学者或年轻的大夫常常望而却步，知难而退，而转用西药求疗效。王老的"大病还需大药医"的观点使我们对这类病的认识和处理提高到了一个新的层面，面对急难危重的"大病"，要辨准病位，详察病因，细究病机，然后用"大药"应之，或投以药性峻猛之剂，或对某一特效之药的剂量超常规地加大量的应用，临证不乱，沉着应对，可获良效。师从王老临证多年，虽有收获，但仍未能全面系统地继承王老的学术思想，以上仅仅对王老治疗大病特色的体会，管中窥豹，难以概全，仅供同道参考。

四、王国三教授治疗心病学术思想初探

1. 心气不虚不为痹

从20世纪70年代开始，王老在研究古人及近代医家理论的前提下，针对冠心病心绞痛发病率逐年增高的趋势，开展了对冠心病心绞痛中医病机及辨治规律的研究。他不仅系统学习了古今相关文献，还详细观察了上万例临床资料。对于本病多发于中老年人的现象，王老认为中老年人据其正常的自然规律，体质已由盛转衰，加之社会因素、环境因素、家庭生活负担过重，若复加外邪、内伤七情，更加损伤心气。心是人体生命活动的主宰，心气的推动是血液循环的基本动力，心气盛衰直接影响血液运行。心气足则血脉通畅，精力旺盛，营养丰富，面色红润有泽；若心气亏虚，血脉不利或运血逆乱，心脉痹阻，不通则痛而形成胸痹。《寿世保元》明确指出："盖心气者，血之帅也，气行则血行，气止则血止……夫气有一息之不运，则血有一息之不行。"《金匮要略》指出："阳微阴弦则胸痹而痛，所以然者，责其极虚也。"由此可见，心气在人体处于主导地位，具有决定作用。《素问·阴阳应象大论》云："年四十，而阴气自半也，起居衰矣。年五十，体重，耳目不聪明矣。年六十，阴痿，气大衰，九窍不利，下虚上实，涕泣俱出矣。"大量临床病例分析也证明了这一理论依据。据此，王老大胆创新，师古而不泥古，提出了"心气不虚不为痹"的学术思想，认为心气虚损是冠心病心绞痛发生的主要病机，这一病机贯穿于整个病理过程之中。气滞、痰浊、血瘀、寒凝是在心气虚损的基础上产生的继发性病理改变。据此提出益气养心大法，并兼以理气、活血、化痰、散寒法，其自制之补心合剂临床治疗上万例患者，收效卓著。

2. 心病必参郁治

在心病的治疗过程中，王老每每参入一些舒肝解郁之品，常收事半功倍之效。何以用舒肝之品？王老尝谓，心为君火，木为相火，木火相生，称为母子，故肝气通则心气通，肝气郁则心气结，肝火亢则心火旺，肝气衰则心气虚。正如明代徐用诚所说："肝气通则心气和，肝气滞则心气乏，此心病先求于肝，清其源也。"王老认为，心病的发病原因，本身就与肝气不调有关，加之得病以后，心情郁闷焦虑，情志失调，致使肝气不舒而加重心病之症状。正如朱丹溪所云："气血冲和，百病不生，一有怫郁，诸病生焉。"临证之时，王老关注两点，一是根据舌苔和舌质的变化用药，如舌苔薄白、肝胆区加重者，为肝气郁结，加柴胡、白芍舒肝柔肝；舌边尖红，为肝郁化热，加赤芍、栀子以清肝热；舌面有裂纹、质偏红，为肝郁化热伤阴，加白芍、生地黄滋阴养肝。二是根据临床表现用药，气结于上伴有胃气上逆，嗳气不除者，加旋覆花、代赭石降气镇肝；咽喉滞气不除，郁而不畅者，加桔梗、枳壳解郁调肝；肝气结于胃脘者，加大腹皮、枳壳宽胸理气；两胁胀痛者，加柴胡、郁金、橘叶平肝理气止痛；大腹胀满者，加大腹皮、厚朴以破气；大腹滞气，局部鼓胀肠鸣气难除者，加木香以顺气；下腹沉胀者，加沉香以降气。在辨证施治的基础上，王老还根据药物的归经走向和所到部位选择用药，俾病药相合，使肝气调达，肝血充足，木火相生，则百病除焉。

3. 注意顾护胃气

王老尝谓，心属火，脾属土，心和脾胃是相生关系，所谓"火生土"。火虽能生土，但心主血，血之来源在于脾胃，如脾胃运化失常，不能益气生血，则心失血养，而使心病加重。李东垣云："心主神，真气之别名也，得血则生，血生则脉旺。"因此，治疗心病时，当助脾以养心，时时注意顾护脾胃。常选用三仙、鸡内金，配枳壳、陈皮、砂仁。其理有二：一是用其劳则补子，助气血之化源充足。王老认为，脾胃运化精微，为后天之本、气血生化之源，若脾虚化源不足，不能生血以养心，就会加重病情。王老这一思想，无不受《黄帝内经》及孙思邈、李东垣的影响。孙思邈在《备急千金要方》中，对于虚损病的治疗，提出了"劳则补子"的治疗原则，即"心劳补脾"。《素问·五脏别论》云："胃者，水谷之海，六腑之大源也。"《灵枢·营卫生会》云："人受气于谷，谷入于胃，以传于肺，五脏六腑皆以受气。"李东垣在《脾胃论》中明确指出："脾胃为血气阴阳之根蒂也。"又说："脾胃之气既伤，而元气亦不能充，而诸病之所由生也。"二是用其运化脾胃，以助药力发挥。治疗心病，补益药居多，易滋腻脾胃，影响脾胃的纳化功能，纳化失常，药力难以发挥其正常的作用，从而影响药效。正如《景岳全书》所云："故善治脾者，能调五脏，即所以治脾胃也；能治脾胃，而使食进胃强，即所以安五脏也。"由此可见，王老在治疗心病时顾护脾胃的用意是极其深远的，值得我们临床借鉴。

4. 病案举例

【验案9】

赵某，女，56岁。2004年3月18日初诊。

患者4年前因劳累而发心前区憋闷疼痛，每次发作6～8次，持续2～6分钟，向左肩放射，口服硝酸甘油可缓解。于某医院做心电图，诊断为冠心病（劳力型心绞痛），经对症治疗而缓解，平素经常服用复方丹参片维持。近1个月以来，复因劳累而上述症状加重，遂邀王老会诊。刻下症：心前区憋闷疼痛，向左肩放射，每日发作5～9次，持续2～6分钟，口服硝酸甘油可缓解，伴心悸气短，失眠多梦，纳可，二便调，舌质暗淡、边有瘀斑、苔薄白，脉沉细无力。心电图检查提示：ST－T改变。中医辨证属心气亏虚，因虚致瘀，心脉瘀阻。治宜益气养心，宁神镇静，活血调气。予以自拟补心合剂化裁治疗，处方：太子参18g，当归10g，白芍10g，龙眼肉10g，炒酸枣仁30g，柏子仁10g，远志10g，丹参18g，川楝子15g，元胡10g，郁金10g，枳壳6g，鸡内金10g，三仙各9g，生龙骨30g，生牡蛎30g，紫贝齿40g。14剂。常法煎服。

二诊：服药后，诸症减轻，精神好转，入睡较快，梦亦减少，心悸气短大减，心前区疼痛减轻，每日发作3～5次，舌脉同前，唯脘闷不舒，食欲不振。因患者素体虚弱，脾气不足，乃于上方中加砂仁、陈皮各3g，嘱再服14剂。

三诊：心前区疼痛未作，精神与睡眠好转，纳食增多，舌质渐红，舌边瘀斑好转，脉较有力。复查心电图转为正常，随访至今未再复发。

按语：本例患者以年龄较大、病程长、反复发作为特点。病因乃劳累所致，劳则气耗，日久而气阴两虚，脉络瘀阻，不通则痛发为胸痹。本病病位在心，心气虚损为其本，脉络阻滞为其标。予以益气养心治其本，活血通脉治其标。采用王老自拟之补心合剂。方中太子参、当归、白芍、龙眼肉益气养阴为君药；佐以柏子仁、炒酸枣仁、远志养心安神以治其本；丹参、川楝子、元胡、郁金行气活血止痛以治其标；枳壳、三仙、鸡内金一方面调气和胃，更兼动静结合以防补药滋腻，二则以助药力发挥；再入紫贝齿、生龙骨、生牡蛎重镇安神平肝，以防肝气不调而影响于心。全方共奏益气养心、活血通脉之功。因药证合拍，故收佳效。

五、王国三教授辨治冠心病心绞痛的理念

1. 阐述病机，继承中大胆创新

提出了心气虚损是冠心病心绞痛发生的主要病机，这一病机始终贯穿于冠心病心绞痛整个病理过程之中。气滞、痰浊、瘀血、寒凝是在心气虚损的基础上产生的继发性病理改变。因此，提出了益气养心的治疗原则为根本大法，兼以理气、活血、化痰、散寒的灵活变通原则，这一理论是老师潜心几十年探索出来的独特见解。

2. 分型治疗，创新中独树一帜

根据过去的临床实践，老师认为依据治疗原则分型，既能包括病因病机，又可以包括症状特点，既不过于庞杂，又不至于笼统，既反映了中医学的辨证统一观，又反映了辨证施治的原则性和灵活性，更贴近于临床，更具合理性，更有优越性。可使冠心病心绞痛分型更符合客观规律，更有利于诊断和治疗。因此提出了根据治疗原则分型的新理念。

3. 组方用药，重辨证别出心裁

在严格掌握疾病过程中的共性与个性、疾病不同阶段矛盾特点

的同时，根据其疼痛特点，兼症、舌象、脉象等详细资料，在益气养心的基础上兼以理气、活血、化痰、散寒止痛的灵活变通原则，是老师冠心病心绞痛分型的新理念，也为临床治疗提供了新思路。

六、王国三教授治疗老年病的经验

1. 保肾藏精

《灵枢·本神》说"肾藏精"，《素问·六节藏象论》亦云"肾者，主蛰，封藏之本，精之处也"。老师擅解经文原义，经常教导我们，肾气禀受于父母，靠水谷精微的滋养，为先天之本，人体生命活动的源泉，五脏之阴气非此不能滋，五脏之阳气非此不能发，肾中精气是肾阴肾阳的物质基础，若肾中精气不足，就易于发生一系列肾阴虚或肾阳虚的疾病。尤其人到老年，各种脏器功能退化，肾脏更为如此。正如《素问·上古天真论》所说："女子七七，任脉虚，太冲脉衰少，天癸竭，地道不通，故形坏而无子也。""丈夫八八天癸竭，精少，肾脏衰，形体皆极，则齿发去。"因此，老年病的治疗，更要注意补肾藏精。肾中精气已足，肾阴肾阳即会平衡，抓住这一关键所在，临床诊治疾病，常会收桴鼓之效。尝治一袁性男子，64岁，两年前患脑梗死，现仍留有后遗症，除右侧肢体活动不遂外，近两个月出现性格改变，迟钝健忘，头痛眩晕，呆笑不止。某医给脑复康口服，两个月病情未减，故求我师诊治。查其舌质红、少津，脉细数。师曰：此乃肾中精气不足是也，治宜滋养肾阴。方用左归丸加减：熟地黄、山药、山茱萸、牛膝、杜仲各10g，枸杞子、菟丝子各15g，珍珠母30g，生龙骨、生牡蛎各24g。上方连服15剂，呆笑著减，仍有头痛眩晕，肢体活动不遂，上方加鸡血藤18g、丝瓜络10g。连服60剂，肢体活动较前灵活，他症皆除，后以丸药调理善后，随访1年未复发。

2. 补益脾胃

老师尝谓，脾胃为后天之本，气血生化之源；又谓，临床上保得一分胃气，就留得一分生机。所以，脾胃损伤，则百病由生。因人之元气，虽禀受于先天，实赖后天水谷精气之充养，方得以盛而不衰。循三焦运行周身脏腑经络，成为激发人体生命活动的根本动力，脾胃既伤，元气得不到水谷精微的濡养，随之亦衰，根本即衰，则五脏六腑、四肢百骸、十二经脉皆失于滋养而发生各种疾病。尤其是老年人，元气衰少，中焦不固，临床常见者为中气下陷。治疗之法，更要注意补益脾胃，升提中气，使后天充足，气血充盛，中州气固，则病体易于康复。如治某男，79 岁，小便淋沥不断月余，继则水道不通，尿液潴留，膀胱充盈，小腹下坠，大便干，短气不足以息，纳可，寐安。某院泌尿科诊断为老年性前列腺肥大，给予对症治疗，配合导尿，效果不佳，后又求治于他医从补肾治疗，亦无良效。邀师会诊，查其舌质淡、边有齿痕、苔薄白，脉虚大无力，右关尤甚。老师谓，此乃中州不固，中气下陷也。治宜补益脾胃，升举中气，用补中益气汤加味，处方：黄芪 24g，党参 15g，白术、当归各 10g，陈皮、炙甘草各 6g，柴胡、升麻各 4g，肉桂 2g。服药 7剂，小便渐通，但不成线，他症减轻，精神好转。上方连服 30 剂，尿液通畅，诸症皆除，后未复发。

3. 调补阴阳

《素问·生气通天论》说："阴平阳秘，精神乃治，阴阳离决，精气乃绝。"因此，老师尝谓，人到老年，由于五脏功能衰退，故而阴阳易于失去平衡，阴与阳相互对立而又相互依存，临证时要注重调补阴阳，根据阴阳的虚损程度而平调之。正如《景岳全书》所言："凡诊病施治，必须先审阴阳，乃为医德之纲领，阴阳无谬，治焉有差？医道虽繁，而可以一言蔽之者，曰阴阳而已，脉有阴阳，药有阴阳……设能明彻阴阳，则医理虽玄，思过半矣。"因此，尽管老年人发病病机复杂，症状繁多，只要抓住调补阴阳这一关键，一切问题就皆迎刃而解。尝治一老翁，72 岁，胸闷气短，心前区闷痛，头晕目眩，甚则昏厥，周身乏力，劳则加重。心电图检查：心率 45 次/分，三度房室传导阻滞。24h 心电图监测：心率 34～36 次/分，阿托品试验阳性。曾在他处治疗，数日不愈。病人拿出既往处方，展视之，皆为温通心阳之品，如附子、鹿茸之类。查其舌质淡红而嫩、少苔，脉沉而迟。老师谓：此乃气阴两虚也。治宜益气养阴，温通心阳而复脉。用生脉饮加味：红参、麦冬各 10g，五味子、细辛、炙麻黄各 6g，炙甘草 15g。上方连服 15 剂，诸症减轻，心率达 50～52 次/分，仍觉明显周身乏力，气短，于上方加龙眼肉、柏子仁各 10g，连服 30 剂，诸症渐愈，后随访 1 年未作。

4. 扶正祛邪

老师常说，人到老年，脏器功能低下，气血运行异常而致正气虚弱，抗病能力减退，易为外邪所侵。所以，老年患病，多为正虚邪实，在治疗上，单纯祛邪易耗正气，冲墙倒壁之品不宜滥用。因此，治疗上要抓住扶正祛邪这条主干线，常获捷效。如治一男性，65 岁，1 个月前外感高热，39.6℃，各项化验无异常。诊断为"发热原因待查"而收入院，经用抗生素治疗，高热已退，但仍有低热，伴见周身乏力，口干而渴，体温持续在 37.3℃～37.8℃，他医认为乃汗出不解之故，复用汗法，服药 3 剂热未退反而益甚，故求治于我师。查其舌质红，少苔，脉沉细而数。老师谓：此乃气阴两伤余热未清之故。治宜益气养阴而清热，扶正以祛邪，用青蒿鳖甲汤加减：西洋参粉 6g（冲服），青蒿 18g，鳖甲、地骨皮各 15g，知母、丹皮、银柴胡各 10g，三仙各 27g。服药 7 剂，低热尽除，精神好转，又服 7 剂，病未再作。

5. 知常达变

老师尝谓，老年发病，病机复杂，治疗困难。疾病有常有变，治宜知常达变，临证时才能做到胸中有数，对常法易于辨识，对变法也应抓住其枢机，尽管变证百出，但仍有规律可循。如曾治一肺癌术后患者，男性70岁。1个月前突发头痛如裂，耳鸣如蝉，耳聋，腰膝酸痛而软，纳可，口干而苦，大便干，4~5日一行，曾按肝肾阴虚调治半月而效不佳，请师会诊，查其舌质暗红、边尖红、苔薄黄，脉弦滑。师曰：此肝火旺也，遂拟清肝泻火之法，用自拟泻火散风汤加减：夏枯草、苦丁茶、黄芩、白芷、藁本、元胡各10g，龙胆草、细辛各6g，川楝子15g，三仙各27g。服药10剂头痛亦除，耳鸣耳聋及便秘亦随之而愈。药中肯綮，如桴鼓相应。

6. 久病间治

老师尝谓，人到老年，经过几十个春秋，难得终生无病，患病则常有所损，或遗留残余宿患，其病变脏腑可因一脏而波及他脏，甚则出现数脏同病。此时治疗，不要只考虑原发脏器的病变，亦要考虑他脏，运用间治之法，或心病治肾，或肾病治脾，常获捷数。如治一老翁，肝硬化腹水10余年，西医皆以肌苷、能量、利尿、补充蛋白等法治疗，病情时好时坏，腹水未能得以控制。后邀师会诊，症见：腹胀如鼓，肝区胀痛，面黄肌瘦，周身乏力，不思饮食，双下肢浮肿按之如泥，四末不温，尿少，舌质淡、少苔，脉沉细，测腹围74cm，腹水征（＋），腹部B超检查可见腹水。老师认为，此乃脾肾两虚，单纯治肝难以收效。遂拟健中州益肝肾、活血除湿之法，用自拟消水汤：防己60g，牛膝、苍术、白术、旱莲草各30g，女贞子15g。服药7剂，尿量增多，腹胀减轻。效不更方，上方连服30余剂，腹水及双下肢浮肿消失，肝区胀痛已除。测腹围66.6cm，B超检查腹水消失，病情全部缓解。继服药调理月余，后随访两年未复发。

王国三教授遣方用药经验与体会

药之为用，生命所系，救人济世，遣药组方定要至微至精，否则，适足杀人。唯因时、因地、因人制宜，才是将中医药学真正具体地运用到了临床实际。

一、临证用药特点

1. 用药用量务要证情、体质相结合而定

病和证都是通过机体而表现，药物亦必须通过机体才能发挥作用，病和证的机转同样也是以体质做基础的。为此，体质、病症情况自然是临床治病立法处方的重要依据。《素问·三部九候论》说："必先度其形之肥瘦，以调其气之虚实，实则泻之，虚则补之。"朱丹溪《局方发挥》又云："血气有深浅，形志有苦乐，肌肤有厚薄，能毒可否，标本有先后，年有老弱，治有五方，令有四时，孰为正治、反治，孰为君臣佐使，合是数者，计较分毫，议方治疗，贵乎适中。"王老说："临床常常见到这种情况，患同一病症，用同样方剂，相同的剂量而治此有效，治彼则无效，有的不但无效而反生他病或加重病情，其根本原因就是没有根据证情、个体差异而在用药、用量上辨证应用。外感六淫或内伤七情后，随个体阴阳强弱的差异，禀赋不同，居处、工作环境之不同，年龄的差异，营养条件，胸襟大小和性格差异而发生不同的微细变化，不在用药、用量上进行细致的分析，一概而论，虽方药对证，而因体质、证情迥然而相反，利害相反。一言以蔽之，人之素质不同，感邪不同，治疗用药自当详辨，因人而施，决不可众人之病，等量齐观，一概而论，知所变通，庶几多得耳！"

王老认为，老年人或久病体弱之人，生理机能衰减，治疗用药

一定要毋过剂，宁轻毋重，注意寒、热都不要过量，更不可过散、偏攻，一定要小量频投，以冀逐渐改善体质，对于一些病邪，选一些针对性强的祛邪之品配合之，确保诛伐无过。《伤寒论》第10条"太阳病发汗遂漏不止"，本来太阳病发汗属正治，却引起了汗漏不止，说明患者本来阳气不足，汗法虽对，但用量上没把阳气不足考虑进去，所以出现了邪未去而正先伤的漏汗。一般来说强壮者用药量宜略重，四逆汤证一般附子用一枚，干姜两半，"强人则附子大者一枚，干姜二两。"白散则"强人半匙，羸者减之"。总之切忌弱者邪气未除正先伤，秋叶之上加寒霜，体残病重者要当机立断重剂逆水挽舟，切忌病重药轻助邪气，炉中存火病缠绵。

一患慢性肠胃炎30年之患者，骨瘦如柴，三餐不足二两，食后胃脘满闷，腹胀便溏，舌胖淡少苔，脉沉细无力，此气阴均虚胃气已薄，机能已弱，升降失调，不仅食物难化，药液亦难吸收，此时若大剂苍、白术必损阴滞气，用二地滋养必留中腻胃，以益气健脾消食调气法，小剂加减资生汤治之，并嘱饮食少量多餐。1个月后，诸症渐缓解，继之调理半年而瘥。此中气久虚，脾胃运化功能减退，日常饮食纳化已难胜任，若投以重补，非但于病无益，且必增胸脘痞闷，瘀滞不舒。此时抓住特点，小量缓图而收全功。又某男，身体健壮素无所苦，一日因劳累而咯血盈碗，屡用垂体后叶素等止血药20余日，但咯血不止，面色㿠白，舌胖质淡苔白，脉缓大无力。此过劳而中气暴伤，气伤则血不固。肺者气之本，因而肺先受之，予补中益气汤治之，然小剂无效，细审用药，猛悟，气暴伤者，小剂何能救病，宜制大其服，随加倍原量，再服两剂，病势尽瘳。观此，非辨证之不确，亦非遣药不当乃药力不足之故耳。正是，为医者"其要在知人强弱，识病之内外，究病之深浅，察时之逆顺，然后可汗，可攻，或吐，或下或宜和解，或宜补……因其病而用其方，如失发机投必中的，中之必胜，胜则病无不愈之理，此为医得方，用方之法也。"(《外科正宗·痈疽治法总攻论》)。

2. 遣方用药与证合，组方之时注意动静相协

临证之际务求药证相合，组方配伍注意寻求方与证中的规律，从而使方证丝丝入扣以收桴鼓之效。中医学用四诊收集临床资料，通过辨证分析得出证的认识，如痰热证、风湿袭肺、热毒内邪、正虚邪恋等。这些一病多证的情形，必须要根据不同证情而相应的遣方用药。相反，无论什么病，只要出现同样的证情便可用同一方法治疗。辨证的过程就是通过对四诊所得的材料进行分析，从不同角度得出人体的各种结果，再运用中医理论找出规律而得出"证"这个结果，然后有的放矢地组方用药，证与人体有着特定联系，方与证有特定的联系这就是方剂组成应寻求的规律。"熟察病情，详审用药，味味与病针锋相对，无滥无遗，适至其所，如写真焉，削其人而上，不可以意增减也，千变万化之中具有一定不易之理，活泼圆机，有非证言文字所能解说，在学者心领神会而已。"(《存存斋医话稿》) 王老临床中喜用瓜蒌薤白半夏汤治疗痰湿阻滞型冠心病，常取良效，主要原因就在于方药与证情矢的相贯组织巧妙，丝丝入扣。该方针对的主症为胸闷痛、心悸、短气、舌苔白厚腻、脉濡滑，其病机为心体阴而用阳，心居胸中，胸为济阳之府，不为阴邪所干，而湿恰是阴的，今痰湿居于胸中，必然干扰心阳，阻塞心脉，从而发生一系列胸痹不得卧、心痛彻背、背痛彻心的证候，用宣痹通阳的瓜蒌薤白半夏汤治疗正可谓矢的相贯。薤白辛温通阳，散滞逐寒；半夏苦温燥湿祛痰；白酒辛热通阳。这些臣使之药都是针对痰湿之阴邪而设，病痰饮者，当以温药和之，虽非君药，但都必不可少。最妙的是君药瓜蒌，痰湿之用，似非所宜，恐有助阴伤阳之弊，然涤荡胸膈痰湿却非他药可比，方中以之为君，然后在配伍用量上作了巧妙细致的安排，使寒温药味，药量1：3，从而瓜蒌之寒被抵消，助阴伤阳之弊不复存在，涤痰除湿之长得以充分发挥，自然胸痹得宣，心脉通畅。

人体生命处于生生不息的运动变化之中。"天之生物，固恒于动，人有此生亦恒于动。"（《格致余论》）生命现象得以正常的维持就在于内外环境动态平衡的稳定，一旦失去平衡便产生疾病，"成败倚伏生于动"（《黄帝内经》）。所谓治疗疾病，其本质就是调整机体的失衡，稳定平衡状态，纠正偏盛过极，谨调阴阳以平为期。《素问·至真要大论》："帝曰：治之奈何？岐伯曰：夫气之胜也，微者随之，甚者制之。气之复也，和者平之，暴者夺之。皆随胜气，安其屈伏，无问其数，以平为期，此其道也。"《易经》曰："立天之道，曰阴曰阳，立地之道，曰柔曰刚。"机体分阴阳气血，相互对立统一，动静相协，草木虽微亦分阴阳，其用有升降浮沉，其性分寒热温凉，其味分甘辛淡，酸苦咸。性温热，升浮作用，味甘辛淡者，属阳，主动，性寒凉，酸苦咸，主沉降者，属阴，主静。阳药的动力发生需赖阴药作基础，阴药的作用发挥需阳药之推动，"动静相合，上下相临，阴阳相错而变由生也"。（《素问·天元纪大论》）组方配伍用药之妙在于把握药物的阴阳动静与机体偏颇之阴阳动静有机地结合起来以达平阴阳，协运静，成衡动之期。王老说炙甘草汤的组成是一个典型动静结合的组方类型，此方治津血虚衰、真气不足所致的脉结代、心动悸。方中炙甘草、麦冬、生地黄、阿胶、大枣多属益阴之品用量较重，而人参、桂枝、生姜、酒均为阳药，用量较轻。实际是一组阴药以益阴补血，一组阳药以益气通阳。除此之外别有一番心意在其间，阴药主静，阳药主动，阳药需阴药的制约才能更好地益气温阳而不致阳气过亢，阳药又需以阴药为源其用方强；阴药需阳药的推动才能充分发挥其滋养作用且不致有泥滞之弊。一老者，为脾胃阴虚所苦多年，迭经中、西医治疗，罔效，延王老诊治。刻下症：形消体瘦，耳轮焦干，口舌干燥，心烦艰寐，嗳嗳频频，大便溏薄，舌净红无苔，脉沉细无力。处方：西洋参粉

6g（冲服），沙参 8g，麦冬 8g，山药 10g，枸杞子 15g，鸡内金 8g，茯苓 8g，砂仁 4g，白术 6g。水煎服，2 周后，诸症大缓，舌上渐生白苔，守原意调治月余，诸症豁然。本证突出矛盾为脾胃阴虚，滋阴调中，举世皆晓，如何使滋阴之品不滞中焦，就需动静相合的巧妙配伍。若一味地堆砌阴柔之物，自然阴不得施且中宫反滞，方遣沙参、西洋参、麦冬、山药、枸杞子等众多阴静之物为主，以白术、茯苓助脾阳以施阴，砂仁辛温阳动之物开胃气，动脾机以推阴布，合方可谓阴阳相配得当，动静相合得体，良效应运而生。

在配伍中注意了动静阴阳的相互影响和相互作用，在治疗中便能达到发而不过散，收而不过敛，升而不过亢，攻而不过破。注重了阴阳动静的相互作用、影响的配伍规律，自然能达到"以平为期"的目的。

3. 组方配伍注意与气机升降相结合

升降运动是脏腑的生理特点，也是脏腑功能的体现，与脏腑的盛衰有着密切的关系，如偏亢则升降太过，偏衰则升降不及，甚则气陷。人体脏腑升降出入运动，维持人体与外界环境以及体内各脏腑之间的阴阳平衡，营卫气血、经络无不赖其联系，可见升降失常是导致疾病发生的重要环节，辨证施治、遣方用药注意调理气机升降诚属必然。然升降不仅在人，亦存之于物，"酸咸无升，辛甘无降，寒无浮，热无沉，其性然也，而升者引之咸寒则沉而直达下焦，沉者引之以酒，则浮而上巅顶，此非窥天地之奥而达造化者不能至此。一物之中，有根升梢降，生升熟降，是升降在物亦在人也。"（《本草纲目·序》）。临证制定要根据辨证而权衡方内升降药物的比例，"自昔名医无一不以阴阳升降为剂量准"。（《存存斋医话》）如何使方药与气机升降结合得体呢？王老主要从以下几个方面着手。

（1）从量上掌握。如交泰丸中黄连降心火，肉桂升肾水，二者比重则据证情调整，心火偏亢者加重黄连剂量，肾水不升者加大肉桂剂量。再如左金丸，辛开苦降，泄肝和胃，同样应根据临床辨证灵活调整比例。

（2）根据配伍掌握。如补中益气汤纯升不降，三黄汤纯降不升，升阳益胃汤升多降少，调肠丸升少降多，等等。由于升降之物比例不同而具不同功效，临证时辨证应用比例，升降矣。

（3）凭借药物浮沉属性纠正脏腑升降平衡之偏。升浮药的特点是向上、向外，具有升降举陷之功；沉降药则有向下、向内，降逆潜阳的作用。"如阳气下降者，用味薄气轻之品，若柴胡、升麻之举而扬之……阳气不降者……瞿麦、扁豆之类抑而降之。"（《医贯》）

（4）利用药物寒热性能与质地轻重来影响升降程度。热者多升，寒者多降，这是药物升降的基本规律。若配以不同质地的药物则升降程度可以改变。如王老治温热而引起之吐血，在以甘寒之石膏为君药的方中常配重沉的代赭石以加强降火的程度；治疗肝火上炎之高血压，在用龙胆草、夏枯草、菊花、石决明、牛膝清降肝火的同时，配以重沉的磁石加强平降肝火的作用而达到降压的目的；治疗脾胃阳虚之泄泻时，用理中丸的同时常用温酒送服，旨在加强阳气升发之性，从而促进脾胃之阳而止泄。

（5）利用药物气味与脏腑生理特性结合来调整升降。王老认为，药物不但有气味之厚薄，亦有不同趋势，如苦入心，咸入肾，酸入肝。所以选择药物应注意其气味与脏腑生理特性相结合，人体脏腑的升降本身有自调能力，药物入体后必然依五脏苦欲而归。如辛味药对肝具有升发作用，对肺则为降泻效能。"肝欲散，急食辛以散之，用辛补之，酸泻之。肺欲收，急食酸以收之，用甘补之，辛泄之。"（《素问·脏气法时论》）可见相同性能的药物入体后因气味之所归与脏腑苦欲之不同而产生不同的升降补泻作用，所以临证之际应根据五脏苦欲而选择具有升降双重作用的药物，药物性能一旦和五脏苦欲相结合，便能更好地发挥其升降作用和更好地掌握升降的适度。

二、治疗心病的临床经验

心病，其症状主要表现为胸闷、胸痛、心短、心悸、怔忡等，心电图检查有时表现为心肌缺血、心律失常等，有或无器质性病变，属中医学胸痹、心悸、怔忡等范畴。王老认为，治疗疾病应顺其生理，逆其病理，故治疗心病当重视调和气血、养心安神。

1. 病因病机

心主神志，为精神意识活动之中枢，《灵枢·邪客》云："心者，五脏六腑之大主也，精神之所舍也。"胆性刚直，有决断的功能。凡各种原因导致心虚胆怯，可出现心悸、心慌等症。心主血，血赖心气推动才能运行周身，营养脏腑四肢百骸，故《素问·五脏生成》云："诸血者，皆属于心。"若禀赋不足，脏腑虚损，或病后失于调养，或思虑过度，伤及心脾，亦可出现惊悸、怔忡、胸闷、气短症状。心主阳气，心脏赖此阳气维持其生理功能，鼓动血液的运行，若心之阳气不足，或寒邪侵袭，寒性凝聚而使血液运行不畅而出现瘀阻，则可出现胸闷气短、胸痛症状。若心气、心血不足，则心神失养，出现心悸、怔忡、失眠等症状。王老认为，心病的病因病机虽然多端，但心气虚损是引起心病的主要病因病机。

2. 治疗原则

（1）调和气血是治疗心病的第一要法。心病病位在心，心主血脉，所以与血脉有密切关系。正常人血液在脉管中运行，主要靠心脏的推动，这种功能谓之心气、心阳，心气、心阳是人生命的根本。宗气贯心脉以行气血，走息道以行呼吸，气的功能失常必然影响心脏的正常生理功能。心主血脉，主生血，又为血所养，血气虚必然导致心气虚损。王老认为，心气虚损为本，心居胸中，体阴而用阳，胸为清阳之府，不为阴邪所干。若人行将老，元气日衰，血亦失其充养，运行不畅，心气损伤。心阳不振，脉道不通，故治疗上王老注重调和气血。如《难经·十四难》曰："损其心者，调其营卫。"调和气血，即是调和荣卫治法的具体体现。血液亏损，脉道不利，势必形成血液不畅或血脉空虚，而见面色无华、脉细弱无力等外在表现。甚至发生气血瘀滞，血脉受阻，而见面色晦黯、唇舌青紫、心前区憋闷和刺痛以及脉象代、涩等外在表现。

（2）注重养心安神。心主神志，即心主神明或称心藏神，主宰人体的生命活动。《素问·灵兰秘典论》云："心者，君主之官也，神明出焉。"《灵枢·邪客》曰："心者，五脏六腑之大主也，精神之所舍也。"张景岳在《类经》中指出："心为五脏六腑之大主，而总统魂魄，兼赅志意，故忧动于心则肺应，思动于心则脾应，怒动于心则肝应，恐动于心则肾应，此所以五志唯心所使也。"又说："情志之伤，虽五脏六腑各有所属，然求其所由，则无不从心而发。"如果心主神志的生理功能异常，即可出现精神意识思维的异常，而出现失眠、多梦、神志不宁等症状。从临床上看，心气损伤，气血不和，多可出现心悸心慌、失眠、多梦不安等症状。因此，王老治疗心病非常注意安神。

（3）标本兼顾，随症选药。王老治疗心病，不但注重调和气血、养心安神，亦非常重视兼症的治疗。他认为，心病发病病因不能一概而论，任何事物的发展过程中，有其特殊的规律，应掌握其特殊性，心病的发病规律亦如此。王老认为，临床治病，只掌握疾病的共性即普遍性是远远不够的，还必须掌握它的个性即特殊性，所以应该进一步研究分型，找出它的个性或特殊性。他认为，调和气血、养心安神虽是治疗心脏疾病普遍方法，但亦应有特殊的治疗方法，这样可以突出中医学辨证论治的特点，又反映了治疗的原则性和实质性，可使心病分型更符合客观规律，更有利于诊断和治疗。故治疗过程中，必须标本兼顾，随症选药。如浊邪上犯，居于胸中，干扰心阳，痰湿不化，留于心脉，则宜加瓜蒌、半夏以宣痹通阳；血运失常，血流不畅，心脉瘀阻不通，则宜加佛手散、失笑散以活血化瘀；阳虚寒盛，温养无能，心脉因而凝涩，则宜加肉桂、附子温通经脉；脾气虚弱，运化失调导致心脾两虚，宜加半夏、陈皮、茯苓、白术以健脾燥湿；因心火不能下交，肾水不能上济，导致水火不济，心烦失眠，则宜加酸枣仁汤以安神除烦；若肺气不降，逆乱于胸中，则宜加枳实、陈皮以理气降逆；若肝肾阴虚所致阳亢，形成阴虚火郁，因热致瘀侵及心脉，则宜去人参、黄芪，加二至丸以滋阴养肝肾之阴，降其虚热。人体是一个有机的整体，心病可及于他脏，他脏病亦可及于心。如脾虚或多食膏粱厚味之人，脾不化津而生疾，必病及心脉，则宜加二陈汤之属，以燥湿祛痰；肝气不舒，精神抑郁之人，郁久化火，必助心火为患，则宜加逍遥散加味之类以解郁降火。随症选药，必须遵循"有是证用是药，症去则药减"的原则。如肺气不降，逆乱于胸，而胸闷憋气者，方可应用通破之药，当肺气顺降，即当停用。否则过量就会损伤正气。心气虚弱，血运失调，而出现舌质紫黯、瘀斑等，此为因虚致瘀，治疗中为了行气化瘀，可以仅使用丹参、红花等。

3. 选方用药及方解

王老自拟补心合剂加减治疗。基本方：党参 20g，黄芪 18g，当归 15g，熟地黄 6g，丹参 15g，麦冬 9g，川楝子 10g，龙眼肉 10g，生龙骨、生牡蛎各 24g，焦三仙各 9g，远志 10g。方解：党参、黄芪是补气良药，当归、熟地黄是补血佳品，气足则可以生阴血，血足则气有所依附，气血调和即荣卫和谐。生龙骨、生牡蛎、龙眼肉、远志、丹参皆有养心安神之效，丹参亦有养血活血之功；焦三仙健脾以助运化；川楝子通畅三焦气机，使气血畅行。诸药合用，共奏调和气血、养心安神之功。

【验案1】

王某，女，65岁，退休干部。2005年9月8日初诊。

6个月前因过度疲劳而心前区憋闷疼痛，失眠多梦，心悸气短，经某医院诊断为冠状动脉粥样硬化性心脏病（以下简称冠心病）心绞痛。此后每于劳作或忧郁、感冒即心绞痛发作，次数逐渐增多，每次持续2~10分钟，向左肩放射。每次疼痛发作，均须含服消心痛片，由于疼痛逐渐加剧，消心痛片用量渐增至4片而效不显著。心电图示下壁心肌供血不足。舌质稍淡，苔薄白润，舌边瘀斑，脉沉虚无力。中医诊断：胸痹，辨证属心气亏虚，因虚致瘀，心脉瘀阻，不通则痛。治宜益气养心，镇静安神，活血止痛。方选补心合剂加味，药物组成：党参20g，黄芪18g，当归15g，熟地黄6g，丹参15g，麦冬9g，川楝子10g，龙眼肉10g，生龙骨、生牡蛎各24g，焦三仙各9g，远志10g，元胡10g，炒酸枣仁24g，石菖蒲10g。14剂。每日1剂，水煎服。

二诊（2005年9月22日）：诸症减轻，精神好转，入睡较快，梦亦减少，短气渐去，心绞痛每日发作2~3次，每次发作含服消心痛2片即可缓解，舌脉同前。唯脘闷不舒，食欲不振。因患者素体虚弱，气运不足，加以所用熟地黄、黄芪均为静药，故必出此症。乃于上方中加砂仁、陈皮各5g，嘱再服14剂。

三诊（2005年10月6日）：脘闷尽除，食欲渐振，失眠多梦、心悸短等症消失，心前区偶尔闷痛，短时即去，消心痛片已多日未服。舌质渐红，舌边瘀斑转淡，脉较有力。心电图示：大致正常心电图。病情明显好转，但元气未复，瘀血未尽。调整方剂如下：黄芪20g，党参15g，当归10g，熟地黄10g，砂仁5g，陈皮5g，丹参15g，桂枝10g，炙甘草6g。28剂。随访至2006年7月，诸症均未再发，两次复查心电图均正常。

三、诊治心系疾病用药经验

1. 生脉饮合当归、白芍，益气养心

王老认为，胸痹心痛病机，心气虚损是根本。心居胸中，胸为清阳之府，不为阴邪所干。若人将衰老，元气亦衰，血失充养，运行不畅；或心气损伤，心阳不振，脉道不利，即可发生本病。王老临证紧抓心气虚损之病机，运用益气养心法，补元气、养心血以治其本，常用生脉散合白芍、当归益心养血。生脉散出自《内外伤辨惑论》，原用于治疗暑热汗多，耗气伤液，久咳肺虚，气阴两伤证。王老认为，肺主气，心主血，血液运行赖肺气推动，方可循环不息。气伤主要是宗气伤，宗气乃指心肺之气，如《灵枢·邪客》云："故宗气积于胸中，出于喉咙，以贯心脉而行呼吸焉。"故用人参大补元气，麦冬补肺胃之阴并滋心阴，五味子收敛耗散之气阴，敛肺气及心气。三药合用补气益阴，使气阴充足而血脉复。并在本方基础上酌加当归、白芍，当归为阳药，补血和血行血；白芍乃阴药，补血敛阴。两药合用，补血和血敛阴。临证无论冠心病心绞痛或心肌炎及各种心律失常者，证属心气不足，均用本方加减，每每收效良好。

2. 金铃子散合姜黄、郁金，行气止痛

王老治疗胸痹心痛，虽以益气养心为主，但注重标本兼顾。由于患者存在个体差异，临床表现各有不同，治疗须标本兼顾，既着重本虚，又顾及标实。若出现心气不足，血行不畅，脉络瘀阻，不通则痛，王老在补益心气时，常以金铃子散理气活血。本方出自《素问病机气宜保命集》，具有行气疏肝、活血止痛之功效，主治肝郁有热、心腹胁肋诸痛。方中以元胡行气和血止痛，川楝子疏肝泄热。王老认为，治心气不足用疏肝之品，其理有三：一是金铃子散具有活血行气止痛功效；二是胸痹心痛发作多有诱因，以情志不调者居多；三是发病后因疼痛而焦虑、恐惧者多，导致肝气不舒。因

此，用其既调肝气，又活血止痛，并加郁金、姜黄以增行气活血止痛功效。郁金入气分，《本草衍义补遗》云"郁金，因轻扬之性，古人用于治郁遏不能散者"；姜黄入血分，能宣通血中之气，使气行而血无塞滞，两药助金铃子散行气活血以定痛。王老无论治疗胸痹心痛或真心痛或厥心痛，均用金铃子散合郁金、姜黄，行气活血止痛，尤其是连及后背痛甚者，姜黄量用至15g以上，方可收良效。

3. 定志小丸合炒酸枣仁，养心安神

定志小丸出自《备急千金要方》，由人参、石菖蒲、远志、茯苓组成。原文载："主心气不定，五脏不足，甚者忧愁悲伤不乐，忽忽喜忘，朝搓暮发，暮瘦朝发，狂眩方。"主治神志方面的疾病。《黄帝内经》云："心者，君主之官，神明出焉。"王老认为，人的精神、意识、思维活动总归于心，心系疾病由于起病较急，症状较重，易使人产生恐惧、焦虑心理，加之心气已虚，心神失养而易出现失眠、多梦、心烦、神情焦虑等神志方面病变。根据这一发病特点，他治疗心系疾病同时，兼顾患者神志，即便无明显神志症状，亦用养心安神之品，以助心系疾病的恢复。用定志小丸中人参大补心气，石菖蒲、茯苓、远志开窍安神定志，合炒酸枣仁养心宁神，使心神安定而诸症减轻。

4. 生脉散合麻黄附子细辛汤，阴阳并调

临床上尚可见以胸闷、憋气为主症之胸痹，并见脉沉而迟，相当于现代医学病态窦房结综合征。有报道中医药治疗本病颇有效验，多从阳虚论治，注重温通心肾之阳，但所用药物多为温通、助阳之品。王老认为，偏用温阳、助阳之药，短期疗效尚可，远期疗效不稳定，易复发。根据本病多发于40岁以上中年人，同时在冠心病、心肌炎等病基础上发病，其基本病机是本虚，心气阴两虚为本，不单纯是心阳或肾阳虚衰。《景岳全书》云："善补阳者，必于阴中求阳，则阳得阴助，而生化无穷；善补阴者，必于阳中求阴，则阴得

阳升，而源泉不竭。"本着"阳无阴则无以生，阴无阳则无以化"之意，治法以阴阳并调。因此，用生脉散补气养阴；麻黄附子细辛汤善治少阴阳虚。两方合用，阴阳并调，水火相济，久服无阴阳偏盛之弊。临床用此方加减治疗病窦综合征 30 例，总有效率达 90%。

5. 三仙、鸡内金合枳壳动静结合

王老治疗心病同时，注重顾护脾胃，常用三仙、鸡内金合枳壳。其依据有三：一是劳则补其子，助气血化源，心和脾胃是相生关系，即所谓"火生土"。脾胃运化精微，为后天之本，气血生化之源，若脾虚化源不足，不能生血以养心，则加重病情。《备急千金要方》对治疗虚损病提出劳则补子的治则，即"心劳补脾"。《灵枢·营卫生会》亦谓："人受气于谷，谷入于胃，以传于肺，五脏六腑，皆以受气"；《脾胃论》则曰"脾胃为血气阴阳之根蒂也"。二是用以运化脾胃，助药力发挥。治疗心病，补益药较多者，易滋腻脾胃，影响纳化功能，如脾胃功能失常则药力难以发挥其正常作用，而影响药效。其三是三仙、鸡内金、枳壳均为动药，王老临证选药注意动静结合，阴药多静，阳药多动，阴药需阳药推动才能充分发挥其滋养作用。因此，在大堆补益药中，常选用三仙、鸡内金、枳壳，乃因其药性平和，久服不害正气也。

6. 益气养心法治疗老年冠心病心绞痛

【用方】党参，当归，白芍，熟地黄，龙眼肉，炙甘草，黄精，石菖蒲，远志，炒酸枣仁，生龙骨，生牡蛎等，为基本组方。每日 1 剂，水煎取汁 200mL，分早、晚两次温服，每次 100mL，4 周为 1 个疗程。

【临床加减应用】气机不畅，兼有胁痛者加郁金；瘀血阻滞、胸痛较重者加三七粉；连及后背痛甚者加片姜黄；痰浊阻滞证见食欲不振、舌苔厚腻者加苍术、焦三仙；痰阻胸阳者合用加瓜蒌薤白半夏汤；寒凝较重则加用桂枝、干姜；心中烦热者加栀子；失眠者加

合欢花。

（1）心气虚损是老年冠心病心绞痛的发病根本。冠心病心绞痛多发于中老年人，老年人按其正常的自然规律，体质已由盛转衰，正如《素问·阴阳应象大论》所云："年四十，而阴气自半也，起居衰矣，年五十，体重，耳目不聪明矣，年六十，阴痿，气大衰，九窍不利，下虚上实，涕泣俱出矣。"《寿世保元》中明确指出"盖心气者，血之帅也，气行则血行，气止则血止"。由此可见，心气在人体处在主导地位，心气足则血脉通畅。若人行将壮老，元气日衰，则心气亏虚，血脉不利，心脉痹阻而形成胸痹。据此，王老提出了心气虚损是老年冠心病心绞痛发生的主要病机，这一病机始终贯穿于老年冠心病心绞痛整个病理过程之中。气滞、瘀血、痰浊、寒凝是在心气虚损的基础上，随着患者个体差异产生的继发性病理改变。

（2）益气养心法为老年冠心病心绞痛治疗的根本大法。王老抓住心气虚损这一病机，运用益气养心法补元气、养心血以治其本。方中用党参配当归、白芍补气养血（王老早年善用红参，后因价格昂贵且不在医保支付范围，故用大剂量党参代用）。当归是阳药，不仅补血和血，还可以行血，《本草衍义补遗》云："当归，气温味辛，气味俱轻扬也，又阳中微阴，大能活血补血，治血症通用。"白芍是阴药，可以补血敛阴，所以王老用党参配当归、白芍以加强养血敛阴之功，三药合用既能补气，又能补阴，使气阴充足而心脉得复。熟地黄为补血佳品，以助当归、白芍补血活血；炙甘草、黄精、龙眼肉补气养心可助生脉之力；石菖蒲、远志、炒酸枣仁养心安神兼以宽心开窍。全方共奏益气养心、养血安神之功。

（3）治宜标本兼顾，灵活用药。老年冠心病心绞痛患者个体差异较大，在其共同病机——心气虚损的基础上可产生气滞、痰浊、瘀血、寒凝等继发性病理改变。因此，在治疗过程中既要重本虚，又要照顾标实，在培补心气的基础上，灵活运用行气、化瘀、祛痰、散寒等药以治其标。标本兼顾，才能收效卓著。

7. 运用助阳法治疗窦性心动过缓的经验

（1）滋阴以助阳。在窦性心动过缓的治疗中，大多从温阳论治。经大量的临床实践，老师认为，偏用温阳、助阳之药唯近期疗效尚可，但远期疗效不稳定，易复发。《黄帝内经》有云："阳在外，阴之使也，阴在内，阳之守也。"《景岳全书》亦载："善补阳者，必于阴中求阳，则阳得阴助而生化无穷；善补阴者，必于阳中求阴，则阴得阳升而源泉不竭。"张氏还指出："凡诊病施治，必须先审阴阳，乃为医德之纲领，阴阳无谬，治焉有差。"在《黄帝内经》及张氏的启发下，王老体会到，本病多发于40岁以上之中老年人，同时多在冠心病、心肌炎等病的基础上而发病；认为本病的病理基础是本虚，提出了气阴两虚是本病的主要病机，心阳不足是在气损及阳的基础上出现的继发性病理改变。为此，本着"治病必求于本"的原则，治疗立法应阴阳两求，故而提出了益气养阴、温阳复脉之法，用生脉散和桂枝甘草汤化裁。方中人参补气养阴，麦冬甘益心津，五味子酸收宗气敛心阴。三药合用，酸甘化阴，留住心阳。桂枝甘草汤温阳复脉。两方合用，相得益彰。正如《素问·至真要大论》所说："谨察阴阳所在而调之，以平为期。"《医学心悟》所言："阴阳兼病，又当兼补阳以引阴，阴引以阳，不可执一，贵在圆通。"

（2）温肾以助阳。心与肾，经络相连，水火相交，同属少阴。《素问·五脏生成》："心之合脉也，其荣色也，其主肾也。"《素问·刺禁论》："心部于表，肾部于里。"说明心肾有表里制约关系。又肾为先天之本，元气之根，内寄元阴元阳，五脏之阴非此不能滋，五脏之阳非此不能发。生理上，心气下通于肾，而肾气上承于心。元代朱丹溪《格致余论》："心为火居上，肾为水居下，水能升而火能降，一升一降，无有穷矣。"明代张景岳说："阳统乎阴，心本乎肾，所以上不宁者，未有不由乎下，心气虚者，未有不固乎精。"因此，王老根据古人之旨，在滋阴以助阳的基础上，佐以温肾助阳之法。故在上方的基础上，加熟地黄、当归、丹参滋肾养血活血，除脉迟血滞之弊；肉苁蓉、肉桂以温肾助阳，善发阳气，行于脉道，以达温肾以助心阳之目的。

（3）补脾以助阳。脾胃为后天之本，气血生化之源，五脏六腑之海。如果脾胃失调，元气虚衰，气血生化不足，则百病皆生。李东垣在《脾胃论》中所云："脾胃之气即伤，而元气亦不能充，而诸病之所由生也。"王老尝谓，临床上保得一份胃气，就留得一份生机。清代沈金鳌曾云："脾统四脏，脾有病，必波及之，四脏有病，亦必有待养脾，四脏皆赖煦育，脾气绝，四脏安能不病……凡治四脏者，安可不养脾哉。"根据古贤之旨，王老对病态窦房结综合征的治疗，除注重补肾以温阳外，还关注脾胃之气的存亡，尤其是中老年人，脾胃功能已见衰弱，若在大剂温补药当中加入健脾之品，如砂仁6g、焦三仙各9g、鸡内金10g、茯苓15g、白术10g等，可保得胃气，以增化源。

（4）调肝以助阳。在长期的临床实践中，老师发现，窦性心动过缓一病就诊于中医时，大多已经西医治疗过，且病程较长，加之患者大多拒绝安装起搏器，从而造成精神上的压力过大，以致肝气失调。肝为阴木，通春气而主升发，在人体的生命活动中起着升阳发阴，启陈从新的重要作用，具有助肺降、济心火、启肾气、达中土的功能。唐容川《血证论》："肝属木，木气冲和调达，不致郁遏，则心脉得畅。"除此以外，肝的升发还具有升发元气的作用。肾中元真之气，有赖于肝气的升发，使肾精输达于各脏腑组织。正如张锡纯《医学衷中参西录》所云："人之元气自肾达肝，自肝达于胸中，为大气之根本。"可见，王老师古而不泥，在治疗本病时，注重肝气的条达，而加入疏肝之品，如枳壳、生麦芽。一是用其疏达肝气，助阳气以升；二是以其解胸中之郁气，引胸中之阳气传之于脉，助其复脉之功。

【验案2】

高某，男，72 岁。1989 年 4 月 9 日就诊。

因胸闷、心前区疼痛，甚则晕厥，伴头晕反复发作 1 年余而就诊。患者于 1988 年 3 月 18 日突发胸闷，心前区疼痛连及后背，急赴当地某医院就诊。心电图示心率 48 次/分，三度房室传导阻滞。给予速效救心丸、宝心丸等药口服，症状有所缓解。1988 年 4 月 15 日突发晕厥，出冷汗，4~5 分钟后自行缓解。家属急将患者送某医院，诊断为 "病态窦房结综合征"。给予阿托品片 1mg，每日 3 次口服。服药 15 天，症状稍有缓解，但停药即发，如此反复多次，请王老会诊。症见：胸闷气短，心前区疼痛，心悸气短，失眠多梦，头晕微痛，面色㿠白，精神欠佳。舌质淡红而嫩，苔少，脉沉细。心率 44 次/分，律齐，第一心音低钝，无杂音，心电图示三度房室传导阻滞；24h 心电图示：心率 34~46 次/分；阿托品试验阳性。

西医诊断：心律失常，三度房室传导阻滞，病态窦房结综合征。

中医诊断：胸痹（气阴不足，阳气虚损型）。

拟阴阳双补之法，处方：红参 10g，麦冬 10g，五味子 6g，桂枝 8g，炙甘草 15g，熟地黄 10g，砂仁 6g，当归 10g，丹参 18g，肉苁蓉 15g，枳壳 6g，鸡血藤 30g。每日 1 剂，水煎服。

上方连服 15 剂后，胸闷气短、心前区疼痛明显减轻，唯劳累后感心悸气短，失眠多梦仍作，头晕微痛已除，精神转佳。舌质淡红而嫩，苔少，脉沉细。上方加龙眼肉 10g、柏子仁 10g，以增养心安神之功。连服 30 余剂，患者精神转佳，面色红润，已无明显胸闷气短，心前区疼痛未作，舌质淡红，苔薄白，脉沉缓。24h 心电图：心率 54~68 次/分。随访至今，病情稳定。

四、运用春泽汤的经验

春泽汤原方出自清代名医吴谦《医宗金鉴·伤寒心法要诀》，由五苓散方加人参而成。原文指出："五苓散，即茯苓、猪苓、泽泻、白术、桂枝也。治水停小便不利，少腹满，则为内蓄膀胱。若不见太阳头痛、恶寒、发热、自汗之表，则不用桂枝而用肉桂，故曰桂分用也。治诸虚饮渴，加人参，名春泽汤。"从中可见，其功能益气温阳化水，主治小便不利、诸虚饮渴、体弱饮浅、痰饮内停、泄泻等症。临证之时，老师将此方运用自如，常用其治疗以下疾病，每收佳效。

【验案 3】腹痛

刘某，女，70 岁。2005 年 9 月 23 日初诊。

患者有糖尿病史 10 年，平时口服优降糖、降糖灵等药维持。刻下症：少腹部拘急冷痛，尿频尿急，大便干结，倦怠乏力，少气懒言，下肢浮肿，口渴不欲饮水、纳可、汗多，痛苦不堪，舌质暗红，苔白，脉沉细。根据四诊，老师认为，此患年过七旬，加之病久，肺脾俱虚、水湿内停，治以温补脾肺、化气行水，方用春泽汤加味。处方：党参 18g，茯苓 24g，猪苓 10g，泽泻 10g，白术 10g，肉桂 6g，黑芝麻 30g，肉苁蓉 24g。7 剂。每日 1 剂，水煎服。

二诊（2005 年 9 月 30 日）：患者服药 7 剂诸症好转，效不更方，继服 7 剂。

三诊（2005 年 10 月 7 日）：腹痛已除，小便正常，大便调，余症已消，随访两年未见复发。

按语：《伤寒论》第 156 条："本以下之故心下痞，与泻心汤。痞不解，其人渴而口烦躁，小便不利者，五苓散主之。"第 71 条："太阳病，发汗后，大汗出，胃中干，烦躁不得眠，欲得饮水者，少少与饮之，令胃气和则愈。若脉浮，小便不利，微热消渴者，五苓散主之。"阐明了太阳蓄水证的证治。本患者主证为少腹部拘急冷痛，尿频尿急，此处用五苓散，恰到好处。但患者倦怠乏力、少气懒言等症，皆为肺气不足之征，因而单用五苓散恐其药力不足，故用春泽汤以补脾肺之气。正如汪仞庵所说："肺者气之本，脾者肺之本。脾气壅滞而中焦之气不化，上则不能散精于肺，下则脾气壅塞不畅，以致水道为之变。"方中人参、白术补肺气健脾气，桂枝、茯苓通阳化气，泽泻入膀胱，开气化之源。该方一开一合，相得益彰，再加黑芝麻、肉苁蓉温肾滋肾以治其本，故而诸症皆愈。

【验案4】神经源性膀胱

戴某，女，54岁。2004年6月12日初诊。

患者小腹坠胀，尿频，伴心悸失眠1年。1年前患者因情志不遂而发小便频数，小腹窘迫胀坠，甚则蹲厕不起，尿意频频，淋沥不断，尤以临睡前加重，以致难以入睡。无尿痛及尿道灼热感，各项化验检查及膀胱、肾、输尿管、子宫附件等B超检查均正常，西医诊断为神经源性膀胱。曾给予多虑平、舒乐安定等药治疗无效。中医多以淡渗利湿、健脾补肾、补中益气等法治疗，亦无疗效。由于遍求中、西医诊治而罔效，患者整日痛苦难言，几次自杀皆被解救，生活几乎不能自理。特邀老师会诊。刻下症：小腹时时窘迫坠胀，小便频数，日行20余次，尤以睡前为甚，伴心悸不安，叹息不止，纳食不香，失眠多梦，甚至彻夜难眠，大便尚可。舌质暗红，苔薄白，脉沉弦。

根据四诊，老师认为，患者病症起于情志不舒，病程既久，痛苦难耐，求医无效，自然会加重精神忧虑，肝气郁结，进而导致三焦失畅，开合失调，水液不化。水邪下迫，因此小便频数，少腹窘迫坠胀；水气凌心，是以心悸不安，夜寐不宁。于是拟宣畅气机、化气行水、安神定志之法，方用春泽汤合四逆散化裁。处方：党参10g，桂枝6g，茯苓15g，泽泻15g，猪苓10g，白术10g，柴胡10g，枳壳10g，白芍10g，炙甘草6g，石菖蒲10g，远志10g，炒酸枣仁20g。7剂。水煎服，每日1剂。

二诊（2004年6月19日）：患者服药7剂，小腹窘迫坠胀感减轻，每日小便次数减少至10余次，心悸不安及夜寐不宁之症较前也略有好转，纳食见增，叹息仍作，舌质暗红、苔白，脉沉弦。中药效不更方，继服7剂。

三诊（2004 年 6 月 26 日）：患者又服 7 剂，小腹窘迫坠胀大减，仍有下坠及尿频感，小便次数每日减少至 6 次左右，纳食尚可，叹息已不发作，心悸仍有，夜寐多梦易醒，舌质暗红，苔白腻，脉沉弦。上方加陈皮 10g、胆星 10g 以化湿浊。

四诊（2004 年 7 月 2 日）：患者服药 7 剂，小腹坠胀已除，小便次数正常，心悸缓解，夜间尚有多梦易醒。纳食增多，舌脉同前。中药效不更方，继服 14 剂，水煎服，隔日 1 剂。后随访诸症消失，至今未作。

按语：老师常谓，对疑难病症，要注意抓病因和主症，并进而仔细探求其病机，对病机复杂者，要注意针对复杂病机，选用多方组合。本例患者，病程日久，虚实夹杂，既有水气不化的病机，又有情志不遂的病因，因而老师既用春泽汤益气温阳化水，又用四逆散宣畅气机、化气行水。小便不利、少腹坠胀和心悸失眠这三组症状，根据《伤寒论》318 条："少阴病，四逆，其人或咳，或悸，或小便不利，或腹中痛，或泄利下重者，四逆散主之。"可见，两方合用，既切合病机，又切合病因，药中肯綮，可收桴鼓之效。

【验案 5】劳淋

王某，女，65 岁。2005 年 12 月 6 日初诊。

患者主因小便频数，劳累后加重反复发作两年，加重 1 个月而就诊。刻下症：尿频、尿急、尿坠感，无尿痛，夜间加重，伴腰酸乏力，每遇劳累或受凉则加重，口渴，纳食可，夜寐欠安，大便正常，舌质淡，脉沉细。尿常规检查正常。据证脉，老师诊断为劳淋。病机为脾肾俱虚，因此治宜益气补肾固涩之法，用春泽汤合水陆二仙丹化裁。处方：红参粉 8g（冲服），茯苓 24g，猪苓 10g，泽泻 10g，白术 10g，肉桂 10g，金樱子 24g，芡实 30g，乌药 10g，肉苁蓉 15g。7 剂。水煎服。

二诊（2005 年 12 月 12 日）：患者服药 7 剂，尿频、尿急、尿坠感大减，夜间次数减少，仍有腰酸乏力，口渴已除，纳食可，夜寐安，大便正常，舌质淡红，脉沉细。中药效不更方，加狗脊、桑寄生各 15g 以增壮腰健肾之功。继服 7 剂。

三诊（2005 年 12 月 19 日）：患者共服药 14 剂，尿频、尿急、尿坠感已除，唯感腰酸乏力时作，舌脉好转。嘱其服用金匮肾气丸调理善后，巩固疗效。随访 1 年未再复发。

按语：此患年过六旬，脾肾皆虚，加之病程较长，反复发作，以致肾阳不足，不能化气行水，导致膀胱气化失司，则小便不利；脾虚中气下陷则有尿坠之感。因而用春泽汤益气温阳化水，方中桂枝易肉桂，以温肾阳，正如吴谦所言："若不见太阳头痛、恶寒、发热、自汗之表，则不用桂枝而用肉桂，故曰桂分用也。"水陆二仙丹温肾固涩，两方合用，脾肾同治，一开一合使三焦畅利而诸症自愈。

王国三教授验案举隅

一、慢性肾小球肾炎验案 3 则

【验案 1】气化不利、水湿泛滥证

刘某，男，43 岁。1994 年 3 月 18 日就诊。

患者因周身水肿反复发作两年，加重 1 周就诊。尿常规：尿蛋白（＋＋）～（＋＋＋），间断给予利尿药物及六味地黄丸维持，病情时轻时重。1 周前因感冒致病情加重来本院就诊。刻下症：周身水肿，颜面及双下肢肿甚，腰酸畏冷，尿少，腹胀大，小便不利。舌苔白，脉弦细。尿常规：尿蛋白（＋＋＋）。镜检：细颗粒管型 0～2 个/HP，红细胞 5～8 个/HP。

西医诊断：慢性肾小球肾炎。

中医诊断：气化不利、水湿泛滥型水肿。

治法当以化气利水消肿法，方用五苓散合己椒苈黄汤合禹功散加减，药用：猪苓、茯苓各 15g，桂枝、白术各 10g，汉防己 40g，椒

目 10g，葶苈子、小茴香、黑丑、白丑（打碎）各 6g。水煎服，日
1 剂。

服药后尿量渐增，大便稀薄，每日 5～6 行。10 剂后，周身水肿
消，腹胀亦除。但停药 1 周后，肿势又起，复用原方去黑、白丑加
补骨脂、菟丝子各 10g，服药调治 1 个月，诸症俱去，尿蛋白（±）。
病情好转出院，后继续服用补肾健脾药物治疗，病情稳定。

按语：慢性肾小球肾炎，中医辨证属水肿范畴。因病程长，病
情复杂，病多为本虚标实之证。本证乃久病不愈，阳气受损，脾肾
阳虚，不能温运水湿，膀胱气化不利，三焦决渎无权，水湿泛滥横
溢，而致周身水肿，腹胀大，小便不利，尿少畏寒。治湿不利小便，
非其治也，当温阳利水。五苓散方中猪苓、茯苓、白术、泽泻均能
利水运湿，桂枝因其辛温通阳，助膀胱气化，充分发挥渗湿利水作
用。若肾阳亏虚，肿势更甚者，非温阳利水，不足以消阴翳。此时
五苓散合己椒苈黄汤可获良效；若水湿壅盛，尿少，腹胀大者，非
荡涤攻下不为功。禹功散内有黑、白丑和小茴香，药味虽少，但其
效佳。所谓去宛陈莝，使水湿从肠道而走泄。服药后大便稀薄，每
日 5～6 次，腹水消去大半，自当停止攻下，改为扶正祛邪法而调理
治之。

【验案 2】脾气虚弱、水湿壅阻证

王某，男，7 岁。1998 年 3 月 15 日就诊。

主诉：反复周身水肿 3 年，加重伴腹胀两周。

患者 3 年前感冒发烧后出现颜面及周身水肿，遂赴医院就诊，
经化验尿蛋白（＋＋＋），诊断为急性肾小球肾炎，住院治疗月余，
给予青霉素、利尿剂治疗，水肿消除，尿蛋白转阴。以后每因感冒
复发，尿蛋白（＋）～（＋＋＋），间断服用保肾康片等药物治疗，
病情时重时轻。两周前复因感冒病情加重，来本院就诊。刻下症：
周身水肿，疲乏无力，面色萎黄，腹部膨隆，尿少，舌质黯淡，苔
白，脉沉细。尿蛋白（＋＋＋）。

西医诊断：慢性肾小球肾炎。

中医诊断：脾气虚弱、水湿壅塞型水肿。

治法为益气健脾、利水消肿，方用苍牛防己汤加味，药用：苍术 15g，白术 10g，汉防己 30g，怀牛膝、党参各 15g，黄芪 18g。

服药 10 剂后水肿明显消退，腹胀大减，尿中泡沫多。原方加茯苓 15g、菟丝子 10g，增补肾健脾之功。又服 10 剂水肿消退，略感腹胀，尿蛋白（＋），原方去汉防己，加山药、山茱萸各 10g，调理脾肾。以后随证加减，重在调脾补肾固精，两个月后诸症俱除，尿蛋白转阴。

按语：此慢性肾小球肾炎患者，以周身水肿，伴腹胀为主证，中医辨证为脾气虚弱、水湿壅塞之水肿。病因为久病脾阳虚损，水湿不化，中宫被困，脾失健运，水精不布，则水湿流于肌肤而发水肿；水湿中阻，气机升降失调而腹胀不适。苍牛防己汤为方药中教授治肝病腹水 20 多年经验方，王老在此基础上，又扩大其应用范围，用于心、肾性水肿或腹水，亦屡验不爽。但是方中防己用量宜大，王老认为其用量为 30~60g，最大量为 120g。防己有较好的利水消肿功效；苍术、白术健脾燥湿；怀牛膝补肾强腰，引药直达病所。黄芪、党参益气健脾扶正，脾气健运则水湿可除。此方以益气健脾除湿为主，兼能通利下行，扶正又能祛邪，祛邪而不伤正。用治土气日衰、水湿壅盛之证，因此获此良效。

【验案3】脾肾阳虚、湿浊中阻证

袁某，男，44 岁。1994 年 12 月 2 日就诊。

主诉：反复双下肢水肿 4 年，尿少，恶心呕吐 1 个月。

患者 4 年前出现双下肢水肿，遂至某医院就诊，尿蛋白（＋＋＋），诊为慢性肾小球肾炎，间断服用六味地黄丸、肾炎四味片等，病情时轻时重。1 个月前因感冒病情加重，且出现尿少、恶心、呕吐，为求明确诊治来本院救治。刻下症：面色萎黄，颜面及双下肢水肿，尿少，便溏每日两行，时恶心，呕吐，舌质淡，体胖，舌苔白腻，脉虚缓无力。血红蛋白 75g/L，尿蛋白（＋＋＋），潜血（＋），尿素氮 15mmol/L，血肌酐 397.8μmol/L，血浆总蛋白 54g/L，白蛋白 34g/L，球蛋白 20g/L。

西医诊断：慢性肾小球肾炎，慢性肾功能不全Ⅱ期。

中医诊断：脾肾阳虚、湿浊中阻型水肿。

治法当以补气健脾、温阳化水、消除浊毒之法，方用自拟复肾汤，药用：红参 10g，黄芪 30g，茯苓 15g，白术 10g，熟附子（先煎）6g，白芍 10g，防己 40g。10 剂。水煎服，分早、中、晚 3 次服用。另开中药灌肠方，健脾利湿泄浊为主，药用：生大黄 10g，白术 15g，黄芪 18g，汉防己 30g。水煎至 100mL，灌肠每日 1 次。

服药治疗 10 天后，尿量渐增，双下肢水肿减轻，恶心、呕吐亦减。原方加怀牛膝 30g，竹茹 10g，姜半夏 6g，增加其补肾和胃降逆之效。又服 20 剂，患者尿量明显增加，水肿大减，恶心、呕吐止。尿素氮 10mmol/L，血肌酐 318.2μmol/L，尿蛋白（＋）～（＋＋）。口服药物在原方基础上合用六味地黄丸加减，灌肠方不变。经 3 个月治疗，患者病情稳定，面色转红润，精神佳，水肿皆消，纳食如常。化验肾功能血肌酐稳定在 265.2μmol/L 上下范围。

按语：此患者为慢性肾小球肾炎，慢性肾功能不全Ⅱ期。中医辨证属脾肾阳虚、湿浊中阻之水肿。肾阳虚衰，温化无权，脾虚运化失司，又失肾阳温煦，水湿不化，泛于肌肤而发水肿；湿浊中阻，气机升降失调，故尿少，恶心，呕吐。复肾汤主旨在于温补脾肾之阳，益气健脾，运化水湿；中药灌肠方具有清除浊毒之功效。复肾汤方中红参、黄芪益气健脾，扶助正气以振奋机体之功能；附子温肾助阳；白术、茯苓健脾利湿以消肿；白芍《神农本草经》中有"利小便"记载，助茯苓利水，且又能解痉缓急、通顺血脉，以破阴结，开水液下行之路。诸药共奏温阳益气、健脾燥湿之功效。除内服中药以外，因弥漫于胃肠的水湿之邪内留，宗"六腑以通为用"之主旨，拟大黄为主之灌肠方，借大黄疾行善走之力，荡涤阴霾之气。肾功能渐衰，气血渐竭，此时宜用黄芪调补脾肺之气；白术厚肠健脾除湿；汉防己通利下窍，消除水毒。全方药物相互为伍，荡涤水湿浊邪而不伤正，厚肠胃而不留湿。灌肠方相当于西医结肠透析疗法，此方法用于肾功能衰竭早期治疗效果较好。

二、内科杂病验案 4 则

【验案 4】舌炎（舌面黏膜病变）

王某，男，47 岁。

主诉：舌面黏膜脱落，痒痛 12 年。

患者 12 年前开始舌面黏膜脱落，裂纹，食辛辣刺激性食物则刺痛、痒痛不适，伴见头晕，手麻，查舌光无苔，有小裂纹及芒刺，脉沉细。王老辨为肝肾阴虚，治以滋肾养肝，药用：川楝子 15g、沙参、麦冬、生地黄、山茱萸各 10g，枸杞子 15g，西洋参粉（冲服）6g，白茅根 24g，砂仁 6g，龙眼肉 6g，柏子仁 10g，神曲、山楂、麦芽各 27g，鸡内金 10g，龙骨、牡蛎各 30g。上方加减调治近 1 年，舌黏膜渐生，痒痛消失。

按语： 舌为心之外候，舌尖属心肺，舌中属脾胃，舌根属肾，舌边属肝胆，五脏之阴津亏乏，阴血不足皆可使舌剥脱而无苔。久病及肾，日久多肝肾阴亏，故舌光无苔，与心火旺、心血亏、肝肾阴亏密切相关。方中生地黄、枸杞子、山茱萸滋补肝肾之阴；西洋参粉、龙眼肉、柏子仁、麦冬、沙参养心血，益气阴；川楝子、白茅根凉肝清心，生津益阴；龙骨、牡蛎固摄阴津气血，"气和则津液自生"；神曲、山楂、麦芽、鸡内金、砂仁健脾助运，且防大队滋阴药腻补，使生化有源。先后天相互培补，阴阳双补，重在滋阴。岳美中先生谓治慢性病要有防有守，在辨证准确前提下，守方坚持服用，故取得较好疗效。

【验案 5】脑积水

赵某，女。头晕，呕恶近 1 年。曾在某西医院医治，头颅 CT 提示：脑积水，给予静点维脑路通、甘露醇等药物，诸症好转，出院后曾服中药半夏白术天麻汤合五苓散加味治疗，病情尚平稳。近4天头晕呕恶又作，晨起明显，胃脘不适，饮食不振，查舌淡，苔薄白腻，脉沉缓。辨证水湿上凌，处方以利湿潜降，药用：太子参18g，苍术、白术各15g，怀牛膝30g，防己40g，枳壳、桔梗各6g，陈皮、清半夏各10g，茯苓15g，白芥子10g，代赭石、龙骨、牡蛎各30g。加减调治月余，头晕呕恶消失，病若失。

按语：本案治水湿上凌之眩晕，亮点有三：一是从脾治水以治本，大病用大药。王老谓，岳老曾说"为医者，欲治疑难杂症，求显效速效，必须研究和掌握大药、毒药的应用规律，因为大病要用大药医"，岳老当时所谓"大药"指《伤寒论》中麻桂柴葛，膏母硝黄，乌头附子等药，是相对于温病学派的竹茹、芦根、枇杷叶、广木香、老豆蔻等芳香轻柔平和之药而言。王老在岳老的基础上予以发挥，认为凡治大病、重症之用量独大者即为"大药"。本案中太子参、苍术、白术、茯苓，培补脾土，运化水湿，用量尤大为君药。脾为后天，气血生化之源，从脾论治慢性病可以长期维系整个机体功能正常。二是水血痰共治，不忘通利三焦。防己利水，怀牛膝活血通经，引水下行；二陈、白芥子化痰；龙骨、牡蛎亦为散结化痰神品，且能引泛滥之水下归其宅。水血痰同源三歧，水积血停为痰，水随火升上泛为痰，停积脑髓为"脑积水"顽症，必须水血痰同治。妙在枳壳、桔梗之用，用量较少，在于"提壶揭盖"，通利三焦，给邪下泻内消之出路。三是金石重镇以平眩。古人治眩多以天麻、钩藤平肝阳之属，王老谓顽眩须用金石以潜镇。而以赭石为最优，赭石沉重，潜降镇坠力强，兼能引炎上之火，坠上泛之水，化停积之痰，兼能和胃止呕，一药多用，运用之妙在于深思方得。古言"血化下行不作劳"，结合本案"水行痰消不作眩"，对顽固疾病治疗颇有启示。

【验案6】功能性低热

刘某，女，33岁，午后低热1周就诊。近1周从中午开始低热，体温最高达37.3℃，手足心热，两足不适，喜凉，周身乏力，自汗出，不予处理夜间体温自行下降，伴见月经量多，二便调，寐安，纳食尚可，舌淡红，苔薄白，脉虚缓无力。血象：血红蛋白10.5g/L，余无异常。王老辨为津气虚损，治以益气敛阴，兼清血热，药用：西洋参粉（冲服）8g，当归、生地黄各10g，银柴胡15g，知母、沙参、麦冬各10g，白茅根18g，丹皮10g，地骨皮15g，神曲、山楂、麦芽各27g，龙骨、牡蛎各30g。3剂药后发热即退，仍有乏力，时自汗，口渴。原方加金银花、黄芪各15g，白术10g。继服2周，诸症渐消。

按语：本案为功能性低热，患者月经量多，轻度贫血，可能通过内分泌机制引起植物神经功能紊乱，致低热、自汗、乏力诸症。中医认为，月经量多，气随血失，津气受损，而成内伤低热。气虚、血弱、津亏为本案病机关键。临证宜详审病机，如见热治热妄投苦寒，必遏邪于内；恣予甘寒，必恋邪于里，从而致低热难除。治疗之法，当益气健脾，滋阴敛津，兼清血热，表透热邪。四法合一，方以西洋参、黄芪、白术益气健脾，培补后天以裕气血之源；生地黄、当归、知母、沙参、麦冬、白茅根、龙骨、牡蛎滋阴养血，摄敛阴津阳气；丹皮、生地黄、地骨皮凉散血热；金银花宣散，表散透达热邪。一补一清一敛，养气之道备矣；加之一散，内伤发热之道备矣。

【验案7】亚急性湿疹

郭某，男，42岁。颜面、前胸、双上肢皮疹伴瘙痒1个月就诊。1个月前因过食海鲜，始现颜面、前胸、双上肢红色皮疹，成批出现，伴瘙痒，未引起重视。1周前去某医院查过敏源，诊为亚急性湿疹，给予可的松等药口服，皮疹渐消，瘙痒减轻，为求中药治疗求治于王老。查体：耳后、双上肢、前胸散在红色皮疹，有抓痕，问诊瘙痒明显，纳可，眠安，大便稀，日两行。查舌淡有齿痕，苔白，脉沉细。附过敏源试验结果：吸入组：早春花粉（＋），棉絮（＋），其他垫料（＋）；食物组：淡水鱼（＋＋），猪肉（＋），羊肉（＋），虾（＋＋），海鱼（＋＋＋），芝麻（＋＋），土豆（＋），黄瓜（＋），姜（＋＋），玉米面（＋），牛肉（＋）。辨证属肺脾气虚为本，血热生风为标。治宜补肺健脾治本，凉血祛风止痒治标。药用：黄芪18g，白术10g，防风5g，太子参18g，茯苓15g，赤芍、丹皮、蝉蜕各10g，白鲜皮15g，神曲、山楂、麦芽各27g，鸡内金10g，龙骨、牡蛎各30g，大腹皮10g，枳壳6g。14剂后，皮疹基本消退，大便正常，唯颈部遗留少量皮疹，瘙痒不明显，上方加荆芥10g，继服14剂，皮疹全消，瘙痒消失。

按语： 患者便溏、舌淡齿痕为肺脾本虚之证。脾虚过食海鲜，时邪入血化热蕴于肠胃，外发于肌腠，与气血相搏，发为皮疹，血热生风故瘙痒。肺主皮毛，脾主肌腠。肺脾虚故时发时止不易速愈。本方以玉屏风散、太子参、茯苓、神曲、山楂、麦芽、鸡内金健脾益肺，赤芍、丹皮凉散血热，蝉蜕、白鲜皮、荆芥、防风祛风止痒，以皮达皮，表散病邪。龙骨、牡蛎在这里应用有深意，重镇之品可安神止痒，且收敛固涩防皮疹复发。神曲、山楂、麦芽、鸡内金、大腹皮、枳壳消导，引邪复从肠胃而出，从表散，从肠胃消导，给邪以出路，故收满意疗效。

三、杂病验案举隅

【验案8】无汗症

男，41岁，农民。全身无汗两年余，胸闷气短，记忆力减退，舌淡苔白，脉沉缓。辨证为心脾两虚，治以养心益气健脾，处方：太子参18g，当归10g，白芍15g，龙眼肉10g，柏子仁10g，云苓15g，白术10g，大腹皮10g，枳壳6g，龙骨、牡蛎各30g，三仙各30g，鸡内金10g。半个月后诉已全身微有汗出，仍觉乏力，夜寐欠安，原方加枸杞子 15g、元参 10g，加强滋阴酿汗，清火安神。上方出入服药 3 个月，诸症全消，无汗症治愈。

按语：汗为心液，脾为后天之本，生化之源。本患者益气健脾以裕化源，补心血以助汗源，从本论治无汗症，虽不用宣透法，药虽简，效果显。方中当归、白芍、龙眼肉、柏子仁养心血；云苓、白术健脾益气；枳壳、大腹皮防腻补；三仙、鸡内金健脾开胃；龙骨、牡蛎应用尤有深意，固摄阴津气血，调和营卫，滋阴敛阳。王老谓，调和而镇摄之，气和则津液自生，津生则汗出有源，虽不直接生阴增液，待津液自生汗出有源。用方平和简易，看似平凡，取效神奇，个中深意唯有精研岐黄方能领悟。

【验案 9】 多寐症

男，14 岁，学生。多寐 4 个月，病前自感学习压力大，每晚 22 时至次日上午 10 时一直沉睡，醒后仍思睡，倦怠，头晕，头沉，纳食可，舌淡苔白略腻，脉弦。脑电图、头颅 CT、经颅多普勒、颈动脉及椎动脉彩超检查均无异常。王老辨为痰浊上扰，阻塞清窍。治以化痰祛浊，清心开窍。处方：陈皮 6g，半夏 10g，云苓 15g，炙甘草 6g，石菖蒲 18g，远志 15g，胆星 10g，栀子 10g，枳壳 6g，桔梗 6g，太子参 18g，龙骨、牡蛎各 30g。本方加减调治两个月症状消失。

按语：本案多寐乃因过食肥甘，加之学习紧张，失于运动，日久脾虚生痰，痰湿蒙窍所致。方以二陈化痰祛湿；石菖蒲、远志开心窍；胆星用量较大，祛痰力强，且可辅助开心窍；枳壳、桔梗、太子参健脾助运，以杜生痰之源。怪病治痰，本案即是典范。审证求因，据因施治，本案亦是启发临床如何思辨的一个范例。

【验案 10】 癫痫

女，24 岁，间断癫痫发作 24 年。患者生产时产钳吸引后有大发作，后间断小发作两年。近 8 年经期前后各大发作 1 次，伴头晕，咽中有痰，不易咯出，舌淡，苔白腻，脉弦滑。证属痰涎壅盛，肝风内动。治宜息风化痰，开窍宁神。处方：胆星 15g，陈皮 10g，清半夏10g，白附子15g，僵蚕18g，全蝎15g，蜈蚣（去头足）4条，石菖蒲18g，远志15g，磁石（先煎）40g，龙齿（先煎）40g。每日1剂，早、晚温服。连服1个月复诊，头晕减轻，经前发作1次，程度减轻，经后未发作。患者性情急躁，上方加栀子24g，龙骨、牡蛎各30g，紫贝齿40g，清半夏改为生半夏（先煎30分钟）10g。生半夏逐渐增至30g（先煎30分钟），上方加减调治半年，癫痫未复作。

按语：癫痫古又名羊痫风，多由七情失调，先天因素，脑部外伤，或患他病之后，造成脏腑失调，痰浊阻滞，气机逆乱，风阳内动所致。病机关键在于伏痰与内风扰动二者，故王老治痫，注重化痰祛风。本案以二陈、胆星化痰；牵正散加蜈蚣、全蝎搜风祛风；磁石、龙齿、紫贝齿、龙骨、牡蛎息风镇静，潜阳安神；石菖蒲、远志开窍醒神，兼以化痰；生半夏10~30g先煎，大大超出常规用量，王老多常用，祛伏痰、顽痰怪病多取奇效，属剧毒药，一定要先煎30分钟以上。痰去风止则痫安。此外，开窍药可以增智健脑，预防久痫伤神，久病智障。化痰、祛风、开窍为王老治痫三法。王老治大病用大药，治重症用重药的学术思想从本案可见一斑。

【验案11】口苦症

男，29岁。口苦3年，晨起醒后最甚，饥饿时亦苦，余无其他明显不适，舌红，苔白，脉弦略数。王老辨为胆气上逆，治以清胆汤降逆。处方：黄连9g，陈皮9g，竹茹9g，半夏12g，云苓15g，枳实6g，柴胡9g，黄芩9g，川楝子15g，郁金9g，栀子9g，代赭石30g，龙骨、牡蛎各30g。上方加减调治两个月，口苦消失。

按语：口苦一症，多属热证。因苦味入心，心属火，又胆液味苦。心火炎上或胆气上逆皆可使口中味苦。本方为黄连温胆汤、小柴胡汤加减。黄连、栀子清心火；川楝子、黄连、郁金、柴胡疏肝利胆，清肝泄胆；代赭石、龙骨、牡蛎平冲降逆，镇摄收敛上逆之胆气心火。王老深研伤寒，认为龙骨、牡蛎可以镇摄收敛上逆之胆气心火。龙骨、牡蛎并用于多种内科杂病，为王老用方特色之一，认为其可以镇摄收敛乖逆之气，调和气血阴阳。而疾病发生不外气血逆乱，阴阳失调，故龙骨、牡蛎应用似乎百病皆可，皆在用方者深思明辨。

郝万山教授经方验案

北京中医药大学郝万山教授从事《伤寒论》教学和研究 30 余载，临证善用经方，屡起沉疴。刘玉洁主任有幸侍诊左右，受益匪浅，谨举验案 3 则，整理如下。

【验案 1】神经源性膀胱

戴某，女，54 岁，河北唐山人。2004 年 6 月 12 日初诊。

主诉：小腹坠胀，尿频，伴心悸失眠 1 年。患者 1 年前因情志不遂而发小便频数，小腹窘迫坠胀，甚则蹲厕不起，尿意频频，淋沥不断，尤以临睡前加重，以致难以入睡。无尿痛及尿道灼热感，各项化验检查及膀胱、肾、输尿管、子宫附件等 B 超检查均正常，西医诊断为神经源性膀胱，曾给予多虑平、舒乐安定等药治疗无效。中医多以淡渗利湿、健脾补肾、补中益气等法治疗，亦无疗效。由于遍求中西医诊治而罔效，患者整日痛苦难言，几次自杀皆被解救，生活几乎不能自理。特邀郝老师会诊。刻下症：小腹时时窘迫坠胀，小便频数，日行 20 余次，尤以睡前为甚，伴心悸不安，叹息不止，纳食不香，失眠多梦，至彻夜难眠，大便尚可。舌质暗红，苔薄白，脉沉弦。

根据四诊，郝老师认为，患者病症起于情志不舒，病程既久，痛苦难耐，求医无效，精神忧虑自然加重，肝气郁结，进而导致三焦失畅，开合失调，水液不化。水邪下迫，因此小便频数，少腹窘迫坠胀；水气凌心，是以心悸不安，夜寐不宁。于是拟宣畅气机，化气行水，安神定志之法，方用四逆散、五苓散和孙思邈定志小丸化裁。处方如下：柴胡 10g，枳壳 10g，赤芍 10g，党参 10g，石菖蒲 6g，远志 10g，茯神 20g，桂枝 6g，泽泻 15g，猪苓 10g，炒白术 10g，炙甘草6g，陈皮10g，炒酸枣仁20g。7剂，水煎服，每日1剂。

二诊（2004年6月19日）：患者服药7剂，小腹窘迫坠胀感减轻，每日小便次数减少至10余次，心悸不安及夜寐不宁之症较前也略有好转，纳食见增，叹息仍作，舌质暗红，苔白，脉沉弦。效不更方，继服7剂。

三诊（2004年6月26日）：患者又服7剂，小腹窘迫坠胀大减，仍有下坠及尿频感，小便次数每日减少至6次左右，纳食尚可，叹息已不发作，心悸仍有，夜寐多梦易醒，舌质暗红，苔白，脉沉弦。老师认为，患者气郁日久，水郁生痰，部分水邪虽去，但痰郁交阻未解，痰浊上蒙神窍，心神失养，是以心悸尚未完全缓解，多梦易醒仍在，改用自拟方柴桂温胆定志汤加味，畅气机，化痰浊，养神窍，定心神。处方如下：柴胡10g，黄芩10g，陈皮10g，法半夏10g，全瓜蒌20g，枳壳12g，竹茹10g，茯神20g，党参109，石菖蒲6g，远志10g，炒酸枣仁20g，桂枝5g，猪苓15g，生龙牡各30g，炙甘草6g。7剂，水煎服，日1剂。

四诊（2004年7月2日）：患者服药7剂，小腹坠胀已除，小便次数正常，心悸缓解，夜间尚有多梦易醒。纳食增多，舌脉同前。效不更方，继服14剂，水煎服，隔日1剂。后随访诸症消失，至今未作。

按语：郝老师常谓，诊治疑难病症要注意抓病因和主症，并应进而仔细探求其病机。对病机复杂者，要注意针对复杂病机，选用多方组合。本例患者病程日久，病机复杂，老师抓住起于情志不遂的病因，小便不利、少腹坠胀和心悸失眠这3个症状，根据《伤寒论》318条："少阴病，四逆，其人或咳，或悸，或小便不利，或腹中痛，或泄利下重者，四逆散主之。"用四逆散疏肝解郁。又据原文，悸者，为水气凌心，加桂枝温通心阳，小便不利者，为水气不化，加茯苓以淡渗利水。于是由桂枝、茯苓两药扩展为五苓散，且五苓散证有"少腹苦里急"的表现，与本例病人小腹窘迫坠胀相类，因此选用五苓散和四逆散合方。而心悸失眠虽为水气凌心所致，但病程日久，心神暗耗，神窍失养的病机也必然存在，于是再配定志小丸以益心气，安神志。如此合方，则疏肝解郁，通阳利水，宁神定志，而诸症皆愈。

【验案2】术后高热

刘某，男，72岁。2004年6月11日初诊。

患者于4月8日因化脓性阑尾炎住院，行阑尾切除术，术后按外科常规治疗。7天后突发高热，体温达40℃左右，白细胞1.6×10^9/L，予抗生素治疗，体温波动在38.5℃~39.5℃，近两月来遍用各种抗生素，高热不退，并出现霉菌感染，又用达复康口服，体温仍在38.5℃以上。特邀郝老师会诊。刻下症：高热，体温38.9℃，以午后为甚，发热前先有恶寒。发热时面红目赤，心烦口渴，但不欲饮水，腹胀满，不能进食，靠胃管维持营养，大便稀薄无臭味，日行数十次，无肛门灼热感，舌质淡，舌尖嫩红少津，舌苔白腻，脉沉弦而虚。

根据四诊，老师认为，发热日久，邪恋正伤，病机复杂。证属少阳郁热，脾胃虚寒，三焦不畅，湿浊壅遏，津液耗伤。故拟和解少阳，温补脾阳，畅达三焦，化浊祛湿，兼以生津之法，用仲景柴胡桂枝干姜汤，并取后世藿香正气散、三仁汤之意化裁。处方如下：柴胡20g，桂枝10g，干姜10g，黄芩15g，天花粉30g，藿香10g，佩兰10g，生薏苡仁15g，杏仁10g，白蔻仁10g，炙甘草6g，云苓30g，炒白术10g。两剂。每日1剂，水煮2次，分4次胃管灌服。

二诊（2004年6月13日）：服药两剂，患者发热已除，体温36.4℃，口不渴，腹胀仍在，大便次数已经减至日行3~5次，且呈稀软便，舌质转淡红，苔转白略腻，脉虚弦。前方加枳实15g、厚朴10g。两剂，每日1剂，水煎，每日分3次服。共服药4剂，体温恢复正常，复查白细胞1.0×10^9/L，大便转调，唯觉腹胀，后用他方调理善后。

按语：本证发热 40 余日，遍用抗生素及解热镇痛药而热不退。体温虽高，但发热之前有明显恶寒，可谓寒热交作，提示邪恋少阳；口渴，舌面少津，说明津液被伤，但又有不欲饮水，舌苔白腻，腹部胀满，提示湿浊内阻，不能消水，三焦郁遏，气机不畅；大便溏薄无臭味，日行数十次，是中阳受损，脾胃虚寒，湿浊下注的病证。根据发热、口渴、腹胀、便溏这些主症，郝老师认为，证属热郁少阳，脾胃虚寒，湿浊壅遏，三焦不畅，又兼津伤。这与《伤寒论》147 条"伤寒五六日，已发汗而复下之，胸胁满微痛，小便不利，渴而不呕，但头汗出，往来寒热，心烦者，此为未解也，柴胡桂枝干姜汤主之"的病机一致。故用柴胡桂枝干姜汤配入三仁汤、藿香正气散，仅服药 4 剂而热退。对于高热不退的病人，在方中用干姜、桂枝一类的温热药，如非认证准确，恐不敢妄用。

【验案 3】顽固性失眠

王某，男，42 岁，河北石家庄人。2004 年 6 月 26 日初诊。患者平素工作压力过重，紧张劳累，时有失眠多梦，易醒，难再寐，甚则夜不能寐。病程已达 3 年，曾服用各种安眠药，均初期有效，久则无效。白日昏昏沉沉，萎靡不振，精神几近崩溃，请老师会诊。刻下症：失眠多梦，甚则彻夜不寐，夜间易醒，醒后难以入睡，精神萎靡，伴心烦，口干，纳可，大便略干，舌质嫩红，少苔，脉弦细。

根据四诊，老师认为，此患者长期工作紧张劳累，心肝之阴暗耗，肝肾同源，肾阴不足，造成心肾不交、水火未济之证，故用黄连阿胶汤合酸枣仁汤加减。处方如下：川芎 10g，知母 10g，炒酸枣仁 30g，石菖蒲 6g，远志 10g，茯神 20g，黄芩 10g，黄连 5g，阿胶珠 10g，白芍 20g，生龙骨、生牡蛎各 30g，炙甘草 6g，夜交藤 30g，陈皮 10g。14 剂。水煎服。嘱其根据服中药后的睡眠情况，试停用安眠药。

二诊（2004 年 7 月 11 日）：患者服药 14 剂，睡眠好转，每日能入睡 3~4 个小时，次日精力充沛，心烦口渴已除，大便转调。效不更方，再进 14 剂而愈。

按语：失眠为临床常见病，西医将其归属为神经衰弱一类疾病范畴。中医认为，"阳入于阴谓之寐"，即人身之阳气入于阴分则可入睡，阳气不能入于阴分则会失眠。睡眠又与心肾密切相关，肾水要上奉于心，助心阴，以制约心阳，使心阳不亢；心阳要下交于肾，助肾阳以温暖肾水，使肾水不寒。心肾相交，水火既济，夜寐则香甜安定，昼醒则精力充沛。此病人失眠 3 年，郝老师根据心烦、不得卧及其舌脉，认为病机属肾阴虚于下、心火亢于上，至夜则阳不入阴，阴不敛阳，是以失眠不寐。宗《伤寒论》303 条 "少阴病，得之二三日以上，心中烦，不得卧，黄连阿胶汤主之"，《金匮要略》"虚劳，虚烦不得眠，酸枣仁汤主之"之意，抓主症，根据病机用药，用黄连阿胶汤滋阴清热降火、交通心肾，用酸枣仁汤养肝阴清虚热、宁心安神。使肝肾得养，心火得清，心神得安，前后用药 28 剂，3 年顽疾得以痊愈。